シリーズ ❁ 臨床の思考

看護的思考の探究

「医療の不確実性」とプラグマティズム

◉

吉浜文洋

ゆみる出版

沖縄戦の最中、玉砕場からの逃避行中も

本を持ち歩いていたという亡き母へ

はじめに

　アサンプション（assumption）ということばがある。日常のなかで当然なこととみなされ、疑問に思わない「暗黙の前提」のことである。看護職にとって、看護過程はそのようなアサンプションのひとつであり、わかった気になっていて、あらためてどのようなプロセスなのかが問われることはまずない。

　看護界では、科学的に考えるということは看護過程を「展開」することであると信じられている。しかし、看護過程と呼ばれる問題解決法がどのように問題を解決するのかという問いには、「アセスメント・プラン・実施・評価の過程をたどって」と答えて済ませてしまう。看護過程がタイトルになっている本はあまたあり、看護のテキストでも、この項目がないほうが珍しい。しかし、アセスメントの着眼点や、どのようなプランが考えられるかについては各論として詳細に述べられていても、多くの場合、総論部分が充実しているとは言い難い。

　本書は、このアサンプションとしての「看護過程」について、その「暗黙の前提」を検討すること、つまり看護過程とはどのような思考方法なのかを「探究」し、その先に「看護的思考」を展望することを目指している。それは、臨床で考えること、実践すること、学ぶことがどのようなものであるかを明らかにする試みでもある。「探究」という堅い印象を与える言葉には、ただ抽象的に看護を論じるのではなく、常に臨床の現実に立ち返って妥当性を検証していく、そのような思いを込めている。

　看護過程は問題解決法なのだが、「問題解決」という言葉はこの頃評判が悪い。それは、医療福祉領域に限らないようだ。社会問題、政治などで「問題解決型アプローチ」の限界が言われている。「正解のない時代という意味で、

これまでの問題解決＝正解を探すという姿勢では現在の難局は乗り切れない。どこかにあると思われる正解を見つけ出してくるわけにはいかない。解決は問題の起きている状況や現場で幅広い選択肢を検討して見つけるしかない」。このような論調の新聞記事も目にする（滝野隆浩：記者の目［現場で考えた正解なき時代］毎日新聞　2017年12月19日）。

　病気を診断するように問題をカテゴリー化できれば、試みるべき解決策を用意できる。あるいは、解決不可能であることが明確になる。このような診断（疾患）モデルとも言われるアプローチが、問題解決法の典型だろう。しかしながら、臨床の不確実性という観点からも、この方法に限界があるのは明らかである。ガイドラインやマニュアルに依拠して全ての医療・看護活動が行えるわけではない。そもそもマニュアル類は、過去の経験、データの集大成であって、現在目にしている患者は、かつて経験したことのない患者である可能性があるからだ。また、問題を解決する資源は、自然治癒力やレジリアンスといった形で対象者のなかにあると考えるのが自然だろう。問題だけに注目したのでは、対象者のもっているそのようなポジティブな力は引き出せない。

　診断モデルのような問題解決法が抱える方法的限界。本書は、そうした限界を超えるための新たな視点を、プラグマティストであるデューイの探究（反省的思考）や、ショーンの技術的合理性批判（＝省察的実践論）に求め、こうした新たな発想からテーマである「看護的思考の探究」に取り組んでいる。

　ここで本書の構成について、簡単にふれておこう。

　第Ⅰ部では、看護教育や臨床における「思考」が、これまでどのように取り扱われ、理解されてきたかをみていく。まず看護教育の公的文書の中の「思考」の位置づけ、クリティカルシンキング、臨床推論の理解のされ方を整理した。そして看護者が、臨床で実際にどのように問題に取り組んでいるかを検討した。検討の材料は、私自身が書いたエッセイである。このエッセイに、デューイの〈探究の５つの局面〉がどう読み取れるかを検討した。第

Ⅰ部の後半は、日米における看護過程論争を検討した。最終章は、中西看護過程論の意義について論じた。主要な論点を拾いだし、プラグマティズムの観点からどのように読み込むことができるかを考えている。

第Ⅱ部では、プラグマティズムのもつ今日的意義、そして、そこから医療・看護が学ぶべき視点を考察した。これまでの哲学の主流が確実性を求めてきたのに対し、日常の思考の中の不確実性を哲学のテーマとして掲げたのが、プラグマティズムの特徴である。まず一般的な仕事の中の不確実性、そして医療の中の不確実性を経営学、医療社会学等の文献によって確認し、それをプラグマティズムの可謬主義、真理観（保証つき言明可能性）へと繋げることを企図した。

次に、プラグマティズムの基礎を築いたパースの、疑念から信念へという論理学、記号論、３つの推論（演繹、帰納、アブダクション）についてその概要を整理し、デューイの反省的思考（探究）と対比している。後半は、デューイの反省的思考（探究）の５つの局面について解説し、デューイ哲学を理解する上で欠かせないキーワードの検討につなげている。ショーンの「行為の中の省察（行為内省察）」あるいはデューイの「探究（反省的思考）」は、認知心理学でいうところの「自己モニタリング」概念とも深く関わっていることにも言及している。

第Ⅲ部では、臨床看護や看護教育で使われる基本的な概念は、デューイ哲学を参照することでより厚みのある理解が得られるのではないかと考え、デューイの〈探究の５つの局面〉を補助線としたときに浮かび上がる、看護教育および臨床実践の中の「思考」について論じている。特に「困難感の自覚」については、尾崎の「ゆらぎ」、宮本の「異和感の対自化」、外口の「気づき」を取り上げ、検討した。また、実習における看護学生の「自己意識のゆらぎ」についても、インタビュー調査に基づいた報告を紹介している。

第Ⅲ部後半では、問題解決過程と対人援助過程の統合可能性について論じた。これは、サリヴァンの参加観察を仮説検証過程として捉えることと、ゴールドの調査者役割における観察と参加の連続性から、示唆を得ている。そして最後に、デューイの後継者を自認するショーンの省察的（反省的）実

践論、そして専門職養成のカリキュラム改革の契機となった「知のはしご」批判について検討した。この概念は、デューイからショーンへと受け継がれており、省察的実践論のキーワードの一つであるが、これまであまり論じられることはなかった。その関連で、「現場の知の正当な評価」という観点から、2019年には実現予定の専門職業大学、専門職大学構想についても言及している。

目次

はじめに　1

第 I 部　看護の実践的思考

第 1 章　看護過程と「思考」　12

看護におけるパラダイムの転換──「看護過程」への視座　12

いま、なぜ「看護過程」か　16

看護教育のカリキュラム改正と「思考」　21

第 2 章　クリティカルシンキングと看護過程　31

クリティカルシンキングの定義をめぐって　31

看護とクリティカルシンキング　36

実践能力の基礎となる思考──臨床推論　42

看護者の《臨床の思考》　49

第 3 章　看護過程概念をめぐる論争　60

看護過程概念の源流と変遷　60

チームナーシング研究のなかの「看護計画」　61

コロンビア大学における看護教育の歴史　68

ANA（アメリカ看護師協会）の社会政策声明　70

ヘンダーソンの「看護過程」批判　73

日本における看護過程についての議論：看護科学学会の看護過程論争　75

第 4 章　中西の看護過程論　86

第Ⅱ部　プラグマティズムと反省的思考

第1章　プラグマティズムとは何か　114
パース、デューイへの視座

日常の思考と哲学の思考——蓋然性か確実性か　114

曖昧さと不確実性をこなす実践力　118

医療の複雑化による不確実性の増大　125

現場の「不確実性」と向き合うプラグマティズム　128

パースの探究　131

パースの信念を確立する方法：探究の4類型　134

第2章　パースの可謬主義と三つの推論　142

パースを理解するキーワード——「連続性」と「変異・変動」　142

パースの記号論＝論理学　145

三つの推論：演繹、帰納、アブダクション　150

科学的探究の三つの段階と推論　162

第3章　デューイの反省的思考　173

デューイの探究の5つの局面　173

デューイの探究のパターン　179

デューイの探究と「自己モニタリング」　187

デューイの探究と倫理的意思決定過程　191

第4章　デューイ哲学で読み解く「臨床の思考」　198

「探究」と「リフレクション」　198

第一次的経験と第二次的経験（反省的経験）　200

直接的経験と間接的経験　202

経験の連続性と相互作用、相互交渉　204

問題解決の道具としての思考　207

目　次　7

　　　　功利主義、実証主義　208

　　　　「傍観観察」批判　211

　　　　「手と操作による探究」の未来志向　213

第Ⅲ部　デューイからショーンへ
　　　　「思考と行為の連続性」を基底に

第1章　反省的思考と看護教育　222

　　　看護教育の中の探究型思考——看護学生の3つの思考パターン　222

　　　「気がかり」をめぐる3つの思考パターン　225

　　　探究の始まり——「困難感の自覚」　229

第2章　実習における自己意識のゆらぎ　241

　　　臨地実習と学生の自己意識　264

第3章　探究の過程としての対人的援助関係　270

　　　探究としての「参与しながらの観察」　271

　　　ペプロウの看護過程論——「参加」と「観察」　274

　　　「探究」の記録としてのプロセスレコード　279

　　　リフレクションとプロセスレコード　283

第4章　ショーンの専門家像と大学改革　298

　　　ショーンの「技術的合理性モデル」批判と看護過程　298

　　　標準ケアへの依存が招く深刻な事態——見失われる個別性への配慮　303

　　　差別的な知識観、学問観の歴史的背景——「知のはしご」と「ヴェブレン
　　　の取引」　308

あとがき　323

看護的思考の探究

「医療の不確実性」とプラグマティズム

第Ⅰ部

看護の実践的思考

第1章
看護過程と「思考」

看護におけるパラダイムの転換──「看護過程」への視座

　どの学問領域でも、理論や方法論には流行りすたりがある。パラダイムと呼ばれるその領域に支配的な考え方の大枠が、時とともに移り変わっていくと考えれば、自然なことだ。新しい魅力的な考え方が登場することで、やがてそれ以前の見解はすたれていく。古い考え方に固執する者もいるかもしれないが、新しい潮流に抗するのは容易ではない。看護界では、エスター・ブラウン、ペプロウ、ランバーツェン、ドロシー・ジョンソン、ヘンダーソン、アブデラ、オーランド、ウィーデンバック、マーサ・ロジャース、トラベルビー、オレム、キング、ロイ等が、「現代看護の探究者たち」として次々と紹介された[1]。しかし、肯定的評価が持続している理論もあれば、もはや歴史的な価値しかないとみなされている理論もある。臨床実践に関わる方法論や看護教育のツールでは、「川島の看護技術論」、「薄井の科学的看護論」、そして「看護過程」「NANDAの看護診断」「プロセスレコード」「POS（問題指向記録）」「リフレクション」「EBN（EBP）」「ベナーの熟達化論」「タナーの臨床推論」等が次々登場した。古くてもいまだ命脈をたもっているものもあれば、新しい方法論でも次第に影が薄くなっていくものもあるだろう。

　欧米から看護の新しい考え方が紹介され、それがもてはやされてブームとなり、盛んに講演会、研修会等開催される。そのうち、それまで一定の支持を得ていたかに思えた考え方は、いつのまにか忘れ去られてしまう。すた

れていくのは、臨床現場や看護教育におけるその有用性への疑い、違和感などが次第に露わになっていく等々、それなりの理由があり、それはそれで納得できる。問題は、新しい理論や方法論が紹介されるときの、受け入れられ方である。はたして、従来の理論などとの比較検討、あるいは、導入の意義をめぐってクリティカルな吟味がなされているのか、疑問を感じることが多い。

　新しい看護理論や方法論が現状をどのようにとらえているか、提起されている問題は何か、その意義をどう考えるかといったことが検討されないと、ただブームに踊らされるだけになりかねない。特に哲学的な背景が強調された論考の場合には、そういった危惧を感じることがある。大きな考え方の転換を期待して理論や方法論と向き合うことが多いからである。

　これまで哲学に触発され、構想された看護理論は多数あった。川島の看護技術論は、理論物理学者武谷三男の弁証法からの学びを看護技術論に応用している[2]。薄井の科学的看護論も、発想の基盤に弁証法的思考があることを明言している[3]。1970年代後半から80年代にかけて、早坂によってオランダの精神病理学者ヴァン・デン・ベルグが紹介され、現象学的アプローチが注目されたこともあった[4]。その後、ハイデガーやドレイファス兄弟の解釈学的現象学の影響を受けたベナーの熟達化論[5]が、院内教育のラダー制の構築、ナラティヴ交換会などとして影響力を保ち続けている。本書は、これらのよく知られた哲学ではなく、プラグマティズムといわれる看護界ではほとんど注目されることのなかった哲学を基礎にすえて看護実践を論じている。

　2000年前後には「反省的実践家」「リフレクション」がブームとなり、デューイ、ショーンに言及した論文も見かけるようになった。しかし、彼らがプラグマティズムの系譜に位置づけられる哲学者であり、教育理論家であることはあまり意識されていないように思える。本書では、これまで看護教育の領域でわずかに取り上げられるだけで影の薄かったデューイを、随所に引用している。プラグマティズムの代表的哲学者であるデューイの思想は、看護実践における「科学的」思考や意思決定、問題解決などを考えるとき、多くの示唆を与えてくれると考えたからである。また、プラグマティズムを理

14　第Ⅰ部　看護の実践的思考

解するうえでパースの思想は重要な位置を占めていて、デューイの思想にも
影響を及ぼしている（第Ⅱ部、第1章参照）。パースの論理学の概略を示す
ことにも力を注いでいるのはそのためである。

　このような問題意識で本書は書き進められており、その素材は臨床におけ
る思考や問題解決等に関連した理論である。議論は、主に「看護過程」をめ
ぐって展開される。前述の通り、参照しているのはプラグマティズムである。
特にデューイの反省的思考（探究）を、論点を浮かび上がらせ整理する補助
線として随所に援用している。

　欧米おける職業としての近代看護は、修道女が療養施設で、社会の底辺層
から集められた看護補助者を指揮して行った看護にその起源を求めることが
できる。当時の修道女は教会の宗教的権威をバックにしており、病棟運営に
力を発揮した。彼女らを医師の支配下に置こうとする策動に対して、「修道
女が自分たちの権限は神からくるということを主張したために、今日の看護
婦よりも強い位置にいた」[6]ともいわれるほどであった。

　時代は変わり現代の看護は、その実践の基礎を科学に、また科学的能力を
身につけるための教育に期待した。看護はそのよって立つ基盤を科学に求め
ることで、保健医療のなかで独自の領域を確立しようと努力している。また、
専門職能としての現代看護は、科学的な方法に裏打ちされていることを示す
ことで、その社会的な立場を強固なものにしようとしてきた。古い時代の、
宗教活動の範疇にあった看護が信仰を背景としていたのに対し、今日の看護
では、その信仰にあたるのが科学的方法ということになろう。

　その際、看護の科学的枠組みとしてその活用が推奨されてきたのが、「個
別的看護ケアを提供するための系統的問題解決アプローチ」と理解されてい
る「看護過程」である。看護過程の原型は、科学的思考の基礎をなす仮説検
証過程だといわれる[7]。看護も、系統的に情報を収集、整理し、目標を設定
してケアを実施し、その結果を検証、評価して問題に対処することで看護の
科学性と専門性を担保しようとしており、これが看護過程だといえよう。

　1980年代に入り、看護過程は日本の看護教育のキーコンセプトになった。

以来、30数年が経過した現在、看護教育のなかに完全に定着したかに見える。特に臨地実習においては、看護過程の活用は母性、小児、成人、精神、地域、老年、在宅等どの領域においても実習の主要な柱として掲げられている。一般的には、看護過程を一通りたどれることが看護教育の目標であり、その活用に熟練することが看護の実践力を保障すると信じられている。

　看護教育に看護過程が取り入れられた1980年代半ば、旧知の看護教員が「あなた方の時代の看護教育と違って（筆者は、まだ看護過程が看護基礎教育に取り入れられていない時代に看護教育を受けている）、今の看護学生は、看護過程をしっかり叩き込まれているから応用力があるし、実践力が身についている。実践能力があって臨床にもすぐなじめる」と、自信にあふれた顔で話していたのを思い出す。当時は、知識を詰め込む教育ではなく、問題解決の方法＝看護過程を学ぶことで、より高い実践力をもつ看護者が育つと考えられていた。

　医療関係の学問分野では、次々に新たな診断・治療技術が生み出されている。しかし、日進月歩で増え続ける医学・看護の実践的知識のすべてを、学生たちに消化してもらうのは不可能だ。看護基礎教育では看護過程の活用を訓練する。そうしておけば、臨床でどのような問題に直面しようと、アセスメント－計画－実施－評価をたどって適切な看護を実践できる。看護過程が看護教育に導入された頃は、このように楽観的に考えられていたのである。

　しかし、1986年、教育や臨床で看護過程の活用が盛んになり始めたころ、岩井はすでに次のような懸念を表明している。「日本の看護教育において今後とも努力すべきことは看護過程の明確化であり、看護の概念枠組みとの関連のなかで看護過程を位置づけ教育しない限り、看護実践の方法論として実践に活用できるレベルには発展して行かないだろう。現在は看護過程の枠組みだけが独立して取り上げられている。また、各臨床施設においても、看護の理念・概念を明らかにし、どのような看護を提供するかという考えのもとで、看護過程を活用しないかぎり看護の質の発展には寄与しにくいだろう」[8]。

　看護過程は、系統立てて問題を解決していく探究のプロセスを、どう整理していくのかを示す枠組み（アセスメント・プラン・実施評価等）を提供し

ているだけであって、それ以上でも以下でもない。看護過程は看護を実践するための道具である。看護の内容は、看護の果たすべき役割や目標とすることを明確にすることによってしか明らかにならない。岩井は、過剰な看護過程教育への期待に、また看護過程＝看護とする風潮に水を差すかのように、「看護の概念枠組み」、あるいは「看護の理念・概念」をまず明確にすること、そのうえで看護過程との関連を考える必要があることを指摘している*1)。

いま、なぜ「看護過程」か

看護過程が日本の看護界に導入されて以来、今日に至るまで、どの看護職養成機関でも看護過程についての教育がなされていると考えて間違いないだろう。看護過程は、「科学的な問題解決法を応用した思考過程の道筋」（日本看護科学学会看護学術用語検討委員会、2011年）と定義されている。本書では、あまり論じられることのないこの看護過程の基礎となる考え方に焦点を当てた議論を展開している。具体的には、日本看護科学学会の定義のいう「科学的な問題解決法」とはどのような方法なのか、「思考過程の道筋（思考の道筋？）」とはどのようなプロセスなのかをめぐる議論である。

「看護過程」はまず、一般的な看護のプロセスを指す言葉として使われ始めた。しかし、やがて固有の概念 The nursing process が登場し、日本の看護にも1980年代から普及し始める。そして、いつごろからか「看護過程を展開する」と言われるようになり、この表現が定着した。ただ、この表現を批判的にみる看護理論家もいる。中西睦子は、1987年に出版された『方法としての看護過程』のまえがきで、「看護過程は使うものであって展開するものではない」と、看護研究者間で語り合った経験を述べている[9]。正確には「看護過程を使って看護を展開する」とするべきだろう。アメリカでも use of the nursing process と言われていて、development という表現はされていなかった、というのだ。

小玉香津子も、絵巻物ではないのだから「看護過程を展開する」という表現はいかがなものかと、揶揄して笑いあったことがあるという[10]。アメリカ

で看護過程が導入され始めたころ、看護過程すなわち看護と捉えてしまうことに懸念を示したヘンダーソンの看護過程批判を踏まえて、このエピソードを紹介している。

「看護過程はプロセスとしては、円環プロセスでしょう。だから学習にしても実践にしても、どこから入ってもいいはずなのに、情報収集からしか入れないと思い込んでいるところがダメネ」[11]。この中西の指摘も、忘れられがちな看護過程の本質をついている。プロセスの順序性ではなく、仮説を立て実践し、仮説の有効さを評価しつつ問題解決を図るのが、看護過程を活用することの基本のはずである。

PDCA サイクルは「回す」と表現される。アクション（A）は、目指したことを達成できたかが評価され、次のプラン（P）に反映される。「回す」は、このような動的な循環を表すために使われている。看護過程も PDCA サイクルと同様、問題解決のサイクルであり、円環プロセスのはずだが、「展開する」と表現されることで、「巻物」のように順を追って広げていくイメージに縛られている。そのためもあってか、問題解決を目指してスパイラル状に深まっていく円環プロセスであることを忘れがちではなかろうか。

後段で触れるが、PDCA サイクルは看護過程より汎用性がある。標準看護計画やクリニカルパスが使われている臨床現場では、一般的な看護計画よりむしろ、PDCA サイクルを使用したほうがいいかもしれない。時には若干修正されることがあるにしても、計画は既に立案されているから Do から始め、その結果を Check し、必要があれば Action として見直し、改善するという流れになる。PDCA サイクルといわなくても、標準看護計画やクリニカルパスが使われている臨床現場は、PDCA サイクル的に運用されているはずである。なお、仮説としてのプランが実施されることを通して検証され、次のプランに反映されるという流れは、PDCA サイクルも一般的な看護過程も同じである。

問題解決法は看護に固有な方法というわけではない。経営学では、管理過程（management process）とかマネジメント・サイクル（management cycle）といわれる科学的な管理法が提唱されている。管理原則の父とよばれて

18　第Ⅰ部　看護の実践的思考

いるファヨールは、管理とは「予測し、組織し、指令をだし、調整し、統制すること」だとした。ファヨールの示した管理原則を、管理過程として単純化したのがマネジメント・サイクルである＊2)。このサイクルは「Plan（計画）－Do（実行）－See（統制：規則や指令に従って進行するよう監視する）」、あるいは「Plan（計画）－Do（実行）－Check（評価）－Action（調整）」という流れとして実践されている。近年、一般的な産業分野に限らず、医療、福祉、教育などで、質の改善が課題としてあげられるとき、どの分野でもPDCAサイクルを回すことが強調される。継続的な改善を図り、目標を達成するのに必須の手法だと認識されているのである。12) 13)

　PDCAサイクルはPlan（計画）、Do（実行）、Check（評価）、Action（改善）の4段階を繰り返すことで、業務の継続的な改善を図る業務改善の方法である。最後のActionは次のPlanにつなげられ、らせん状に進行していく。

　標準看護計画やクリニカルパスは、PDCAサイクルと同様、まず計画が示されるところから入っていく。一種の工程管理システムである。標準化されたケアプランは、実施され評価されることで、バリアンスの発生が認められればアセスメントに回帰していくことになる。看護過程でいえば、看護計画から始まるプロセスである。情報収集－アセスメントの過程を経なければ「看護過程」ではないと考える必要はない。クリニカルパスや標準看護計画ではこのプロセスが省略されているが、このレディメイドのケアプランは、実施・評価という検証に付されてその妥当性が検討される。中西のいう「どこから入ってもいいはず」の一つの例といえる。

　「看護過程を展開する」と表現されるのは、中西が指摘しているように、単に「看護過程を『使って看護を』展開する」が中抜きされた短縮型の表現ではなく、日本の看護職が看護過程＝看護という捉え方をしてきた歴史がそこに反映されているのではないか。看護は科学である、科学的でなければならない。看護が保健・医療のなかで専門職としての立場を確立し、維持するには、科学的であることを錦の御旗にしなければならなかった。このような、看護の科学志向を担保したのが看護過程である。そして、いつの間にか、看護過程が看護そのものと同一視されることになったのではないか。看護する

ことは、「看護過程を展開すること」に他ならない、と。

　看護過程はどのような道具なのか、その使い勝手の良し悪し、有用性と限界などについてほとんど議論がなされないのは、看護過程が、使うもの＝道具として意識されることがなかったからではないか。形式的にアセスメント（看護診断）－プラン－実施－評価とたどっていくだけでは充実した看護となる保証がないとしたら、足りないのは何か。そもそも、初期計画はともかくとして、すべての看護場面でこのようなプロセスで考えたらケアの展開ができるのか。特に救急・急性期医療、急変時の医療では、このような疑問が湧いても不思議ではない[*3]。そして、多くの臨床現場がクリニカルパスの時代に入り、電子カルテ化によって看護診断や標準看護計画が導入されるのが一般的になっているとすれば、看護基礎教育で看護過程を学ぶ意義は何かが改めて問われなければならないだろう。

　看護過程は、よりよい患者ケアを行うために必要な道具の一つである。道具は仕事をする者を助ける。無駄を省き、仕上がりのいい仕事を行うための道具があっても、その道具を使いこなすには、それなりの修練を積んだ使い手が必要だ。看護過程は、合理的に推論を重ね、問題解決を図るための道具であって、看護そのものではない。当然のことだが、よりよい患者ケアは、看護過程の助けをかりて看護者自身がそれを成し遂げるしかない。このことを忘れてはならないと思うのは、後述のように、看護過程教育に熱心な看護教員が、実践モデルとして機能していないとの批判があるからだ。

看護過程重視の看護教育への批判

　「看護学教育モデル・コア・カリキュラム～『学士課程においてコアとなる看護実践能力』の修得を目指した学習目標～（大学における看護系人材養成のあり方に関する検討会　平成29年10月）」の「看護実践の基本となる基礎専門知識」の項は、「課題解決技法等の基本を踏まえて、看護の対象となる人のニーズに合わせた看護を展開（実践）する能力を育成する」ことを主旨として、「看護過程展開の基本」を冒頭に位置づけている。そして「対人関係の形成」「アセスメント」「計画立案・実施」「評価」の細項目が立てられ、

項目ごとに学修目標が設定されている。

　かつてヘンダーソンが批判したような看護過程の過剰な重視とまでは言えないにしても、この報告書では「看護過程展開」が重視されていることは確かだ。この報告書を基礎にしてカリキュラムを構築するのであれば、看護過程教育は、従来とほぼ同じ内容で展開されるものと思われる。

　しかし、看護の大学教育化で起きていることの一つに、看護技術が忘れられて、看護過程中心の看護教育になっているとの指摘がある。臨床経験の少ない教員の場合、実習においても、学生の看護過程記録をもとにした指導に終始し、ベッドサイドに行かない傾向があるというのだ。学生の看護計画は、実施の場面で修正しなければならない事態が起きることもあるが、それは学生個人の対応に任される。教員は、机上の看護過程に関心を寄せるだけといった光景が見られる。これでは論理的に説明でき説得力があったとしても、実践にみあった教育にはならないだろう。看護過程を机上で一通りたどれることで、実際の看護が行えるわけではない。神郡らは、看護過程教育重視の看護教育をこのように批判し、看護教員が臨床の場で、ロールモデルとして看護の実際を示せない現状を憂えている。[14)15)] アセスメントから計画立案までは、思考実験と考えれば机上での学習支援は可能だが、実施・評価は臨床実践を通じてしか学べない。看護学生の実施の記録を素材にするだけでは、実施・評価についての学びは不十分といえよう。実施場面での教員の関与があってはじめて、実践能力の涵養に結びつく実習となるというのが、神郡らの主張である。

　「看護教育」誌は、2015年（7月号）「看護過程再考」、2016年（6月号）「看護過程再再考」と2年にわたり看護過程を特集している。この2つの特集の問題意識の一つは、看護過程活用の形骸化である。これらの特集では、看護過程記録用の実習記録用紙を埋めることに専念する学生、臨床に関わって患者を把握していないのでアセスメントの指導が困難な教員、といった指摘がなされている。また、看護過程は看護における問題解決の方法なのだが、あまりに重視されすぎていて、看護過程を「展開」すれば看護を学んだことになっている、との指摘もある。患者と看護師の関係は一回性のできごとであ

り、看護計画は、観察で結果を確認しつつ修正を繰り返していくダイナミックな過程のはずだが、このことは忘れられがちだとの批判もある。

「看護的思考（thinking like a nurse）」を学ぶことが重要だとするタナーは、直観的かつ、看護過程と比べて実践的であるとして、臨床判断モデルの優位性を主張する。しかし、看護過程を全否定しているのではなく、初心者が系統的に考えるために看護過程は必要であることを認めている。その上で、看護過程の活用のみでは看護の実践能力はみがけないと、その限界を指摘する[16]。

臨床や看護教育では「看護過程」用語が日常的に飛び交っており、看護過程は看護の方法として自明視されているようにも思えるが、問題解決のツールとして、その本質を理解した活用がなされているだろうか。こうした問題意識を喚起する意味で、まずカリキュラム改正における思考への言及をたどりながら、看護過程をめぐる議論を深めていきたい。

看護教育のカリキュラム改正と「思考」

看護のなかの「思考」は、公式文書にはどう取り上げられているのか。ここでは、看護教育のカリキュラム（教育課程）改正の変遷をたどることで、看護教育の中の「思考」の位置づけを概観してみる。看護教育のカリキュラムは、文部科学省・厚生労働省令である保健師助産師看護師学校養成所指定規則によって基本的な枠組みが決められている。近年、改正が繰り返されている指定規則をはじめ公的な文書で、看護教育と思考の関係はどう扱われているか。この20年余の変遷をみていくことにする[17]。

平成元年改正

平成元年、20年ぶりに行なわれた指定規則の改正では、「判断能力、応用能力、問題解決能力を学習するゆとりのあるカリキュラム」が喧伝された。このカリキュラム改正の背景には、それまでの知識の積め込みを旨とした教育への反省があり、カリキュラムの総時間数、とりわけ実習時間数を減らす

22　第Ⅰ部　看護の実践的思考

ことが打ち出されている。一方、将来の医療の高度化や専門化に対応できる「継続教育」が強調され、「専門職としての自己開発できる能力」の必要性についても言及している。

　この改正では、大学や専門学校での看護の基礎教育は、看護実践を支える思考力と、臨床や地域での看護実務のなかで自己学習していく力を身につけていくことに力点が置かれている。ゆとりをもって学ばせようということであるから、繰り返し訓練することによる技能の習得は、卒後の臨床や地域での看護実務の場に期待されることになったともいえる。

　ここで強調されているのは、どう考えることが理にかなっているかを含めた、学習の方法の学習である。専門職は、科学技術の進歩に合わせて学び続けていかなければならない。その生涯にわたる学習を支える基礎的な力をつけること、それが看護の基礎教育だという認識が、この改正の根底にある。時代の要請として、知識の詰め込みや技能の修得以前の、自己教育の力が求められていると考えられていたといえよう。

平成 8 年改正

　平成 6 年「少子・高齢社会看護問題検討会」報告書がとりまとめられた。この報告書は、社会や医療など看護をめぐる状況の変化を分析し、在宅医療の拡充、18歳人口の減少による看護職志望者確保の困難さなどの問題が、近い将来出てくるだろうと予測している。

　この報告を受け、平成 8 年看護師等養成所指定規則の一部改正がなされた。この改正では、看護教育の基本的考え方の一つに、「人々の健康上の問題を解決するため、科学的根拠に基づいた看護を実践できる基礎的能力を養う」があげられている。そして、改正の趣旨には次のような記述がある。

　「……看護を取り巻く環境の急速かつ大幅な変化に伴い、看護職員の基礎教育においても科学的思考を基盤とした看護の実践力、保健・医療・福祉全般にわたる広い視野……を養うことが必要とされていること等に対応し……」

　ここでいう「科学的思考の基盤」は、「人間と人間生活の理解」とあわせ、

人文科学、自然科学、社会科学等を学ぶなかで培われるとの考え方であることも示されている。いわゆる教養科目（基礎科目）の教育内容を充実させれば、それは「科学的思考の基盤」となるだろうと期待したのである。一方、看護専門科目での考える力の育成については、特に触れられていない。継続教育や自己教育力が強調された平成元年改正に比べて、この改正では、看護専門科目における考える力の育成はトーンダウンしている印象を受ける。

平成14年「大学における看護実践能力の育成の充実に向けて」
（看護教育の在り方に関する検討会報告）

　平成12年、第4次医療法改正がなされ、医師、歯科医師の臨床研修の必修化が盛り込まれた。卒後研修制度は、どの医療職にとっても課題であった。この頃から、看護界でも新人看護師の研修についての論議が活発になっていく。新卒者の臨床実践能力が、臨床で求められる水準を大きく下回っているとの指摘がなされていたからである。[18] [*4]

　川島は、「在院日数短縮を背景とした患者の重症化と高齢化現象」から、看護師の臨床能力向上がこれまで以上に求められているとの現状認識を示しつつ、一方、卒業時点で看護師として要求される最低限の技術が身についていないことが問題だと指摘する[19]。ある程度仕事が任せられるようになるのに、卒後さらに1年の臨床教育を必要としているのが新卒者の実態だと述べている。

　患者の高齢化や重症化、在院日数の短縮は、実習での学びを困難にする。未熟な看護学生のケアを、患者や家族が拒否する事態も増加した。身体への侵襲を伴い危険度が高い看護行為を、臨地実習で学生が体験する機会はほとんどないといった状況でもあった。このような臨地実習の環境では、臨床実践能力の向上を目指した取り組みには自ずと限界があることを、基礎看護教育を担う側は認識していた。したがって、臨床に対して「医療の質の向上をめざす現在の臨床現場は、看護学生の技術習得の機会を制限する一方、新人を受け入れる際には、より習熟した技術を求めるという矛盾した要請を持つ」と批判する声があがっても当然といえる状況であった[20]。この状況を変

24　第Ⅰ部　看護の実践的思考

革するには、新卒の看護職の卒後臨床研修を制度化するしか打開策はない＊5)。
しかし、この矛盾した状況は解消のめどもないまま、看護教育の関心は看護
実践能力の育成へと向かうことになる。

　日本看護系大学協議会の「看護系大学の学内演習・臨地実習に関する調査」
（平成12年)21)、日看協の「新卒者の看護技術に関する調査」（平成15年)18)
の前後に、看護教育のその後の方向性を示したともいわれる「大学における
看護実践能力の育成の充実に向けて」（平成14年3月、看護教育の在り方に
関する検討会報告）が公表された。この報告書には、「看護学の大学教育は、
看護実践能力ばかりでなく、専門的知識に基づいた問題解決能力の育成に幅
広く取組む」とのフレーズがある。それ以上、思考についての言及はない。
常識的には、看護実践能力と考える力を基礎とする「問題解決能力」とは、
表裏の関係のはずなのだが、ここでは並列的に述べられているだけである。
「実践能力」は、「問題解決能力」に大きく依拠しているはずである。報告書
でいわれているように、この2つの能力を、「ばかりでなく」と切り離して
別々の能力と考えていいのか、疑問は残る。検討会報告書であるから両者の
関係を論議する余裕はないにしても、「専門的知識に基づいた問題解決能力
の育成に幅広く取組むこと等を通して看護実践能力の向上を図る」という言
い回しが、当を得ているのではないか。

　平成8年の看護師等養成所規則改正に加えて、この報告でも、考える力に
ついての言及が少なくなっていると感じる。看護教育には、「考える」とい
うタームで問題提起できることは何もないということなのか。いずれにしろ、
以後の指定規則改正では、考える力と実践の関係を明確にしないまま、実践
能力の育成が強調されるようになっていく。臨床推論（＝考える力）と実践
能力の関係については、第2章で取り上げる。

　他方、報告書「大学における看護実践能力の育成の充実に向けて」には、
「看護実践能力の育成においては、臨地実習という教育形態が重要な意味を
持つ」「看護の方法について、『知る』『わかる』段階から『使う』『実践でき
る』段階に到達させるために臨地実習は不可欠な過程である」「（解決されな
ければならない多くの課題があるが）看護実践能力を向上させるもっとも有

効な手段は、臨地実習である」と、実習による看護実践能力の育成についての記述が目立つ。実習という臨床の場における問題解決の経験に、実践能力の向上を期待しているのである。問題解決の経験は、看護過程を使って仮説検証的に問題解決を図る経験ということになるだろう。そのプロセスを通して実践能力が育まれていくと想定されている。次に述べるように、平成20年の指定規則改定では、看護過程が実践能力を構成する一つの要素として登場する。

平成20年改正

保健師助産師看護師学校養成所指定規則は、平成 8 年改正から10年余を経て平成20年に改正された。この改正では、新卒の看護師の臨床実践能力が、臨床の求めるレベルと乖離していることが問題とされたこともあって、履修すべき単位が増える。また、統合分野・統合科目を新たにつくり、教育内容の再編成を行っている[6]。この改正の趣旨は「より重要さを増していると考えられる教育内容の充実を図ることと、学生の看護実践能力を強化することが大きなポイント」とされた。この改正に合わせ、「看護師に求められる実践能力と卒業時の到達目標」が、看護課長通知（看護師等養成所の運営に関する手引き別表 3 、平成23年 3 月29日）で示されている[7]。看護実践能力を構成しているのはどのような能力なのか、その構成要素が示され、看護教育の目標が明確にされたのである。看護課長通知で示された看護師の実践能力は 5 群からなるが、Ⅱ群は「根拠に基づき看護を計画的に実践する能力」であり、アセスメント、計画、実施、評価で構成されている。看護過程の活用は、看護実践能力の構成要素の 1 つの群として位置づけられたといえる[8]。

平成元年以降の看護師等養成所指定規則の改正の流れを追うと、平成 8 年の改正で教育内容が、基礎分野、専門基礎分野、専門分野と区分されて以後は、基礎分野に「科学的思考の基盤」が位置づけられていることがわかる。看護基礎教育のなかでの〈考える力 = 問題解決能力〉は、基礎科目、基礎分野で学ぶことを基本としている。そして、専門分野における看護過程の教育につなげていく。平成20年改正で看護過程が実践能力を構成する 5 群の一つ

26　第Ⅰ部　看護の実践的思考

として位置づけられたことは、看護基礎教育における考える力の育成が、このような積み重ねで達成されるのを期待していることの現れといえるだろう。

　基礎分野の「科学的思考の基盤」で学んだことを、看護過程という問題解決のツールを使うことでブラッシュアップしていく。実践能力を構成する一つの能力群である看護過程を実習などで活用することを通して、考える力を育むことが期待されているのである。考える力を育むことは、当然、実践能力の向上とパラレルな関係である。平成20年の指定規則改正では、実践能力と考える力はこのような関係として想定されている。

学士力としての看護実践能力

　大学全入時代を迎え、大学生の目的意識の希薄化、学習意欲の低下等が進行しているといわれている。このような認識が社会に広がっていくなか、平成20年12月、中央教育審議会答申「学士課程教育の構築に向けて」が公表され、「学習成果の参考指針（学士力）」が示された。この指針は、「学士課程で学生が身につけるべき学習成果」を明確化する意図をもっていた。

　「学習成果の参考指針（学士力）」は、4分野13項目で構成されている。その中の一つの分野である汎用的技能（ジェネリックスキル：知的活動、職業生活、日常生活に必要な技能）には、下位項目として「論理的思考：情報や知識を複眼的、論理的に分析し、表現できる」「問題解決力：問題を発見し、解決に必要な情報収集・分析・整理し、その問題を確実に解決できる」がある。完全に同一の概念とは言えないにしても、この項目はほぼクリティカルシンキングを意味するといえるだろう（クリティカルシンキングについては第2章参照）。

　平成19年、経済産業省・産業人材参事官室が公表した「『社会人基礎力』育成のススメについて――社会人基礎力育成プログラムの普及を目指して」では、職場、地域生活において必要とされる「社会人基礎力」をシンプルに紹介している。その中の「考え抜く力（シンキング）」は、「課題発見力：現状を分析し目的や課題を明らかにする力」「計画力：課題の解決に向けたプロセスを明らかにし準備する力」「創造力：新しい価値を生み出す力」で構

成されている。このように現代の人材養成の方向性を「学士力」「社会人基礎力」として示している両文書においても、考える力、問題解決の力は、身につけるべき主要なスキルの一つとして取りあげられている[22]。この「学士力」は、看護系の大学においても「卒業時の看護実践能力」として示されている。

平成23年3月、文科省の「大学における看護系人材養成の在り方に関する検討会」の最終報告書が公表された。この報告書がまとめられた背景には、大学全入時代の到来で、各専攻分野で「学士課程で学生が身につけるべき学習成果（学士力）」の明確化が社会から求められるようになったことがある。看護系の大学の場合、この学士力に相当するのが、社会の期待に応える「卒業時の看護実践能力」である。

看護技術については、既に平成15年3月、「看護基礎教育における技術教育のあり方に関する検討会」報告書（厚労省）で、「臨地実習において学生に実施させてもよい技術項目とその水準を分類」した「教育指導の指針」が示されていた。また、平成16年に公表された「看護実践能力育成の充実に向けた大学卒業時の到達目標」（看護学教育の在り方に関する検討会報告　文科省）は、「学士課程においてコアとなる看護実践能力と卒業時到達目標」を公表している。さらに平成23年には、この平成16年報告の「基本的考え方を踏襲しつつ、社会や医療、看護の変化に対応する」として、「学士課程版看護実践能力と到達目標」が再度示された。「今後の大学における看護系人材養成の質保証を考える上で、また大学における看護学教育に対する社会の理解を得る上で不可欠」というのが、再提示の理由である。

このように平成15年以来、卒業時の到達目標を示し、それへ向けて「看護実践能力の向上」を図るのが看護基礎教育の課題だとされている。看護実践能力の向上、強化には、臨地実習の充実が欠かせない。しかし、医療の高度化や入院患者の高齢化、患者の安全の確保や権利意識の向上、在院日数の短縮化に伴う入院患者に占める重症患者の割合の増加、地域における看護対象の複雑化（精神保健上の問題や児童虐待等）、といった社会や医療環境の変化がある。また、大学の急増に伴う実習施設確保の困難等もある。このよう

28　第Ⅰ部　看護の実践的思考

な臨地実習の学習環境提供の困難さが、看護実践能力向上の壁となっている現状をどうするのか。臨地実習の在り方も、抜本的な見直しが求められている。

脚注（＊）

＊1）　看護は、「人、環境、健康、看護」を主要な概念としてその理論を発展させている。これらの概念の関係が看護の概念枠組みということになるだろう。各概念、概念間の関係のどこに焦点をあてるかでニード論、セルフケア理論などの看護理論が生み出される。（Julia B. George 編『看護理論集　第3版』南裕子・野嶋佐由美・近藤房恵・他訳、日本看護協会出版会、p. 21、2013）なお、岩井は、この文章で一般名詞としての「看護過程」と、問題解決過程とされる固有名詞としての「看護過程（The nursing process）」を混在させて使っているのではないか。前半の「看護過程の明確化」の看護過程は一般名詞で、他は固有名詞の看護過程として読むと、文意が明確になると思う。

＊2）　フランスの実業家であったファヨール（1841-1925）は、晩年、経営に関する理論研究を行い、1920年前後に著書を発表するが、英訳され広く知られるようになったのは、1950年代だといわれている。（井原久光『テキスト経営学［増補版］』ミネルヴァ書房、pp. 95-97、2000）。ファヨールの管理過程論が広まった10数年後に、アメリカで看護過程が提唱されたと考えてよさそうだ。何らかの影響を受けている可能性はあるだろう。

＊3）　アルファロは、アセスメントを①「データベースアセスメント」②「フォーカスアセスメント」③「迅速優先アセスメント」に分類する。包括的・系統的アセスメントは①のみであり、②は①の一部として特定の問題への対処として行われる。③は、早急に対処する必要のある影響の大きい問題やリスクに、迅速かつ優先的にアセスメントすることである。

　　　①②はアセスメントツールが開発されているが、③は、看護実践の只中のアセスメントであり、①②で使用されるアセスメントツールの活用は困難だろう。アルファロは、③に関連したツールとしてSBAR（situation、background、assessment、recommendation）を紹介している。これは、看護師間、医師－看護師の情報伝達を漏れなく円滑に行うためのツールである。「迅速優先アセスメント」は、ショーンの「行為の中の省察」が活用される瞬時のアセスメントともいえるだろう。（第Ⅱ部、第4章「『手と操作による探究』の未来志向」参照）

第1章　看護過程と「思考」　29

　　（ロザリンダ・アルファロ-ルフィーヴァ『基本から学ぶ　看護過程と看護
　診断［第7版］』本郷久美子監訳、医学書院、pp. 65-70、2012）

＊4）　日看協の行った調査では、新卒の看護師が4月の就職時に、「一人でできる」
　と80％以上が答えている看護技術はなかった。「一人でできる」と答えた比率
　の高かったのは「ベッドメーキング」80％、「呼吸、脈拍、体温、血圧測定」
　75％である。

　　（國井治子「新卒者の〈看護基本技術に関する調査〉に関する中間報告、日
　本看護協会」、看護、pp. 22-23、2003）

＊5）　卒後研修については、平成22年4月に施行された「看護師等の人材確保の
　促進にする法律」に、新人看護職員研修として努力義務が規定された。

＊6）　統合分野の実習は、夜勤実習、複数受け持ち等、より現場に近い実習環境
　で行うことが勧められており、卒業後の職場移行の円滑化を意図した新設分
　野であろう。

＊7）　「看護師教育の技術項目と卒業時の到達度」も示されていて、その技術項目
　は、環境調整、食事の援助、排泄援助など13項目から構成されている。

＊8）　この5群の実践能力は、「平成16年3月　看護教育の在り方に関する検討会
　報告　看護実践能力育成の充実に向けた大学卒業時の到達目標」で示された
　19項目の看護実践能力を、5群に区分して整理した構成を踏襲している。

文献

1）　『増補版　現代看護の探究者たち──人と思想──』日本看護協会出版会、
　2005

2）　川島みどり「看護技術とは何か──武谷技術論と看護」看護実践の科学（Vol.
　40, No. 9）、pp. 61-76、2015

3）　薄井坦子、三瓶眞貴子「看護の心を科学する──解説・科学的看護論」日本看
　護協会出版会、pp. 75-78、pp. 102-106、1996

4）　ヴァン・デン・ベルグ『病床の心理学』早坂泰次郎、上野矗訳、現代社、1975

5）　パトリシア・ベナー『ベナー看護論　達人ナースの卓越性とパワー』井部俊子、
　井村真澄、上泉和子訳、医学書院、1992

6）　ノーマ・チャスカ『看護の新しい潮流──専門職化への視点』波多野梗子監訳、
　メヂカルフレンド社、pp. 410-430、1980

7）　ルース.F.クレイブン、コンスタンス.J.ハーンリー『基礎看護科学』藤村龍子、
　中木高夫監訳、医学書院、p. 75、1996

8）　H. Yura・M. Walsh『看護過程──ナーシング・プロセス　アセスメント・

計画立案・実施・評価　第2版』岩井郁子他訳、医学書院、p. 467、1986

9）中西睦子『方法としての看護過程　成立条件と限界』ゆみる出版、1987

10）小玉香津子「今にして看護過程を見定める」看護教育（Vol. 56, No. 7）、pp. 604-609、2015

11）中西睦子『異端の看護教育』医学書院、p. 102、2016

12）井原久光『テキスト経営学［増補版］』ミネルヴァ書房、pp. 17-26、pp. 95-107、2000

13）柴山成生、遠山紘司編著『問題解決の進め方』放送大学教育振興会、pp. 166-173、2013

14）神郡博「実習における教育方法を考える⑲　主体的学習を育む看護教育の視点と展開」看護実践の科学（Vol. 42, No. 6）、pp. 53-57、2017

15）川島みどり、上林茂暢、平松則子他、看護技術教育の困りごと　第1回「大学教育化の進展とともにおきていること」看護実践の科学（Vol. 42, No. 3）、pp. 61-66、2017）

16）松谷美和子監訳「クリスティーン・タナー氏の講演録より　臨床判断モデルの概要と基礎教育での活用」看護教育（Vol. 57, No. 9）、pp. 700-706、2016

17）厚生省健康政策局看護課監修『必携看護教育カリキュラム──21世紀に期待される看護職者のために──』第一法規出版、1996

18）國井治子「新卒者の『看護基本技術に関する調査』に関する中間報告、日本看護協会」看護（Vol. 55, No. 5）、pp. 22-23、2003

19）川島みどり「看護学教科書──均質なケアの担保に向けて」看護（Vol. 52, No. 1）、pp. 52-55、2000

20）日本看護系大学協議会　広報・出版委員会編「看護系大学の学内演習・臨地実習に関する調査報告（2001年）」日本看護協会出版会、p. 15、2003

21）同書、pp. 12-25

22）楠見孝・子安増生・道田泰司編『批判的思考力を育む』有斐閣、pp. 30-43、2011

第2章
クリティカルシンキングと看護過程

　1980年代に始まる看護過程のわが国への導入は、看護実践の中の思考を問う「クリティカルシンキング（批判的思考、反省的思考）」への関心を高めた。看護の世界では、1990年代半ばから「クリティカルシンキング」に関する翻訳書の出版が目立つようになる。そして、このタームが盛んに看護関連雑誌に登場した。看護過程やクリティカルシンキングについて論じることは、「看護者は臨床でどのように考え、判断しているのか」「どう考えればクリティカルシンキングといえるのか」という〈問い〉に向き合うことを意味する。また、何の注釈もなく使われる「科学的」という言葉が意味すること、その理解の仕方も問われることになる。しかし、クリティカルシンキングのブームは一時的で、やがて下火となり、充実した議論が展開されることはなかった。

クリティカルシンキングの定義をめぐって

　第1章で検討した通りわが国の看護教育においては、ゆとり教育、継続教育、自己教育等と、カリキュラム改正の理念は変遷してきている。現在の焦点は、科学的根拠に基づいた看護であり、看護実践能力の育成だろう。実践能力の主な基盤は、援助的な対人関係の形成能力に加え、問題解決能力である。平成20年の指定規則改正において、この問題解決能力は、基礎分野における「科学的思考の基盤」を学び、それを実習での看護過程の活用によってブラッシュアップしていくことで育まれると想定されていることは、前述の

通りである。

「学生が抱いた疑問から新たな研究課題を発見したりできるような能力、すなわちクリティカル・シンキング抜きには、技術教育はあり得ない」[1] といわれる。看護師養成所等指定規則のカリキュラムにある「科学的思考の基盤」は、大部分がクリティカルシンキングに重なるだろう。アメリカの看護連盟（NLN）は、学士プログラムの認可基準に、クリティカルシンキング・スキルの習得を重視することを掲げている[2]。しかし、現在の日本においては、看護実践との関係でクリティカルシンキングが論じられることはそう多くない。1990年代に、看護の領域でクリティカルシンキングがブームとなった時期もあったが、いつのまにか下火となっていった。それは一つには、クリティカルシンキングの概念の捉えどころのなさに原因があったのではなかろうか。

当時の文献では、以下のようにクリティカルシンキングの定義が列挙されている。クリティカルシンキングがどのような思考を指すのかは、この用語を使う人ごとに違うのである。[3][4]

ワトソン、グレイザー（1964）：問題解決能力

ヤタオカ、セイラー（1994）：内省的、理性的に考え、自らの行動指標を決定することに焦点化した思考

ブルックフィールド（1987）：①仮説をたて、その検証に挑戦する　②意味を生み出す背景の重要性に気づく　③方法をイメージしながら探究していく　④思慮深い懐疑精神を養う

ジョーンズとブラウン（1993）：思考についての哲学的方向づけであり、また理にかなった判断と内省的思考に特徴づけられる認識過程

ポール（1992）：適切な思考ができるために自分の思考について思考するアート（技術）であると同時に、自分の思考をより明確に、より正確に、そして批判に耐えられるようにするために思考する過程でもある。

マクペック（1981）：熟慮ある懐疑論の立場で使用するスキルであり、性向である

まさに、クリティカルシンキングを論ずる者の数だけ定義があるという状況であった[*1)]。同じクリティカルシンキングという用語を使いながら、概念の共通認識は得られていない。これでは「熟考する」という以上の意味はない。そういう皮肉めいた感慨を持ってしまう。看護実践における思考と実践の関係が十分に吟味されないまま、実践能力の個別項目の羅列となってしまうのは、看護実践を支える思考を論じる際に、共通認識を持つことが困難であることも影響していよう。ある概念が導入されるとき、その概念が新たな地平をひらく議論を生み出すのでなければ、その概念が使われる意味はない。

そもそも思考は一般的にどう分類され、クリティカルシンキングはどのような位置を占めるのだろうか。思考のタイプは、下記のように対で整理されることがある[5)]。この分類では、クリティカルシンキング（批判的思考）は反省的思考、分析的思考とともに、直観的思考と対をなしている。

① 再生的思考（過去の経験、記憶に頼る）と生産的思考・創造的思考（経験、知識等の組み合わせで新しいものを造り出す）

② 主観的思考（自己の主観、感情が混じる）と客観的思考・論理的思考（理詰で誰でもが認める）

③ 具体的思考（目に見えるものに基づく）と抽象的思考（ことばや記号で形式的、論理的に考える）

④ 直観的思考（論理的推論によらない）と反省的思考・分析的思考・批判的思考（自分自身の考え方、仮説の妥当性を吟味する）

⑤ 拡散的思考（限られた資料、手がかりから多くの新しい考えを導く）と集中的思考（多くの資料から論理的に一定の結論を導く）

クリティカルシンキングは、意図的で解答を求めて行われる〈目標指向型思考〉であると定義することも可能だろう。これに対し、意識的思考ではない、日常生活上の習慣化した、行動に伴う思考としての〈非目標指向型思考〉がある。このような区別も、議論の目的によっては意義がある。科学的思考と日常の思考とを区別するにも、この類型化は有用だろう[6)]。「批判的思考という用語を、かなり広い範囲の精神活動をカバーする漠然とした言い方で

用いる人もいるし、また、特殊な認知的スキルを含む思考の1つのタイプと捉えている人もいる。批判的思考を特別の認知的スキルを習得することと考えている人の間でも、定義やこのスキルの本質に関しては、意見の一致がみられていない」[7] のが、1990年代のアメリカの状況だったようだ。

クリティカルシンキングの3つの側面と2つの極

道田は、クリティカルシンキングは広く知られ使われているが、その概念が理解し難いという問題意識から、定義の変遷を追い、その概念を整理し直している[8]。道田はまず、クリティカルシンキング理解の前提として次の3点を挙げる。①日常語として否定的なニュアンスで使われることの多い「批判する」ということではない。②西洋哲学の伝統を背景としていて、多様な概念である。③考えるためのツールを用い、特定の手順で考えることをいうのではない。

道田は、以下のようにクリティカルシンキングを3つの側面、2つの極の関連で説明している。

〔クリティカルシンキングの3つの側面〕

　①反省的・省察的、②合理的・論理的、③批判的・懐疑的

〔クリティカルシンキングの2つの極〕

　①態度、②技能

日常の場面ではクリティカルシンキングは、③批判的・懐疑的な思考としてイメージされることが多い。しかし、学術的な場では、①の熟慮するという側面と、②の論旨が一貫しており理にかなっているといった側面から、クリティカルシンキングを捉えることが重視される。これらの3つの側面は、考えることを巡る態度と技能の2つの極として理解することもできる。反省的・省察的側面は、考える態度を重視する。熟慮することで、自分の視点からの見方であることを自覚し、他者の視点からの理解も必要であるとの考えに至るといった、考える姿勢・態度を問うからである。合理的・論理的側面では、解釈や分析、推論、評価といった認知技能（思考のスキル）が重視される。批判的・懐疑的側面は、考える態度、思考の技能のどちらかの極を重

視するのでもなく、その時々で比重のかけ方が異なると理解することもできる。

このように、クリティカルシンキングという言葉が使われるとき、「考える態度」が重視されることもあるし、「思考の技能」に焦点が当てられることもある。そして、こうしか考えようがないのかと「熟慮する」、「理にかなった理屈を展開する」、「疑問をもってことにあたる」、という3つの側面があることも理解しておく必要があるだろう。さまざまに定義され、捉え難いと感じるクリティカルシンキングの概念も、このように3側面、2つの極として整理し、どの側面、どの極が強調されているのかをイメージすることで、大括りの把握が可能ではないかと思う。

看護系の文献でこのことを検討してみる。2010年にイギリスで出版された「Critical Thinking and Writing for Nursing Students」は、クリティカルシンキングを次のように説明している[9]。

(1) クリティカルシンキングは、1つの課題や問題を理解するために、さまざまな情報が集められ、より分けられ、統合され、評価される一つの過程である。

(2) クリティカルシンキングには、知性（識別し、挑戦し主張する能力）のみでなく、情動も関係する

(3) ものごとを観察する場合には、価値、信念、態度も影響することを考慮する必要がある。

(4) 知識ある行為者、専門的に情報を選択し、統合・判断して活用できる看護師であるためには、クリティカルシンキングが要求される。

この説明を、道田のクリティカルシンキングの3つの側面、2つの極で考えてみる。

(2) と (3) は、考える態度を重視している。(1)(4) は考える技能（スキル）を強調しているといえる。また、(2)(3) は、「反省的・省察的」な側面、(1)(4) では、「合理的・論理的」な面に重きをおいた説明といえる。そして、クリティカルシンキングの「批判的・懐疑的」側面は、(3) に代表させることができるだろう。

看護とクリティカルシンキング

　ケアする人である看護者の、「考える人」としての側面に焦点を当てているのが看護過程である。この看護過程の土台にはクリティカルシンキング（批判的思考）がある。看護過程とクリティカルシンキングの関係をどう考えるか。アルファロは、「問題解決法は日常の問題に対する正確で整った思考法であるが、これと同じように、看護過程は看護の問題に対するクリティカルシンキングの基礎である」と述べている[10]。看護過程は思考の枠組みを提供する。その枠組みを活用すればクリティカルに考えることができる。したがって、看護過程のアセスメント－計画－実施－評価の各段階の活用法に習熟すれば、自ずとクリティカルシンキング能力は向上するはずである。看護過程に依拠して適切に考える習慣が身につくことと、クリティカルに考える力量の形成とはパラレルな関係である。アルファロは、このように考えているのであろう[*2)]。

　これは、大枠で捉えた看護過程とクリティカルシンキングの関係である。野地らは、看護過程のアセスメント、看護診断、計画、実施、評価の段階に対応したルーベンフェルドの5つの思考様式、19のクリティカルシンキングのスキルの活用を提唱している。看護過程の各段階で使われる思考様式、スキルを細かく分類し、踏まえるべき思考活動の内容を列挙し、そこで使われるのがクリティカルシンキングであるとしているのである[*3)]。

　教育学の立場から幅広くクリティカルシンキングに取り組んでいる楠見は、日本看護診断学会、第20回学術集会（2014年）の特別講演において、「批判的思考は看護過程（アセスメント、看護診断、計画、介入、評価）を支える思考力と態度の中核にある」と述べている[11]。

　また津波古は次のように、批判的思考と看護過程はそのプロセスと構成要素が類似していると指摘する[12]。

・批判的思考で重視される問題解決能力、内省力、意思決定する力等は、
　看護過程でも必要とされる能力である。

第2章 クリティカルシンキングと看護過程 37

・「情報の明確化・分析」から行動決定への流れは、批判的思考、看護過
　程の双方がともにたどるプロセスである。
・実行過程の自己モニタリング、他者との相互作用の活用なども、批判的
　思考と看護過程は類似している。
　以上、多くの看護、教育関係者が述べている通り、クリティカルシンキン
グなくして看護過程は成立しないといえるだろう。あるいは、次項で検討す
るように、クリティカルシンキングの看護版が看護過程であるといってもよ
いかもしれない。

看護過程とクリティカルシンキング

　Juria. B. George は、米国看護師協会（ANA）が看護実践の基準（2004）
として示した『アセスメント』『診断』『アウトカムの確認』『計画』『評価』
の6つの項目は、「看護過程とも一致する」ことを指摘する。そして、この
6つの実践基準をフォーマットにして主要な看護理論を比較している。この
米国看護師協会の実践基準は、「看護診断」を基軸にした看護過程である。
看護診断で問題を特定できれば、自ずと何を目指すか、達成目標は何かとい
う「アウトカムの確認」ができる。そして目標達成のための具体策である「計
画」が立てられる、と考えられている。Juria. B. George は「看護過程はク
リティカルシンキングの1つである」と明確に述べている[13]。看護実践基準
（ANA）＝看護過程＝クリティカルシンキングと捉えていることになる。
　アメリカでは、クリティカルシンキングは看護過程とイコールなのか、看
護過程を促進する方法の一つと考えたほうがいいのか、といった議論があっ
たようだ[14]。ANA は、両者をイコールとする見解を示して議論を収束させ
たのだろう。アメリカの看護教育では、1990年代早期からクリティカルシン
キングが重視されていたが、2000年ごろには、それは看護過程の教育と同様
な意義があることが明確にされたのである[*4]。
　日本の看護界では、クリティカルシンキングは浸透していないといわれる[15]。
2000年前後には、クリティカルシンキング関係の翻訳が活発になされ、雑誌
では特集が組まれた。「看護における批判的思考の育成」（「Quality Nurs-

ing」1996年9月号)、「看護における批判的思考の育成の実際」(「Quality Nursing」1996年10月号)、「クリティカルシンキングのスキルを育てる」(「看護教育」2002年11月号) がそれである。その約10年後、「看護教育」は2013年6月号で、「クリティカルシンキングは終わらない」とのテーマで特集を組んでいる。2つの特集の時間間隔からもわかるように、日本の看護界においてはこの間、クリティカルシンキングが話題に上がらない時期が続いた。それはなぜなのかと問い、この概念の重要性を改めて認識してもらうことを、この特集は目的としている。

　野地は1990年代に、アメリカでクリティカルシンキングのセミナーに参加している。このことを契機に、アメリカでのこの分野の第一人者とされるルーベンフェルドの考え方を日本に紹介する等の活動を行う。日本の看護界にクリティカルシンキングの活用を促した初期の看護教育関係者の一人といえる。彼女は、日本の看護教育にクリティカルシンキングが浸透しないことの要因のひとつは、この用語を「自分の言葉で定義し、納得して行動できるところまで結びつかない」現状にあると指摘する。そして、看護教員自身がクリティカルシンキングを活用して、学生の手本になる必要がある、と述べている[16]。この概念を看護関係者一人ひとりが十分消化して、活用しているかを問うているのである。

　2013年の「看護教育」の特集に寄稿している看護関係の執筆者の間でも、クリティカルシンキングをどうとらえるかには相違がある。クリティカルシンキングは考えることを考える、いわゆる「メタ認知」であること、そして看護過程とクリティカルシンキングが相互に関連していることについての共通認識があること以外は、理解の仕方が相当異なっているように思われる。明らかにされるべきは、クリティカルシンキングの「メタ認知」とはどのようなものなのか、である。このことが明確にならないと、この概念を「納得して行動できる」レベルに深めることはできないだろう。

　私はクリティカルシンキングの核になる考え方を、教育哲学者デューイの探究（反省的思考）に求めたいと考えている。それは仮説－検証のプロセスであり、重要なのは、思考は行為の一段階といわれるように、「認知」とい

った頭の中でだけ展開され完結するのでなく、実施による検証を含むという点である。そのプロセスの概要は次の通りである。まず多くの仮説を生み出し、それを思考実験として検証して、実現可能性のあるプランに絞り込む。この選ばれた仮説としてのプランは、実施されることで現実のなかで検証され、その確からしさが実際に試される。結果の評価如何によっては、新たな仮説が立てられ、プラン、実施へと循環していく。このように看護過程、クリティカルシンキングの双方ともに、〈仮説が現実に立ち返り、現実のなかで検証されていくプロセス〉を核とした行為であると考えている。

デューイとクリティカルシンキング

　前述の通り道田は、クリティカルシンキングについて、「西洋哲学の伝統を背景としていて、多様な概念である」ことを押さえておく必要がある、と述べている[17]。これは批判的思考が、古代ギリシアの哲学者ソクラテス、プラトン、アリストテレスまで遡って理解されなければならないことを指している。ソクラテスの反駁的対話（問答法）、プラトンのイデア論、アリストテレスの論理学は、人間の認識を問う側面がある。「無知の知」の立場から、「徹底的な反省的吟味を展開しようとする批判的態度」で問答を続けたソクラテス。現実の背後にある究極の根拠・本質・不変なるものを明らかにしようとするプラトンのイデア論[17]。「明証的な真理に至る学問的推論方法」を「論証法（アポディクティケ）」とし、「蓋然的な不完全な推論方法」である「弁証法（ディアレクティカ）」から区別したアリストテレス[18]。クリティカルシンキングは、このようなギリシア哲学にまでその源流をたどることができよう。

　そして20世紀以後では、クリティカルシンキングを論じた最初期の哲学者として位置づけられるのは、デューイである。以下のように、クリティカルシンキングをテーマとした文献には、ほぼ例外なくデューイが登場する。なお、第Ⅱ部の第4章で、より詳細にこのテーマを取り上げている。

　「思考研究としての "critical thinking" は、デューイが1910年に記した『思考の方法』の中に見られる」[19]

40　第Ⅰ部　看護の実践的思考

　「批判的思考について言及している最も古い文献の一つとして、哲学者デューイの『思考の方法』がある。彼は批判的思考を留保された判断と述べている。判断を保留してじっくり考えることが批判的思考ということであり『反省性』に焦点が当てられている。実際デューイは批判的思考の語を反省（reflection）とほぼ同義で使っており……」[20]

　「デューイは、従来の哲学を観念論とみなして、自然科学的方法論による現実的かつ生産的なプラグマティズム（pragmatism）を発展させた。特に彼のリフレクティブ・シンキング（reflective thinking）は、人間や社会の改造法として多大な功績を残した」[21]

数学教育の中の問題解決法──ポリアのストラテジー

　アルファロは、クリティカルシンキングは一言でいうと「推論」のことであり、幼少期から学んでいるはずだという。アメリカの小学生は「Reading（読み）」「（W）Riting（書き）」「Rithmetic（計算）」、そして「Reasoning（推論）」を学ぶことになっているし、推論の重要性は中学、高校の教育でも強調されている、というのだ[22]。日本でも、あらためて「推論」と強調されることはないが、算数・数学教育のなかで、過去には（現在でも？）小中学校教育の中に推論が位置づけられている時代があったのではないかと考えている。それは、次のような体験があるからだ。大学院で数学教育法の講義を担当していた教員に、看護過程論を修論のテーマとして考えている旨を話したところ、ポリアの名前をあげ、その著作『いかにして問題を解くか？』を紹介していただいた[23]。その教員は、看護過程が問題解決法であり、数学教育ではポリアが開拓した分野だと即座に思い当たったようであった。

　1950年代、アメリカの数学教育家ポリア（G. Polya）の「問題解決のストラテジー」が日本に紹介され、小中学校の数学教育でこの問題解決法が学習されていた。人の日常は問題解決の連続であり、数学教育で培われた問題解決能力は、その日常生活上の問題にも範化されうる。したがって、数学という一つの学科のなかでの狭い問題解決ではなく、日常生活に応用のきく、幅広い問題解決を目ざすべきだとされていたのである。将来、職業として数学

を使わない多くの人たちにとっての数学を学ぶ意味が、ここにあると考えられていた[24]。

「問題を解く際に助けとなる一般的な手順、方策、技術」などを、問題解決のストラテジー（strategy 方略）という。数学教育では、問題解決能力の育成にはこのストラテジーの指導が重要といわれる。問題解決能力の向上を課題とする「看護過程」教育の場合も、同様なストラテジーの学習といっていいだろう。数学教育での「問題解決のストラテジー」は、〈問題設定のストラテジー〉と〈問題解法のストラテジー〉の２つに分けられる。前者は、「現実、あるいは与えられた場面からどう問題を扱えるような形にするか」をめぐる方略である。文章題などの現実場面の問題をどう数学的問題にコーディングするかが取り上げられることになる。後者は、「どう問題を解くか」を追求する方略である。一般的に問題解決という場合には、後者の〈問題解法のストラテジー〉のことを指す[25]。

以下は、ポリアが『いかにして問題をとくか』（How to Solve It）で展開している問題解決のストラテジーである。

「まず第１に問題を理解しなければならない。即ち求めるものが何かをはっきり知らなければならない。第２に色々な項目がお互いにどんなに関連しているか、又わからないことがわかっていることとどのように結びついているかを知ることが、解がどんなものであるかを知り、計画をたてるために必要である。第３にわれわれはその計画を実行しなければならない。第４に解答ができ上がったならばふり返ってみて、もう一度検討しなければならない」[26]

《問題を理解すること》
・既知のデータと未知な部分を区別する。
・問題設定の条件を明確にする。
・図、記号を導入して推論を補助する。

《計画をたてること》
・同じ問題、似た問題、少し変化した問題、役にたつ定理を記憶の中に探る。
・既に解いたことのある問題を使うことができないかを考える。

42　第 I 部　看護の実践的思考

・問題を言い換えたり、定義に戻って検討することも必要。
・与えられたデータを全て使ったか、条件の全ては考慮されているかを検
　討する。
　　《計画を実行すること》
・実行の各段階を検討し、その段階が正しいことを確かめながらすすむ。
　　《振り返ってみること》
・結果を試すことができるか、議論を試すことができるか。
・結果を違った仕方で導くことができるか。
・他の問題にその結果や方法を応用することができるか。

　ポリアのストラテジーは、看護過程とほぼ同様なプロセスからなっている
ことがわかる。「理解」は看護過程のアセスメントに相当する。以下、プラ
ンの立案、実行、評価というサイクルとなっている。看護過程は看護に固有
な方法ではなく、数学教育などとも根を同じくする幅広い領域に関係する問
題解決法なのである。看護過程教育の導入にあたっては、基本的考え方を学
んでもらうために、ポリアのストラテジーの活用を考えてもよいかもしれな
い。

実践能力の基礎となる思考──臨床推論

　臨床における問題解決の基礎となる思考について、これまで看護過程、ク
リティカルシンキングとして論じられることがほとんどであったが、近年、
それらに加えて「臨床判断モデル」(Tanner's Clinical Judgment Model)[27]
や「臨床推論（clinical reasoning）」が話題となっている。ここでは、「臨床
推論」の概要を整理しておくことにする。

臨床推論
　厚労省は、2015年3月、特定看護行為に関する研修カリキュラムを発表し
た。そのなかに、病態生理、臨床薬理学と同じ時間数の科目として臨床推論

第2章　クリティカルシンキングと看護過程　43

が位置づけられている。特定看護行為研修カリキュラムの中のこの時間配分
は、臨床推論が基礎的な科目として重視されていることを示している。この
動きに連動して、看護職のための臨床推論と銘打った単行本も出版され始め
ている。しかし、内容はほとんどが医師向けのものの簡略版といった印象が
ぬぐえない。ただ、専門看護師（CNS）による事例検討を収録したものもあ
り、この本では看護独自の臨床推論を模索している[28]。

　石松は臨床推論を、「臨床推論とは医師が『診断』や『治療』を行う際の
思考プロセスのことである」[29]と定義している。また大西は、「患者の健康
問題の解決に関して、医師が医療面接や身体診察、各種検査を行って謎を解
き明かしていく認知プロセス」と定義し、狭い意味での臨床推論は、「診断
推論（diagnostic reasoning）」[30]のことを指すとしている。一般的には、医
師の診断プロセスで使われる推論が「臨床推論」と呼ばれていると理解して
よさそうだ。看護過程でいえば、情報収集からアセスメントまでのプロセス
に関わる推論ということになる。看護では、看護過程という問題解決の枠組
みが定着している。臨床推論も看護過程も、仮説−検証を繰り返しつつ判断
していく過程のことである[31]。「臨床推論」が、医師の診断プロセスについ
て学ぶことだとしたら、特定看護行為研修では、看護がそれを学び、看護過
程のなかに組み込むことになるのだろうか。臨床推論と看護過程の関係を整
理する必要があるだろう。

　診断推論（狭義の臨床推論）のアプローチ法は、以下の4つに分類するの
が一般的である[32]。石松らも、この4つの方法を踏襲している[33]。

・仮説演繹法：最初の情報から仮説を立てて観察・情報収集し、仮説通り
　　であったかを評価することを繰り返す。確からしい仮説に至るか（確定
　　診断 rule in）、他の仮説が否定的だと確認できる（除外診断 rule out）
　　時点まで、仮説−検証が繰り返される。

・徹底的検討法：仮説演繹法と同じ方法。ある徴候から考えられる診断を
　　全て網羅して、検討していく。診断を確定できない複雑なケースに使わ
　　れる。初心者の臨床推論トレーニングにも有用[34]。

・アルゴリズム法：作成されている診断手順（アルゴリズム）を Yes、

Noとたどることで、可能性の高い診断に行き着く。狭い範囲の鑑別診断に向いていて、短時間で診断にたどり着ける。

・パターン認識：経験したことがパターン（臨床像）として認識されていて、それを活用して瞬時に判断する。診断仮説の生成に使われるが、思い込みが生じやすい。「多数の症例を経験することによりパターンは自然に形成されるが、教育によって効率よく行えるものではない」といわれる[35]。

臨床家は、どのような思考の道筋をたどって臨床の問題を解決しているか。実践における考える力とはどのようなものなのか。このような臨床の思考についての問題意識は、何も医師に固有というわけではない。どの医療関係職種にとっても、広義の臨床推論は必要とされている。そして、職種間でアプローチの仕方に大きな違いはないと思われる。

作業療法士のクリニカル・リーズニング

作業療法では、クリニカル・リーズニング（clinical reasoning）「臨床推論」という概念が定着している。1980年代、アメリカの作業療法士協会は、この臨床推論の問題に一大研究プロジェクトを立ち上げ取り組んだ。アメリカ作業療法士協会は、実践能力は臨床推論を駆使する力だと考えた。「教育を終えたばかりの新人作業療法士が現場で困惑してしまうのは、教育が知識中心に行われているためであり、現場でほんとうに必要なものを教えずにきたためだという反省」が、この研究の背景にはある。十分な臨床推論が身についていないために、新人作業療法士はリアリティショックに陥るのではないか。ベテランの作業療法士が、臨床実践の場においてどのような臨床推論を駆使しているのかを明らかにして、作業療法士の基礎教育の内容と照らし合わせる。そうすれば、新人療法士の実践能力の弱点が見えてくるのではないか。このような仮説設定で、研究はなされた。このクリニカル・リーズニング過程の研究から、ベテラン作業療法士が行う以下のような4つのクリニカル・リーズニングが抽出されている[36]。

・科学的リーズニング（science reasoning）

疾患、障害や発達段階、実践技術等に関する知識を、患者の個別性と照合する中の思考と判断。

・物語的リーズニング（narrative reasoning）
患者のおかれている状況の意味を理解するために使われる推論過程。

・実用的リーズニング（pragmatic reasoning）
現実の制約の課されている臨床状況下で、臨機応変に判断し、解決策を見つけ出していくための思考過程。

・倫理的リーズニング（ethical reasoning）
保健医療職の実践家としてどう判断し、何をなすべきかという倫理的な思考。

　この研究では、この４つのクリニカル・リーズニングのなかで保健・医療技術の基礎教育が扱ってきたのは、主に科学的リーズニングと倫理的リーズニングでしかなかったことが示唆された。新人作業療法士たちがリアリティショックに陥らないためには、物語的、実用的リーズニングの教育の充実が課題として浮かび上がったのである。作業療法士に限らず、この４つの推論を過不足なく十分に駆使できるのが理想的な臨床家だろう。

　看護では2000年ごろから、看護実践能力についての関心が高まったが、特段、実践能力と臨床推論、看護過程、クリティカルシンキングとを関連づけた議論が活性化することはなかった。また、実践能力をこのようにいくつかの臨床推論の束として論じることもなかった。「看護実践能力の向上」のためにも、科学的、物語的、実用的、倫理的という４つの推論を区別して、各推論が活用される状況を検討しておく意義はあるだろう。

　次に、看護における４つの推論について概観してみる。

　「リーズニングスキルの向上がエキスパートへの道である」[37]ことは、作業療法士だけではない。なお、アメリカ作業療法士協会が基礎教育で取り扱っていたとする「倫理的推論」については、デューイの探究との関係を考えるために、〈第Ⅱ部、第３章「倫理的意思決定過程とデューイの探究」〉の項でもう一度取り上げる。

科学的リーズニング

科学的推論は、環境の対象者に及ぼす影響をアセスメントし、問題解決に有効なケアプランを策定するために用いられる。看護過程を展開する思考として強調されるのは、科学的思考であり、仮説検証的方法である。日本看護科学学会学術用語検討委員会は、看護過程を「対人的援助関係の過程を基盤として、看護の目標を達成するための科学的な問題解決法を応用した思考過程の道筋」と定義している（2011年）。ここでいう「科学的な問題解決法」は、仮説検証的に推論を重ねていく方法だろう。見通し（仮説）を立て、実施してみて、もくろんだ通りの結果となったかどうか検討、評価する。これが仮説検証のプロセスである。看護過程のアセスメント、問題点の抽出、計画、実施、評価というプロセスは、仮説検証的な「思考過程の道筋（＝推論）」を介して問題解決を図っているとみなせる。

病状悪化、あるいは薬物の副作用等の初期兆候に気づき、「いろいろな仮説を立てる。あるいは可能な解決法を考える」→「その仮説または解決法のうち、ありそうにないもの、できそうにないものから捨てる」→「いちばん可能性のありそうな仮説または解決法を吟味にかけ、最善のものを選ぶ」ことで看護プランを立案するのが、一般的な看護過程のプロセスである。臨床でこのような思考の筋道をたどって問題解決を図るとき、そこには科学的推論が働いているといえるだろう。

倫理的リーズニング

判断能力に問題のある認知症や精神疾患の患者の医療では、倫理的判断をせまられることがある。例えば医療者側としては、医療的な処置や薬物の使用が必要と判断しても、患者の拒否、あるいは意思表示がないということになると、科学的推論による医療的判断に加えて倫理的な判断が必要となる。

医療には説明と同意が必要である。自立した個人には自己決定の権利があるから、説明を理解し、本人から了解が得られなければ検査や治療は行えない。しかし、高齢の入院患者の中には、現実検討能力がない、知的能力が減退しているなど、理解力に難点のある患者が少なくない。インフォームドコ

ンセントの成立には、説明に対する理解力、同意能力等について一定レベルの能力があることが前提となる。これらの能力評価をどう査定したかが問われるが、誰もが納得できる明確な評価基準があるわけではない。そういうなかで倫理的推論を駆使し、判断していくのは容易ではない。

　本人の理解力が減退していると思える場合には代諾者を探すことになるが、保護者が高齢で代諾が得られる状況にない、あるいは有効な治療法があるにも関わらず、保護者がその治療に同意しないこともある。そもそも、代諾制度の法的整備は遅れていて、臨床の要求に答える体制は整えられていない。

　臨床では、倫理的判断に困難を感じ、何をなすべきかに迷う場面も多い。どこに倫理上の問題があるのか、それぞれの関係者の立場からはどのように考えられるか、看護者はどのように判断し行動すればよいかなど、倫理的問題を整理して考える倫理的推論能力が要求される。

物語的リーズニング

　認知科学者ブルーナーは、思考様式を論理－科学的様式（パラディグマティックな様式）と物語の様式の２つに分けることを提唱した。論理－科学的様式は、「普遍的な真理の条件の探究」を行う様式であり、自然科学の認知・思考がその典型である。物語の様式は、文学に特徴的な「できごと間の特定の関係の探究」をすることである。この２つの思考様式（認知作用）は、それぞれに特徴的な経験を整理し、現実を理解する方法であり、「おたがいに還元されえない」とされている[38]。ブルーナーの議論は、NBM（（narrative based medicine））に代表される医療、看護領域における物語様式の認識・思考方法について、その理論的前提を提供することになった。主に「科学的」根拠を問う EBM（evidence based medicine）は、論理－科学的様式による思考である。EBM では、条件が同じであれば、常に同様な結果が生じると考える（再現性の重視）。NBM の「物語の様式」は、偶然の要素も取り込んだ説明ができ、物語として一貫性があれば一回性のできごとも受け入れる。このように必然で貫かれた論理・科学的様式に対し、物語の様式では、偶然の要素のある説明も容認される点に違いがある[39]。

48　第Ⅰ部　看護の実践的思考

実践的リーズニング

　作業療法のテキストでは、訓練室以外で作業能力等をアセスメントする場合、臨機応変にその場にあるものを使ってアセスメントすることを指して実践的推論としている。このテキストでは、退院にあたって、自宅での生活にどのようなリスクがあるかを病室でアセスメントする事例が紹介されている。患者は、単身生活の高齢の女性。脳血管障害による左半身不全麻痺がある。退院スケジュールが予定通りにいかず、時間の制約や病室という環境の制約から、作業療法士はそこにあるものを使ってアセスメントせざるを得なかった。花瓶のしおれた花を片付けることを作業療法士は提案し、その動作から単身生活におけるリスクをアセスメントし、懸念されることを患者に伝える[40]。このアセスメントのプロセスには、実践的推論が働いている。

　看護においても、特に災害看護や訪問看護などで必要とされるのがこの推論である。災害の場合の避難所や訪問した患者宅では、看護者がケアに利用できる空間、機器や物品、マンパワー等、看護実践に活用できる諸資源には自ずと限界がある。その限界を踏まえて、臨機応変に対応できる柔軟なケアの姿勢が必要とされる。その場合の推論が実践的推論である。

　しかし、病院、診療所等の医療施設であっても、医療資源は無限ではない。限られた時間、物理的制約、医療チームへの配慮、医療費、在院日数等、看護実践は多くの制限、制約をかかえる中でなされる。そのような患者を取り巻く諸要因を勘案することなしには、看護実践は不可能である。用意されている医療資源を活用すれば、マニュアルやガイドラインに沿って滞りなく実践できる場合以外は、常に実践的推論が必要とされているといえるだろう。臨機応変さが要求される際の推論が、実践的推論である。この推論は、科学的推論、倫理的推論、物語的推論等を、緊急性、環境、人的要素などを勘案して総合的に判断し、実践に結びつける推論であるといえよう。

クリニカル・リーズニングと看護過程

　臨床の場で患者の話を聞くとき、あるいは事例検討を行うとき、われわれはストーリー性を帯びた「語り」を通して患者を理解する。しかし、物語的

リーズニングは、実習を除き、基礎看護教育の場には登場していないのが現状だろう。また実用的リーズニングは、OJT（on-the-job-training）としての臨床現場での卒後教育に待つしかない。

　看護過程の推論や思考として強調されるのは科学的思考であり、仮説検証的方法である。４つの推論と看護過程はどう関係するのか。看護過程のクリニカル・リーズニング、すなわち推論のプロセスは、ほぼ「科学的リーズニング」と重なる。たしかにこの推論は、言語化でき、伝えられるのだから、看護基礎教育で学習支援できる推論として重要である。しかし、看護過程を学べば確実な実践能力が身につくわけではない。看護過程は、看護実践に使われる推論の全てではないからである。

　他の３つのクリニカル・リーズニング、とりわけ物語的、実用的リーズニングは、客観的な知識として学んだり、教授するのは困難である。となると、看護基礎教育の中心は、やはり「科学的リーズニング」＝看護過程とならざるをえない。それゆえ、他の３つのクリニカル・リーズニングにも十分思いをはせつつ、看護過程をより深く理解し活用していくことが求められよう。なお倫理的推論は、看護計画の実施評価（仮説の検証）と表裏をなしていて基礎教育でも学ぶ機会はあり、重視されているといえる。

看護者の《臨床の思考》

　私は20年余を精神科看護の臨床現場で過ごした。後半10年間は、精神科急性期治療病棟の看護師長という立場にあった。次の仮説－検証のプロセスが表現されているエッセイは、私自身が師長であった病棟での体験を書いたものである。臨床で、看護者はどのように考え、問題を解決しているか、このエッセイを素材に考えてみる。現実の臨床場面での問題解決を、デューイの反省的思考（探究）で読み解く試みである*5)。

50　第Ⅰ部　看護の実践的思考

【エッセイ：「問題行動はコーピング行動」についての探究（＝反省的思考）】

《問題は寝タバコ》

　これまで経験したことのない病態の患者さんが入院した。大学病院からの転院である。常に全身がせわしなく動いている。波打つようにというか、粗大な振戦というか……そんな感じ。動かそうとして動いているのではない。本人にも制御できないのである。舞踏病様運動とかアテトーゼといわれる類の不随意運動のようだ。それに加えて痴呆状態が進行しているともいわれている。半年あまり入院していた大学病院で諸検査が行われ、大脳萎縮が著明であることが確認されている。パーキンソン病は否定され、脱髄疾患も疑われたが、診断は確定していない。神経内科の範疇に入る疾患だろうとはいわれているのだが。

　入院時、「生活上、一番困ることは何ですか」と、付き添ってきた奥さんに尋ねた。答えは、意外にも「タバコ」であった。量が多いし、何より寝タバコが問題だという。大学病院でもボヤ騒ぎがあったらしい。タバコの問題は、相当深刻なようだ。今後が思いやられる。対策を考えておかなければと思った。

　タバコについての初期計画は、大学病院と同様、詰め所管理で30分に1本ずつ渡すというものだった。ほどなく、寝タバコ、タバコせびり、拾いタバコが問題となる。目を離していると、日中でもベッドで横になって吸っている。注意すると「わかりました」というが言葉だけで、行動は改まらない。中途覚醒も多いのだが、その時にも必ずタバコを吸う。ライターのある詰め所前で火をつけたら、吸い終わるまで部屋に戻らないように、夜勤の看護者は目配りしていなければならなかった。

　症状は、波があり一進一退であった。そのうち次第に焦燥感が強まり、不随意運動も激しくなっていった。タバコの管理も、それにつれて深刻さが増していく。要求が頻回だし、もらえなければ他患にせびる、拾いタバコするで、吸いさしを何本も持って寝タバコとなるのである。

　寝タバコが最も問題である。それをどう防ぐかを重点に考え、本数の制限は緩めた。30分に一本という制限はむしろ、いらいら感を募らせるだけかも

しれないと思ったからだ。一日２個まで渡し、サンルームでゆっくり喫煙してもらうことにした。菓子類を他の患者にせがむことも問題となっていたので、家族の了解をえて、おやつを準備することにした。

《寝タバコはコーピング行動》

薬物の調整もあり焦燥感がおさまってくると、タバコの量も減りだした。それにつれて看護者も、タバコに強迫的にならずに、ゆとりをもって見守れるようになってきた。そんな折、夜勤者から報告があった。「寝たままでおやつを食べ、口にそれが残っていて垂れ流しながら寝ていた。今後、咽に詰まらせて窒息することも考えられるのではないか」と。寝タバコといい、このだらしなさは何だろう。痴呆があるし、退行しているのだから、子どもが寝たままおやつを食べるのに類したことなのか。

ある朝、病室を回っていて、ひらめいたのは体位のことだった。それまで、見れども見えずであったが、いつも同じ体位なのである。入眠しているか否かに関わらず、臥床している時には左側臥位、しかも昏睡位といっていいほど腹部が下になっている。ハッと思ったのは、不随意運動がないことであった。右の足先が軽くリズミカルに動いているが、それ以外の体は動いていない。椅子に腰掛けているとき、歩いているとき、ともかく起きているときには体幹がうねるような不随意運動が止むことはない。しかし、この体位ではそれが止んでいる。

臥床しているとき、しかも左側臥位のときに最も不随意運動が少なくなり、楽な気分でいられるようなのだ。仰臥位で試してみたが、その体位だと勝手に体が動きだしてしまう。「だめだ」と本人もいう。ものの数秒も仰臥位は維持できないようだった。舞踏病の不随意運動は睡眠中に消失するというが、覚醒しているときにも少なくなる体位があるようなのだ。

これまで寝タバコのことを注意され、「すみません、もうしませんから」と謝ることはあっても、本人から「なぜ寝タバコなのか」の釈明はなかった。だから、看護者も気づかなかったのだが、不随意運動を最小限に抑えて、最も楽でリラックスできる状態を知らず知らずのうちに選び取っていたのではないか。昏睡位に近い側臥位は、コーピング行動だったのだ。――以下略（い

52 第Ⅰ部 看護の実践的思考

ずみ病院、院内かわら版 1998年）。

*現在では問題とされる表現があるが、当時の雰囲気を伝えるため、あえて原文の
ままとした。病棟で分煙的に喫煙が許されていた時代の精神科病棟の話である。

それでは、このエッセイで私がどのように考えていたかについて検討して
みる。

・揺らぎ（問題に直面する）と気づき（問題を明確にする）

エッセイでは、入院時の情報によって、これまで経験していない病状に
「戸惑い」、うまくケアできるかどうかという「不安」、患者さんの状態をど
のようにとらえていいかわからない「当惑」などが、意識にのぼっている。
ルーチンワークとして対処でき、問題は起きないだろうと見通しが立てば、
考え込むこともなく、日常業務としてこなしていくだけになる。「オヤ！」
「いつもと何か違う」「しっくりこない」などといった違和感、不全感があっ
てはじめて、何がそのような揺らぎをもたらしているかが意識させられる。
エッセイでは、「これまで経験したことのない病態の患者さん」であること
に戸惑い、まず何が課題となるのかを明らかにしなければということを起点
に、考え出している。

課題を見極め、明確にするために入院に同行した妻に投げかけた質問から、
「タバコの量の多さ、寝タバコ」が如何に深刻であるかが浮かび上がってくる。
何しろ、火災という病院の安全を脅かす重大な事故に発展しかねない問題で
ある。それに、退院して地域で暮らすにしても、この問題を解決しておかね
ばならない、という思いに駆られたのである。

・問題解決の仮説を立て、推論により仮説を検証・評価する。

課題が明確になると、その解決のためのアイデアが頭に浮かぶ。これらの
アイデア段階の解決法は、その有効性、妥当性が確かめられていないので、
仮説である。次々浮かんできた仮説は、推論、実施の2段階の検証・評価を
経ることで、その確からしさが明らかになっていく。まず、推論による検

証・評価がなされる。その過程は次のようになる（第Ⅰ部、第4章参照）。この過程を経て、仮説は実行可能なプランに練り上げられる。

・いろいろな仮説を立てる。あるいは種々の解決法を考える。

・その仮説または解決法のうち、可能性のなさそうなものは捨てる。

・吟味し最も解決に役に立つと思える仮説、または解決法を選ぶ。

・絞り込まれた仮説から実行可能な解決プランを立てる。

　さまざまな解決方法として出されたアイデアを絞り込んで、実際に使える解決プランを導き出すのは、一種の「思考実験（大まかな推論による仮説の得失の判断）」ともいえる[41]。

　多くのアイデアから実施可能なものとして絞り込まれたプランは、はたして目的とした結果が得られるかどうか、実施しないとわからないのであるから、仮説である。思考実験を経て得られた、問題解決のための「見通し」ともいえる。推論によって絞り込まれた仮説（解決プラン）が、実施によって検証・評価される。このように、いろいろ頭に浮かぶ、あるいは看護スタッフから次々提案された仮説は、考えること、実施することの2つの検証を経て、その実効性が確かめられることになる。

　このプロセスは、グループで解決のアイデアを出し合い、整理していくブレーンストーミングをイメージすればいいだろう[42]。受け持ち看護師が一人で考えるより、カンファレンスを開催すれば、より多くの仮説が出てくる可能性が高くなる。一般的には、より多くの仮説が提示され検討されるほうが、実効性のある解決法が見つかる率が高まる。このエッセイでは、「推論による仮説の検証＝カンファレンスでの議論」を経て実行可能なプランとして立案されたのは、大学病院と同様な管理方式であった。しかし、ほどなく、この方式は火災防止には効果的でも、精神面に影響しているのではないかとの指摘があり、「たばこ制限も焦燥感をつのらせる要因となっている可能性がある」との仮説が登場する。その結果、入院時のプランは破棄され、この新登場の仮説に沿ったプラン「たばこの制限を緩めることで焦燥感を緩和する」へと変更される。

54　第Ⅰ部　看護の実践的思考

・仮説の実施による検証・評価

　実施することは、仮説を検証・評価することを意味する。実施される仮説は、多くの仮説から絞り込まれ、実施可能なプランとなった仮説である。この仮説の実施によって違和感、不全感が生じると、問題に直面することによる「揺らぎ」が自覚され、再度「問題の明確化」から新たな仮説が立てられ、プランとなり実施される。

　エッセイでは、寝たままおやつを食べ、そのまま寝入っていて、窒息の可能性があるのではないかという報告から、「寝タバコ」問題は新たに、「寝たままおやつを食べる、タバコを吸う」こととして「明確化」される。たばこの火の不始末から火災が起きることがあってはならないが、それに加え、「寝たまま」おやつ、たばこという点にも、看護スタッフは問題意識を持ったのである。

　この新たな問題意識が、「舞踏病様の不随意運動が最も少なくリラックスできるのが昏睡位にちかい側臥位なのではないか」という、新たな仮説の登場を準備したといえる。「火災のおそれ」に加え、「寝て」飲食、喫煙という新たな「問題の明確化」があって、再度、問題解決のサイクルが回り出したのである。新たな仮説は、その場で、体位による不随意運動の強弱の違いを検証することで、その確からしさが評価されるという展開となった。

　気をつけなければならないのは、臨床での「問題への直面－明確化－仮説の立案－推論、実施による検証」の流れの中でなされた問題解決は、さまざまな条件が前提となっていることである。したがって、安易に一般化できない。エッセイでいうと、「ある種の不随意運動は腹臥位を取ることで最少となる」と一般化することには慎重でなければならない。観察者の思い込みによるバイアスの可能性もあるし、進行する疾患と言われていたので、その時期だけに特有な現象である可能性もある。

　デューイが、経験から得られた知識を「保証つき言明可能性」と呼ぶのは、ある主張が可能であることが「保証」されただけであることを強調するためである。経験の内容は個別的であり、無前提に一般化することはできない。ある条件下で得られた「言明可能性」でしかないという控えめな姿勢が、こ

の用語には込められている。研究論文の最後に「研究の限界」を示すのは、デューイのいう「保証つき言明可能性」としての主張であることを明確にするためといえる。（第Ⅱ部、第3章参照）

・経験から学ぶ

　経験から学ぶとは、考えたこと（仮説）が実践され、考えていた通りの結果が得られたかどうかを巡る検討作業から学ぶのである。仮説を立てて実施し、この両者の関連を考える。このように仮説と実践の間を往復することを通して学ぶのが、デューイの「経験」であり、「反省的思考＝探究」である。デューイの反省的思考では、考えるということは、一人の人間の頭の中で展開された過程ではなく、「考え」が実施され評価されるといった、実践を介した社会的行為としてとらえる。

　看護過程という考えるための枠組みも、反省的思考のツールの一つである。どのような見通し（仮説）を立てたか、実施した結果はどうだったか（評価）、見通し通りであったかを軸に、この看護過程というツールを活用できれば、経験からの学びはより深まる。

・問題解決の5つの局面

　一定の臨床体験があると、ある状況におかれたとき、どう行動すればよいかが判断できる。頭の中に、さまざまな問題を解決したこれまでの経験、こうすればたいていうまくいく等の対処パターンが刻み込まれている。その蓄積されたパターンから類似の体験を呼び起こし、現在の状況と照らし合わせることで、対処のとりあえずの糸口は出てくる。このように考えることができるのは、経験ずみ、あるいは、これまでの経験から類推可能な場合である。

　しかし、経験したことのない事態や、持っている知識に照らしても理解できない場合には、どのように行動していいか迷い、動揺する。このような混乱、当惑する事態に直面して、疑問や違和感を持つなど、何らかの揺らぎを自覚することで、そこを起点に考え始めることになる。エッセイは、この揺らぎに始まる思考である。

56　第Ⅰ部　看護の実践的思考

　次に提示する問題解決の５つの局面は、デューイの「探究の理論」、中西睦子の「看護過程論」を参照して整理したものである。この５つの局面も、やはり「揺らぎ」を起点としている。

（1）問題に直面する（揺らぎ）。

（2）問題を明確にする（気づき）。

（3）思いつくままに、問題解決のための仮説を立ててみる（ブレーンストーミング）。

（4）（3）の仮説を推論によって検証・評価し、実行可能な仮説を絞り込む（プランの策定、見通し）。

（5）仮説を実施によって検証・評価する（実施・評価）。

　問題解決法をこのように整理すれば、臨床の場で考え、そこから学ぶための枠組みとして活用しやすいのではないかと思う。「揺らぎ」を感じた看護者は、落ち着かない状況をこの５つの局面を経て切り抜ける。ただし、この５つの局面は必ずしも順序よく展開されるのではなく、省略されることもあるし、フィードバックを繰り返す場合もある＊6）。そして、５つの局面を経て問題が解決されれば「揺らぎ」は収まり、安定した気分を取り戻すことができる。「揺らぎ」として感じ取られていた不確定状況が、探究を経て確定状況に至ったことになる。デューイの「探究＝反省的思考」の５つの局面を簡潔に表現すると、このようになるだろう。

　（1）の「揺らぎ」は、さまざまな感情がないまぜとなった状態である。（2）は、何が問題なのかに「気づき」、解決へ向けて考え始めることを指している。問題の輪郭が見えてきたといったところだ。（3）はブレーンストーミングであり、できるだけ多くの案をだし、（4）につなげる。（4）は、（3）の考えることによる検証作業ともいえ、思考実験、シミュレーションとして、多くの仮説を現実性や倫理的な問題等から評価していく。その結果、仮説は絞り込まれ、実行可能な仮説（プラン）が浮かび上がることになる。ケアプランとしての仮説は、この通り実施すれば目指す結果が得られるはずだとの、「見通し」ともいえる。（5）でいう仮説は、（4）で策定されたケアプランのことである。プランは、実施という検証にかけられる。見通しどおりでなければ、

（2）として再度、観察、データの収集を行って、新たな視点から問題解決に迫る。あるいは（3）（4）として、新たな実施のための仮説を導き出すことになる。このように（1）から（5）の局面は、らせん状に進行していく。

脚注（＊）

＊1）　教育系の出版社からでているクリティカルシンキング関係の著書では、「クリティカルな思考とは適切な規準や根拠に基づく、論理的で、偏りのない思考」と定義されている。最も端的な定義としてあげられているのは「良質な思考」である。良質な思考の訓練には、社会心理学等であきらかになっている「悪質」な思考の知識が必要である。基本的帰属錯誤、相関の錯誤、割増原理と割引原理、自己高揚バイアスと自己防衛バイアスなどである。これらの思考の傾向やバイアスを自覚すれば悪質な思考に陥らないですむと考えられている。(E. B. ゼッタミスタ、J. E. ジョンソン『クリティカルシンキング《入門篇》』宮本他訳、北大路書房、1996）。このように「悪質な思考」を極力排除することで良質な思考（クリティカルシンキング）を確保するというのも一つの戦略ではある。

＊2）　問題解決法である看護過程の基礎は、クリティカルシンキングであるとも読めるが、いずれにしろ両者は、同時に育まれていくパラレルな関係といえるだろう。

＊3）　ルーベンフェルドの5つの思考様式は、①想起（Totak Recall）②習慣（Habits）③探究（Inquiry）④新しい発想と創造性（New ideas and creativity）⑤自分の思考様式について知る（Knowing how you think）である。
　　　（野地有子、牧野清子編『楽しく学ぶクリティカルシンキング』廣川書店、pp. 23-37、pp. 55-68、2001）

＊4）　アメリカの看護教育では、全米看護連盟（NLN）が1991年に、「批判的思考を看護教育に取り入れることを義務付けている」。そして、2010年、全米看護協会（ANA）は「批判的思考と看護過程は同義語としてとらえ、実践の標準を看護過程と同じ批判的思考モデルで立証されるコンピテンシーで説明した」（津波古澄子「看護教育」、楠見孝、道田泰司編『批判的思考　21世紀を生きぬくリテラシーの基盤』所収、新曜社、pp. 168-170、2015）。

＊5）　この項は、精神科看護領域の新人職員向けのテキスト『精神科ビギナーズ・テキスト三訂版　精神看護出版2009』の「どのように問題を解決するか——体験から学ぶ」に大幅に加筆した。なお、デューイの反省的思考については、

58 第Ⅰ部　看護の実践的思考

第Ⅱ部、第3章参照。

＊6）　ほぼ時間的な経過を追った過程ではあるが、「局面」と表現しているのはそのためであろう。

文献

1）　山崎美惠子・他「クリティカルに考える能力の育成──看護系大学における看護技術教育」インターナショナルナーシングレビュー（Vol. 25, No. 2）pp. 36-40、2002

2）　藤村龍子「アセスメント能力の基盤となる柔軟な思考スキルを育てる方法論の提言」Quality Nursing（Vol. 4, No. 9）pp. 19-31、1998

3）　川野雅資編著『精神看護学の技法、クリティカルシンキングの養成と精神看護の技術』南江堂、1999

4）　R. アルファロ－ルフィーヴァ『アルファロ　看護場面のクリティカルシンキング』江本愛子監訳、医学書院、1996

5）　辰野千壽『問題解決の心理学』金子書房、pp. 4 - 5 、1970

6）　メアリ, A. ミラー、ドロシー, E. バブコック『看護にいかすクリティカルシンキング』深谷計子、羽山由美子訳、医学書院、pp. 6 - 7 、2002

7）　同書、p. 8

8）　楠見孝、道田泰司編『批判的思考　21世紀を生きぬくリテラシーの基盤』新曜社、pp. 2 - 7 、2015

9）　Bob Price and Anne Harrington『看護学生のためのクリティカルシンキングと書き方』神郡博監訳、世論時報社、p. 21、2013

10）　R. アルファロ－ルフィーヴァ、前掲書、pp. 48-49

11）　楠見孝「教育におけるクリティカルシンキング　看護過程に基づく検討」、看護診断（Vol. 20, No. 1）、p. 33、2015

12）　津波古澄子「看護教育」前掲書、8）所収、pp. 168-173

13）　Julia B. George 編『看護理論集　第3版』日本看護協会出版会、pp. 27-29、2013

14）　Donna J. Brauer「クリティカルシンキングと看護過程」江川隆子訳、看護診断（Vol. 3, No. 1）、p. 43、1998

15）　前掲書、12）、p. 172

16）　野地有子「クリティカルシンキングのわが国の看護教育における浸透と課題──クリティカルシンキングを看護教員が身につける方策について」看護教育（Vol. 54, No. 6）、pp. 450-456、2013

17) 伊藤国武『物語 哲学の歴史』中公新書、pp. 41-71、2012)

18) 梅原猛、橋本峰雄、藤沢令夫編著『哲学のすすめ』筑摩書房、p. 65、1969

19) 樋口直宏『批判的思考指導の理論と実践』学文社、p. 70、2013

20) 楠見孝・道田泰司編、前掲書、pp. 3 - 4

21) 鈴木健、大井恭子、竹前文夫編『クリティカル・シンキングと教育』世界思想社、pp. 10-13、2006

22) R. アルファロ-ルフィーヴァ、前掲書、pp. 9 -10

23) G. ポリヤ『いかにして問題をとくか』柿内賢信訳、丸善、1954

24) 片桐重雄、他編著『最新中学校数学科指導法講座2 問題解決の能力を伸ばす指導』明治図書、pp. 30-34、1985

25) 同書、pp. 84-88

26) G. ポリア、前掲書、pp. 9 -23

27) 松谷美和子監訳「クリスティーン・タナー氏の講演録より 臨床判断モデルの概要と基礎教育での活用」看護教育（Vol. 57, No. 9）、pp. 700-706、2016

28) 井部俊子、大生定義監修『専門看護師の思考と実践』医学書院、2015

29) 石松伸一監修『実践につよくなる 看護の臨床推論』学研、p. 8 、2014

30) 大西弘高『The 臨床推論 研修医よ、診断のプロをめざそう！』南山堂、p. 4 、2012

31) 石松伸一監修、前掲書、pp. 20-22

32) 野口善令、福原俊一『誰も教えてくれなかった診断学』医学書院、pp. 184-205、2008

33) 石松伸一監修、前掲書、pp. 10-17、22

34) 野口善令、福原俊一、前掲書、pp. 186-187

35) 同書、pp. 93-194

36) 鎌倉矩子・山根寛・二木淑子編著『作業療法の世界』三輪書店、pp. 150-154、2001

37) 同書、p. 151

38) ジェローム・ブルーナー『可能世界の心理』みすず書房、pp. 16-73、1998

39) 浅野智彦『自己の物語論的接近 家族療法から社会学へ』勁草書房、pp. 46-52、2001

40) Willard and Spackman's Occupational Therapy 9th ed. pp. 90-95 Lippincott 1998

41) 榛葉豊「頭の中は最強の実験室」化学同人、pp. 5 -12、2012

42) 前掲書、8 ）、pp. 94-99

第3章
看護過程概念をめぐる論争

看護過程概念の源流と変遷

「川を遡り、海を渡れ」ば、ものごとの本質が見えてくる。これは、旧大蔵省（現財務省）で新人官僚を教育する場合によく言われていた言葉だという。この章においては、看護過程を理解するために「川を遡り」、この概念の源流をたどってみる。この概念は、もともとアメリカで生まれた。したがって、この概念の歴史を遡ることは「海を渡る」ことでもある。アメリカの状況については、ここでは邦訳文献のみを参考にしており、十分な文献検索を行っているとは言えない。それでも、看護過程概念の歴史、論争等の概略は示し得ると考えている。

看護過程とは、そもそもどのような道具として開発されたのか。その開発の歴史をたどってみれば、この道具をよく知ることができるのではないか。その有用性と限界を明らかにすることで、教育や臨床でのより効果的な活用が期待できるとの観点から、看護過程の歴史をたどってみる。

「世界で最初に看護過程という題で出版（1967年）したのは Yura と Walsh」であり[1]、問題解決法としての看護過程のパイオニアはこの両名だとされている。

しかし、次のような見解もある。「看護過程は、1950年ごろにアメリカで看護を科学的で系統的なものにするための研究の一環として、コロンビア大学教育学部がチームナーシング（team nursing）や看護計画（nursing care plan）を取り上げ、そのなかに、技術教育方法として導入されたプロジェクト法（project method）の問題解決の方法と過程を取り入れたものである」[2]。

「看護の過程として研究された看護計画の内容には、当時コロンビア大学に技術教育方法として導入されたプロジェクト法 project method による問題解決の方法と過程が大きく影響したものと考えられる。つまり、プロジェクト法の過程は、目標設定→計画→展開→評価であり、看護計画のそれも、情報収集→目標を設定して看護の計画をたてる→看護の実施→評価・修正の繰り返しであり、同じ系統の考え方に立つものであるといえよう」[3]。

このように、阿曽らは看護過程の起源を、コロンビア大学教育学部で行われた「チームナーシング研究」にあると考えている。そしてこの研究は、デューイ教育哲学を大衆化する役割を果たしたとされる、キルパトリックの「プロジェクト法」の影響を受けていると捉えている。ランバーセンの著作を素材に、「チームナーシング研究」と「プロジェクト法」との関係を探ってみる。

チームナーシング研究のなかの「看護計画」

問題解決過程としての看護過程は、前述のとおり1960年代後半になってYura らによって提唱され、看護界の常識となった。しかし「看護計画の立案」は、1950年代からなされていたのも事実である[*1]。チームナーシングにも、患者にどのような看護を行うかを記載する「看護計画」と呼ばれる様式化されたカードがあった。チームナーシングでいう看護計画は、問題点－対策という形式で立案されている。

「看護過程」における看護計画は、アセスメントないし看護診断の後に位置づけられる。そして、それに沿ってケアがなされ、目標としたことがどの程度実現できたかを評価する。チームナーシングの「看護計画」では、このような問題解決過程が意識されることはない。チームナーシングの「看護計画」は、考える看護のためというより、ケア内容のリストであり、情報伝達の道具として使われたのであった。チームナーシングの中の「看護計画」は、

62　第Ⅰ部　看護の実践的思考

一般的にはこのように理解されていたと思う。阿曽らはこのような見方とは異なり、「看護過程」の歴史は、チームナーシングの「看護計画」にまで遡ると考えているのである。

　充実したケアを実施するためには、どのように看護業務を編成し、役割分担してケアを供給するのが合理的であるか。これが看護方式の問題である。看護方式は流行り廃りを繰り返しながら、さまざまな方式が試みられてきた。看護方式のなかのチームナーシングの位置を確認するために、主な看護方式を次に示してみる４)。

〈受け持ち方式〉

　患者との１対１の関係をベースに、ケアを計画し実行する（自分の勤務時間帯のみ）。

〈機能別方式〉

　予薬、処置、清拭等看護業務を分割してケアを行う。効率優先で、トータルな存在としての患者には目が向かない。

〈チームナーシング方式〉

　チームーリーダーとして一人の看護者をおき、その下に数人の看護者、看護助手等を配置して、複数の患者のケアを行う。

〈プライマリーナーシング方式〉

　受け持ち方式と同様に１人の患者を１人の看護者が受け持つ。受け持ち方式と違うのは、入院期間中、24時間にわたって責任をもつ点である。

〈固定チームナーシング〉

　チームリーダーとメンバーを一定期間固定し、役割と業務を明確にしてチーム活動を行う。各チームは、患者グループを継続して受け持つ。個々の患者には受け持ちナースがいて、継続して関わる。そして、受け持ちナースを固定チームが支援する。小集団活動をベースに、受け持ち看護者[*2]が情報を管理し、継続したケアを行うのがこの看護方式である。小集団活動のためにはリーダーが不可欠で、チーム内のコミュニケーションを活性化し、各自が意思決定に参加できるようにする。この看護方式は、2000年ごろから広まり始めた５)。

〈パートナーシップ・ナーシング・システム　PNS〉

　2人の看護師で複数の患者を受け持つ看護方式。受け持つ患者数は倍になる。1年間を通して、ともに看護ケアや病棟内外の割り当てられた業務を行うパートナーと、パートナー不在時には、別のペアと呼ばれる看護師と2人一組でケアにあたる。一人が観察、測定を行い、もう一人が記録する等で業務が効率化され、残業が激減すると報告されている。また双方が学び合うことで看護ケアの力量が高まるので、新人でも、人工呼吸器装着患者のケアなどの熟達を要するケアに慣れるのが早いという。2009年に福井大学医学部付属病院の一つの病棟から始まり、2011年には全病棟へ、そして全国からの見学者が相次ぎ、全国の病院へ広まっている。「新卒看護師が、パートナーに頼ってばかりで育たない」「リーダーが育たなくて困る」との声もあるようだ。[6][7]

　上記のように、第2次世界大戦後、日本の看護がアメリカの影響を受け始めたころから、2010年代までの看護方式を並べてみると、人的資源の状況、ケアについての考え方、看護現場の労働環境などに影響されて、新しい方式が誕生し続けていることがわかる。

　チームナーシングは、訓練された看護職が少ないという人的資源の状況のなかで、個別ケアを充実させるために考え出された方式であった。その象徴が、患者個別の「看護計画カード」である。コロンビア大学の「チームナーシングの研究」は、それまで主流であった業務中心の機能別看護から、患者中心の看護への変革を目指していた。機能別看護は、フォードの自動車生産の流れ作業に範をとり、時間と動作の分析から考え出された効率を最重視したケアシステムであった。この専門分化された看護方式では、一人の人間としての患者に関心を払い、責任をもつ者がいないという批判がなされていた。この批判に答えようと、限られたマンパワーを有効に使い、業務ではなく患者中心の看護を実現しようとしたチームナーシングは、一時代を画した看護方式であった。

　第2次世界大戦後のアメリカの病院医療は、戦時下の看護要員不足を補うために採用された多くの看護補助者を抱えているという事情があった。この

64　第Ⅰ部　看護の実践的思考

未熟な看護要員を、チーム・リーダーである１人のナースの下に組織化し、看護の質を上げることを試みたのがチームナーシングである。この看護方式では、チーム・リーダーであるベテランのナースが看護計画の立案を行い、それに沿ったケアが的確に行われるようチーム・メンバーの監督にあたることを期待された。それまで主流であった機能別看護では軽視されていた一人ひとりの患者に対する看護計画が、チームナーシングでは必須とされたのである*3)。

　コロンビア大学のチームナーシング研究の概要は、1953年『チームナーシング　その組織と機能』（E. C. ランバーセン）にまとめられた。そして翻訳出版されることで、日本の看護方式にも少なからず影響をもたらした8)。

　チームナーシングでは、チームリーダーとなるナースの役割として看護計画の立案がある。看護過程的にいえば、看護計画の立案には、情報を集めアセスメントすることが必要である。そして、計画を立てたら実行して評価しなければならない。しかし、このランバーセンの著書には、このような系統だった記述は見当たらない。強調されているのは、初期計画は入院時の面接をした正看護師が立て、「看護チームの全員が看護計画の展開に参加する」こと、そして、チームカンファレンスの場で「看護計画を作ったり改訂したりする」こと、である。

　このランバーセンの著書では、看護計画の様式も公表されている。これはカード一枚に、看護目標、看護計画（一般看護、問題点、対策）、薬剤、処置の記載欄がもうけられたシンプルな書式となっている。看護目標が設定され、問題点に対して立てられた対策を「看護計画」と呼んでいることが、この看護計画カードから読みとれる。しかし、その記述からは、問題点とそれに対処するための計画のみで、それ以上の問題解決法が意識されていることは読みとれない。

　ところが、『チームナーシング──その組織と機能』の５年後に出版された『看護におけるリーダーシップ　そのあり方と教育』（1958年）では、次のような現在の看護過程の考え方にほぼ近い内容が出てくる9)。

　「総合的看護とは問題の診断、問題の分析、看護計画も発展および展開し

ていくこの看護計画のたえ間ない評価などの一つの系統的な過程であり、そ
れは日常のきまりきった孤立した任務や活動の集結とは考えられないしまた
考えることはできないものである」[9]。その後に、ここでの計画とは「科学
的な原則に基づいた、個人的な計画」であることが述べられていることから
しても、現在の看護過程に近い発想であったことを思わせる。「孤立した任
務や活動」は、日常生活援助、与薬、処置などに分断された業務遂行のこと
を指していると考えていいだろう。ランバーセンは機能別看護を批判し、業
務中心ではない看護、いわゆる患者中心の「総合的看護」を提唱しているの
である[*4]。

　それに続いて、「問題解決のために看護婦は日常のきまりきった手順に依
存するより、むしろある種の基本的原則にたよらなくてはならない」との記
述もある。この「基本的原則」は「科学的な原則」を指していて、デューイ
の反省的思考（探究）ないしは、キルパトリックのプロジェクト法を意識し
ていたとも考えられる。

　また次のような、問題解決者としての看護師の専門性に触れた記述は、現
在いわれるところの看護過程の考え方にかなり近いと捉えていいだろう。

　「看護婦の専門職的役割は研究的であり、診断的である。状況を分析し問
題を確認するためには、看護婦は一連の答を生みだそうとしているところの
質問を系統立てる。これらの質問の答を生み出すための系統的研究において、
彼女は問題、または問題の範囲を確認する。そして確かな仮説を立てるので
ある。……仮説または予測を系統立てるためには、看護婦は適切な科学的原
理または概念に従ってこれを行う。看護業務の計画はこの行為の論理的結果
であり、その計画は明確な目的を含んだ看護活動を意味している」[10]。

　ここで述べられている「系統的な質問」「仮説を系統立てる」「明確な目的
を含んだ計画」などのフレーズの内に、反省的思考を読み取ることが可能か
もしれない。

キルパトリックのプロジェクト法

　阿曽らは看護過程が、技術教育に取り入れられた「プロジェクト法」の影

響をうけていることを指摘している。このプロジェクト法は、教育学者ウィリアム, H. キルパトリック（1871-1965）の「総合的問題解決の生活学習の原理を提示している」といわれる Project Method のことである[11]。キルパトリックの代表的論文「The Project Method – The Use of the Purposeful Act in the Educative Process」は、1918年コロンビア大学教育学部紀要（Teachers College Record）に発表され、大正年間には日本にも紹介されている。デューイに代表されるアメリカの「進歩主義教育」に関心を持つ教育関係者の間では、キルパトリックはデューイの後継者としてよく知られている。キルパトリックの名声は「プロジェクト法」とともに、アメリカ国内のみならず全世界に知れわたり、この教育方法のパンフレットは、発表後25年間に6万部以上も頒布されたという[12]。

「国際プロジェクト」「都市開発プロジェクト」「……開発研究プロジェクト」など、「プロジェクト」ということばは頻繁に目にする。プロジェクトは、広義には「ものごとの見方、考え方、進め方」と定義できる[13]。キルパトリックは、プロジェクトは古くから使われているありふれた用語であることを承知の上で、この用語を教育過程（educative process）の統合的な概念として使用している。彼のプロジェクトの定義は、「社会的環境の中で展開される全精神を打ち込んだ目的ある活動」である[14]。

「目的のある活動」とは、偶然とか成り行きまかせといった受動的な姿勢ではないことを強調しているのだろう。また、他者に盲従するものではないという意味もある。目的ある活動を修飾している「全精神を打ち込んだ」という用語は、外から強制されず内面的に充実しているがゆえに、目的の達成のためにあらゆるものを利用しようとする姿勢を表現していると思われる。内発的な動機づけの重視である。

キルパトリックは、「プロジェクト法＝目的ある活動」を次のような4つの類型に分け、各々の学習が成立する段階を示す[15]。

第一類型：目的が外面に現われているある種の知識、あるいは計画を含む
　　　　　活動（物を作る、手紙を書くなど身体の動きとして現われる活
　　　　　動）「目的を立てる（purposing）→計画する（planning）→遂

行する（executing）→判断する（judging）の段階を経て成立
する」。

第二類型：審美的経験を享受することが目的の活動（音楽や絵画の鑑賞）

第三類型：知的な面で困難さを伴った問題を解明することを目的とする活
動（天気の予測、社会現象の説明など）「デューイの思考の分
析による諸段階である」。

第四類型：ものごとの習熟、知識の獲得に目的を置く活動（語学の習得）
「第一類型と同様な段階をたどる」

これら４つの類型、そして各々の類型が成立する段階からわかることは、
プロジェクト法は、人間の生活していく過程そのものが学習過程であるとす
る考えを基礎としていることである。それはまた、「環境と個体との相互作
用を通しての経験の再構成の過程という理論に依存する問題解決の方法」[16]
という、人間の広範な問題解決をテーマにしていることでもある。

キルパトリックは、第三の類型の脚注にデューイの『How We Think』（第
６章）をあげていて、プロジェクト法の問題解決法が、デューイに依拠して
いることを明確にしている[17]。このデューイの文献は、本書「第Ⅱ部、第３
章　デューイの反省的思考」で取り上げている〈デューイの反省的思考（探
究）の５つの局面〉を解説している章である。第三の類型は「知的な困難さ」
を解決する活動として他と区別されているが、この類型は思考という面では、
第一、第四の類型とも関係がある。第三の類型は、他の類型にもある「知的
な面」を際立たせ、類型化しているともいえる。

第一類型であるプロジェクト法の学習成立の４段階〈目的を立てる（pur-
posing）→計画する（planning）→遂行する（executing）→判断する（judg-
ing）〉が、科学的思考の方法として各分野に受け入れられて行ったことは容
易に想像できる。看護過程のアセスメント、計画、実施、評価という段階も、
このプロジェクト法の４段階から発展した可能性はあるだろう。そしてキル
パトリック自身が認めていることからしても、プロジェクト法の背景にデ
ューイの反省的思考があることは確かである。

コロンビア大学における看護教育の歴史

アメリカで看護師の登録制度が整備されはじめたのは1891年以降である。その頃、養成所の看護学生の学習環境は悪く、長時間労働と週一回程度の講義という実態が問題とされていた。コロンビア大学における看護教育は、養成所を卒業した看護師に門戸を開く形で始まった（1899年）。教員養成大学に病院経営学科1年課程が設けられ、1907年には世界でも初めて看護学の教授が誕生している[18]。そして1916年には、教育学部に看護の学士号を授与する課程が発足する。このように、コロンビア大学は看護師の大学教育の先駆をなした。

ジョン・デューイ（1859-1952）は、1904年から1930年までコロンビア大学の教授であった。デューイが着任した頃、コロンビア大学では看護教育が模索されだしていたのである。そして1918年に、デューイの弟子にあたるキルパトリックが、「プロジェクト法」をコロンビア大学教育学部紀要に発表した。こうした時間の重なり、同じ大学の教育学部での出来事であるという点からすると、デューイやキルパトリックなどのプラグマティストの教育思想が、看護教育に直接影響していたとしても不思議ではない。

コロンビア大学教育学部看護教育科では、1949年から、看護チームの組織と機能についての研究を始めている[8]。この研究は、「一般病院における最も効果的な患者中心の看護を行うためには看護要員をいかに組織化したらよいか、またそのための最善の方法を見つける」ことを目的としていた。この研究の成果はチームナーシング方式の看護方式として日本にも紹介され、強い影響力を持った。

この時期、看護教育学科長であったランバーセンは、看護学生をチームナーシング研究の行われた病棟で実習させることで、リーダーシップを学ばせた。その成果を含め著書『看護におけるリーダーシップ』において、専門職教育の基本、看護チーム、看護教育、リーダーシップなどについて論じている。

ランバーセンのデューイへの言及

ランバーセンのチームナーシング研究を検討する限り、コロンビア大学の看護教育の中に看護過程は明確なかたちでは登場しないが、その萌芽は見られる。看護計画の発想はその一歩手前であることは確かだ。しかし『看護におけるリーダーシップ　そのあり方と教育』において、デューイの引用は次の一個所だけである。デューイの「反省的思考（探究）」と看護の問題解決の方法との関連については言及していない。

ランバーセンは「もし看護の専門職業プログラムにおける学習経験の選択が専門職業的問題の解決に科学的原理をたえず適応できるように導こうとするものであるならば、学習経験は単に型にはまった性質のものではなく、むしろ問題を中心とした複雑なものとなるであろう。学習経験の不必要な繰り返しは避けなければならない」と述べたうえで、デューイの『経験と教育』から次の個所を引用している[19]。

「学習は学習者の反応が自動的になったときに終了する。すべて真の教育は経験を通して行われるという信念は、すべての経験が真に、あるいは等しく教育的であるということを意味しているのではない」（John Dewey: Experience and Education, 1946）。

デューイは「反復した練習ではなく、刺激に最も適した応答を選択するのが学習」であると、むやみな訓練的反復練習には批判的なのである。

ランバーセンが「学習経験の不必要な繰り返しは避けなければならない」ことを強調しているのは、おそらく看護婦養成所の学生が「学生看護婦」と呼ばれた時代の過酷な労働、学習環境への批判を含んだものだろう。1896年の調査によると、看護婦養成学校の学生の就業時間は、「1日あたり労働時間がのべ15時間、週105時間に達しており、ほとんどの学校で講義の時間は週1回しか行われていなかった」という。次第に改善されたであろうが、養成所のほとんどが病院附属の時代には、学生の長時間労働が問題となっていた[20]。ランバーセンはデューイの言葉を借りて、この教育とはいえない看護学生の労働力としての活用を批判している、と考えることもできそうだ[*5]。

コロンビア大学でチームナーシングの研究を行ったランバーセンの2冊の

70　第Ⅰ部　看護の実践的思考

主著から、「看護計画」立案におけるデューイ、キルパトリックの影響を検討してきた。これは阿曽の、看護過程はキルパトリック、ひいてはデューイ教育哲学に起源があるとの説[21]を検証する意味があった。しかし、状況証拠が若干集まった程度で、明確な答えは見出しえなかった。少なくとも、ランバーセンなどチームナーシング研究者と、哲学、教育学のキルパトリック、デューイとの直接的な関わりはなさそうである。

　なお、医学概論、医学史を専門領域とする中川米造は、問題解決型認識は「デューイの5段階が基本にされることが多い」と述べている。そして医学領域でも、このデューイの考え方を参考にしているとして、以下のような、エルスタインとアンドリューのそれぞれ3段階、6段階に区別した問題解決の過程を紹介している[22)23)]。

　　デューイ：①ある困難を感じる（問題意識）　②その困難がどこにあり、
　　　　　　　どういうものであるかをはっきりさせる（分析）③それの可
　　　　　　　能な解決を暗示する（仮説）④この暗示の意味を推理によっ
　　　　　　　て発展させる（演繹）⑤さらに観察して実験して、その暗示
　　　　　　　を認めるか、しりぞけるかする（検証）
　　エルスタイン：①問題感知　②問題限定　③問題解決
　　アンドリュー：①問題感知　②問題の仮説づくり　③問題探索と限定
　　　　　　　　　④問題特定　⑤問題解決　⑥問題検証

　コロンビア大学におけるチームナーシング研究に、デューイやキルパトリックが直接影響しているかどうかは、ランバーセンの主著の検討からは明瞭にならなかった。しかし、中川の指摘からも推測される通り、「看護過程」の起源がデューイの反省的思考にあることは十分考えられることである。

ANA（アメリカ看護師協会）の社会政策声明

　アメリカの看護は、日本の看護に影響を与え続けている。職能団体であるアメリカ看護師協会の「社会政策声明」等、公式文書での看護過程への言及

について、その変遷をたどってみる[24]。この20年余、「看護過程」が、臨床看護の理念、看護業務の指針としてどう位置付けられ、変化していったかを確認しておくためである。看護過程を歴史的観点から見ておくことは、クリニカルパスの導入、固定チームナーシング、パートナーシップ・ナーシングなどの新たな看護方式の登場で変貌を遂げた、臨床における看護過程の意義を再検討するためにも必要だろう[*6]。

【看護：ANA の社会政策声明（American Nurses Association／Nursing: A Social Policy Statement 1980）】

この文書では、看護過程は「患者ケアにあたって踏み進む有意味な段階のすべてを包含する」とされている。「有意味な（段階）」とは、看護者の意識的、意図的な活動のことを指しているのであろう。次の５つのステップからなる看護過程のすべての段階で、患者や家族の参加が必要であることを強調している。

データの収集：系統的かつ継続的に行う。

診断：データから引き出される。

計画：診断から引き出された目標の達成のための優先順位および方法を含む。

手当て：健康の保持増進、回復に患者を参加させる。患者の健康の可能性を最大限にするのを助ける。

評価：目標達成に向かって前進したか否かを患者とともに検討する。

【ANA／臨床看護実践の基準（American Nurses Association／Standards of Clinical Nursing Practice 1991）】

この基準は、「臨床実践に携わるすべての登録看護婦に適応される」とされていて、看護実践の行動指針であり、看護実践を評価するフレームともなる。「ケアの基準」「専門職パフォーマンスの基準」の二つの基準で構成されている。前者の内容は「アセスメント、診断、結果の識別、計画、実施、評価」の項目が列挙されていて、看護過程そのものである。そして、「看護過

72 第Ⅰ部 看護の実践的思考

程は、あらゆるクライエントにケアを提供するにあたり看護婦が行う意味の
ある行為すべてを包含し、また臨床における意思決定の根拠をつくり出す」
とされている。

アセスメント：看護婦は、クライエントの健康データを収集する。

診断：看護婦は、アセスメント・データを分析して診断を決定する。

結果の識別：看護婦は、クライエントに個別の、期待される結果を識別す
る。

計画：看護婦は、期待される結果を達成するための介入を処方したケア計
画を作成する。

実施：看護婦は、ケア計画上に確認された介入を実施する。

評価：看護婦は、結果達成に向けてのクライエントの進歩を評価する。

【ANA の社会政策声明（American Nurses Association/ Nursing's Social
Policy Statement 1995)】

　看護実践の基準を示すのに「看護過程」という用語は使われていない。た
だ、看護実践の知識基盤の項目の下位項目として「重視すべき事象」「診断」
「介入」「結果」があり、これは看護過程の構成と同じである。これらは、各々
「アセスメント」「看護診断」「介入」「評価」に相当する。「重視すべき事象」
についての知識からケア計画は導き出される、と述べられているが、「計画」
の説明はない。

　[重視すべき事項] 看護婦は以下のような健康現象についての人間の体験
および反応に注目する。ケアのプロセス、生理学的、病態生理学的プロセス、
安楽、不快、疼痛、健康問題についての感情、意味付け等。

　[診断] 健康問題に対する人間の反応を分類し、その概念的解釈に診断名
をつける。

　[介入（手当て）] 援助を求めている人間の身体的、心理的、社会的、霊的
な状況の改善、修正、あるいは適応するのを助ける。「関係」が効果的な援
助を可能にする。

　[結果] 確認された結果は、介入の評価となり、診断、ケア計画を修正す

るために使う。

ヘンダーソンの「看護過程」批判

ANA の社会政策声明における看護過程は、声明全体のスリム化のためも
あるだろうが、次第に記述が淡白となり、1995年の声明では看護過程という
用語自体が使用されていない。これは訳者らの解説のとおり、看護者たちの
間に十分に看護過程が浸透したからだろうか[25]。

看護過程の考え方が臨床に導入され始めた1980年初頭から、「The Nurs-
ing Process‐Is the Title Right?」と辛らつに「看護過程」批判を行ってき
た看護理論家にヘンダーソンがいる。看護過程が登場した背景には次の4つ
の局面があるのではないかと、彼女は推測する[26]。

(1) 看護ケアを個別化する
(2) 人々の身体面の問題ばかりでなく心理面の問題も明らかにし、援助す
る
(3) 看護のわざ（art）に対するものとしての看護の科学（science）を強
調する
(4) 独立した、"専門職としての"、そして独自の役割を自分たちのものと
する看護婦の権利を確立する

看護は医療の中で一定の位置を占めるために「個別ケア」「ケアの全体性」
「専門性」「科学性」の4つの局面を追求していた。看護過程はそれらを担保
するために必要とされた。問題は、4つの局面への過剰なこだわりにあると
ヘンダーソンは考えている。

ヘンダーソンの看護過程批判は多岐にわたる。批判の一つには、看護は
400を越す仕事をしているとの業務分析研究があるが、その中の多くは看護
過程の適応しにくい仕事である点があげられている。ケアにあたっての「有
意味な段階の全て」（ANA, 1980：声明）、「看護婦が行なう意味のある行為
のすべてを包含」（ANA, 1991：臨床看護実践の基準）などという、看護過
程が看護のすべてであるかのような論調への批判である。ついで、臨床判断

は、まったなしで決断しなければならないことも多く、問題解決のステップを踏む余裕がない。看護計画を一方的に看護者の側が立案することは好ましくない。患者、家族が自らのケア計画を立てるのを助けるのが看護職の役割だろうなどと、ヘンダーソンは臨床のもつリアリティから看護過程を批判する。ヘンダーソンは、看護過程は合理性だけでは事が進まない臨床の現実を無視している面が多く、書面にされた看護計画は役に立つとは限らない、と批判的な目を向ける*7)。

　その批判のなかでも注目すべきなのは、「現在の《看護過程》は、看護の科学的側面に重きを置きすぎて、その直感的、わざ的側面を軽視しているように思える」との見解である。臨床判断での直感等の重要性は、後にタナーやベナー等の実証的な研究で明らかにされる。臨床判断で看護者が使うのは、理論的知識、分析的思考だけではなく、経験を通してしか学べない実践的知識や直感も使われていることがわかり、「看護過程」的思考だけでは不十分だということが主張され出したのである。27)28)*8) ANA の社会政策声明における看護過程についてのトーンダウンは、このような看護過程批判もあってのことではなかろうか。

　なおヘンダーソンは、「《看護過程》は、看護実践をしていくかぎり物事を問う習慣を持ち続けるべきであるということを看護婦たちに気づかせるうえで効果をあげてきた」と、看護過程の問題解決法の側面は肯定的に評価している。

　看護過程は、意識的に考え、判断し、意思決定する場面においては有用な道具といえるだろう。看護実践に習熟していない初心者の教育ガイドの役割は果たせる。しかし、ヘンダーソンが批判するように、看護のすべてが「看護過程」に集約できるわけではない。思考、判断についても、熟練者の「直感」や「わざ」といった一般化しにくい実践的側面も看護にはある。複雑な臨床実践における一つの問題解決アプローチが「看護過程」という方法であると、限定的に考えておく必要があろう。

日本における看護過程についての議論：看護科学学会の看護過程論争

　日本では1980年代になって、看護教育の中に看護過程が位置づけられ、臨床現場でも活用されるようになる。しかし、当初、看護専門用語としての「看護過程」が何を意味するのか、看護職に共有された明確な定義はなかった。患者－看護者関係の発展過程として看護過程を理解している者もあれば、問題解決過程に限定してこの用語を使う者もいる。さらに、オリジナルな看護理論を展開した薄井看護論の看護過程もあるという状況であった。そのため、議論の基盤となる共通言語として、看護専門用語としての看護過程の定義が必要との認識が広がっていった。

　日本看護科学学会学術用語検討委員会は1986年に発足している。この委員会では、「最も会員の要望の多かった『看護過程』から、概念の明確化が進められた」[29]。当時、看護用語の概念統一が課題という認識があってこの委員会は発足したようだが、検討するべき用語の筆頭にあげられたのが「看護過程」だったのである。

　この委員会が発足する2年前の、第4回看護科学学会学術集会（1984年）では、「看護過程の基盤とその構造」をテーマにしたシンポジウムが持たれている。看護科学学会誌[30]に収録されたレジュメからすると、司会の氏家幸子は、「我国での看護用語の定義づけの第一歩の手がかりが得られることを期待したい」との問題意識を持って、このシンポジウムに臨んでいたことがわかる。「自分が看護過程として知っているもの以外は看護過程ではないといわれる方があったりして」混乱している状況を、「各人が考え実践しておられる看護過程の基礎と、その構造について」シンポジウムで話題提供してもらうことで、看護過程概念を整理する第一歩としたいと考えたようだ。

　レジュメの内容からすると、シンポジストの4人は、各々異なる立場の代表として発言したと思われる。岡部喜代子は所属が看護科学研究会となっているので、薄井看護論[*9]の立場であろう。小島操子は、問題解決過程とし

76　第Ⅰ部　看護の実践的思考

て看護過程をとらえている。中山洋子は、対人関係論の立場から看護過程を捉える立ち位置を明確にしている。野島良子は、問題解決過程としての看護過程は、実践においては看護関係の「生成過程」を含むものとならざるを得ないことを指摘している。これは、問題解決過程としての看護過程と、患者－看護者関係の発展過程としての看護過程の、両者の統合を志向する立場の表明といえる。

　興味深いのは、事例を「看護過程表」として、「対象の言動・状況」「看護婦はどう感じどう思ったか」「そしてどう行動したか」に区分して、時系列で記載した事例紹介を行っている岡部のレジュメである。この「看護過程表」は、再構成（プロセスレコード）と同一の形式である。

　岡部は、看護は「（患者、看護者）両者の関係の流れとして存在」していて、「その在り方を看護過程と称している」とレジュメに記している。患者－看護者の相互作用の過程が看護過程なのだ、との理解である。そして「看護過程の質」は、「対象に関する状況判断（アセスメント）」「対象への表現力（コミュニケーション）」「対象の変化を読み取る能力（観察）」によって決まるとしている。プロセスレコードと同様の様式を用いて、看護者自身の感じたこと、考えたこと（主観）を、対象と看護者の言動、行動という状況の記述（客観）と区別して検討すれば、「刻一刻変化する関係がみえてくる」し、患者が看護者の態度、言動をどのように受け止めたかが明確になる。この振り返りは「次の実践へと生かせる」、と岡部は結論づける[10]。

　中山もまた、「患者－看護者の相互作用」に焦点を当てて看護過程を考えている。彼女は、看護者の「判断と行為化のプロセスを自覚する方法」が、ペプロウやウィーデンバックのプロセスレコードであり、再構成なのだとする。この各々の看護を自覚するには、気がかりや不全感の残った看護場面の「事例検討」が有効であることを、中山は強調している。

　なお、看護の専門用語として「看護過程（The Nursing Process）」という言葉を使うことには、岡部も中山も躊躇があるようだ。看護過程は、「看護婦－患者関係の展開過程」（中山）であり、「（患者、看護者の）関係の流れ」（岡部）なのであるから、この言葉は、看護専門用語あるいは学術用語とす

るには抵抗があり、一般用語として使われるべきであると、このシンポジウムの時点では考えていたのではないかと思われる。あるいは、ヘンダーソンの看護過程批判を踏まえていたのかもしれない。

この看護過程をめぐる各シンポジストの問題提起や討論も踏まえてであろうと思われるが、日本看護科学学会看護学学術用語検討委員会は1989年に、看護過程を次のように定義した。

「看護を実践するものが独自の知識体系に基づき、対象の必要に的確に応えるために看護により解決できる問題を効果的に取り上げ、解決していくために系統的、組織的に行う活動」(1989)

この定義は、6年後に次のように改定される。

「看護の知識体系と経験に基づいて、対象の看護上の問題を明確にし、計画的に看護を実施・評価する系統的・組織的な活動」(1995)

この2つの定義の最も大きな違いは、看護過程が活用される際、どのような知識体系が必要なのかという点にある。すなわち1989年の定義では、「独自の知識体系」が必要であり、それを活用して、問題の明確化（アセスメント）、計画立案、実施評価がなされるとなっていたが、1995年の定義は、知識体系だけでなく「経験」も看護過程の活用には必要だとの考えに立っている。問題解決過程としての看護過程は、はたして知識のみを基礎にしているのか。個々の看護者の「経験」に裏打ちされた技術、技能的な要素が活用されることはないのか。このような議論があって「経験」ということばが追加されたと想像しているが、看護科学学会の科学志向、学問志向が幾分ゆるみ、臨床現場にも目配りするような姿勢を見せるようになったのであろうか。

なお、改定前の定義には、「看護を実践するもの」と主語がある。そのため、「独自の知識体系」が「看護領域独自」の「知識体系」なのか、看護を実践する「看護者独自」の「知識体系」なのか、解釈に迷うところがあった。改定後の定義では、主語が省略され、「看護の知識体系」と表現されることで、「看護者独自」ではないことが明確にされている。ともあれ看護過程の活用には、一般的な「看護の知識体系」にあわせ、個々の看護者の「経験」も動員されるとの定義となったのである。

78　第Ⅰ部　看護の実践的思考

　この２つの定義は、看護過程を、問題解決のための系統的かつ組織的な活動としている点では同じである。シンポジウムで４人中、３人が言及していた、患者－看護者間の相互作用の発展過程としての看護過程については、顧みられていない。この時点では、看護過程＝問題解決過程とする理解が看護界の主流を形成していたといえるだろう。援助する者と対象者との相互作用が、看護過程の定義に位置づけられるには、2011年の『看護学を構成する重要な用語集』[31]の発行まで待たなければならなかった。この用語集では、「看護過程」を以下のように説明している。

　「看護の知識体系と経験に基づいて、人々の健康上の問題を見極め、最適かつ個別的な看護を提供するための組織的・系統的な看護実践方法の一つであり、看護理論や看護モデルを看護実践へつなぐ方法である。看護過程は、５つのステップ（アセスメント、看護診断［問題の明確化］、計画立案、実施、評価）に分けられている場合が多く、これらのステップは互いに関連して動的に循環し、らせん状に進み、『評価』に基づいて再び次の『アセスメント』へとつながっている。また看護過程は、看護の対象となる人々と看護実践者との対人的関係の中で成立し、展開するものである。すなわち、看護過程は、対人的援助関係の過程を基盤として、看護の目標を達成するための科学的な問題解決法を応用した思考過程の筋道である。

　看護過程を活用して看護を展開するためには、次に示す能力や技能を必要とする。その能力とは、問題に気づく能力、問題を同定するための批判的思考能力や意思決定能力、問題解決策の考案に向けた柔軟な創造的思考などの多様な思考力（知的技能）、聴く能力・伝える能力、情報収集する能力などの人間関係の技能、特定の結果や望ましい行動反応をもたらすための方法を展開する技術的技能、看護の対象となる人々の心情を感じ取り、気遣いを行うケアリングの能力である」。

　このように2011年の『看護学を構成する重要な用語集』は、看護過程について、その実践上の位置、構成要素、動的な過程であることへの留意、看護過程活用に必要とされる能力など、多くのことを述べている。その中から定義に相当する部分を抜き出すと以下のようになる。

「看護過程は、対人的援助関係の過程を基盤として、看護の目標を達成するための科学的な問題解決法を応用した思考過程の筋道である」

この定義は、1989年、1995年の定義と異なり、①看護過程が対人的援助関係の成立を基盤としていること、②科学的問題解決法であり、思考のプロセスであることを、明確にしている。看護過程は、問題解決過程であるとの認識は、以前の定義から変更されていない。しかし、看護における問題解決は、対人的援助関係の成立を抜きに考えることはできないのであるから、看護過程の活用にあたっては、この人と人との相互作用のプロセスも考慮する必要がある。このように新たな定義は、看護過程を、対人的な相互作用であり、その上になり立つ問題解決を目指した「思考過程」としたのである。この定義でも、対人的援助関係の過程と問題解決過程とは統合されているわけではなく、あくまで対人的援助過程は、問題解決過程の前提に位置づけられていることに留意したい。（第Ⅲ部、第2章参照）

また、「系統的・組織的な活動」というのが以前の定義であったが、「思考過程の道筋」と思考を前面に打ち出していることにも注目していいかもしれない。後に述べることになるが、プラグマティストであるデューイは、「思考」を頭の中の心理学的な認知のプロセスとせず、考えたことを実践し、その結果を見届けて評価する一連の過程として捉えていた。考えるということは、個人の中に閉じられているのではなく、見通しをもって他者や環境に働きかけ、見通し通りであったかどうかを評価するプロセスとして理解されなければならない、としたのである。このように、「考えること」が社会的な行為であるとすれば、「活動」は「思考過程」と同一ということになる。

この『看護学を構成する重要用語集』の「看護過程」についての解説は、以下のように整理できる。

看護過程は、

1．個別の患者に看護を提供する方式の一つであり、看護理論や看護モデルを看護実践へつなぐ方法である。

2．5つのステップに分けられることが多く、評価が次のアセスメントへと循環していく動的な過程である。

8o　第 I 部　看護の実践的思考

3．対人的援助関係の過程が基盤となる。

4．問題を見極め解決策を考える批判的思考能力、意思決定能力、創造的
　思考を必要とする。

5．人と関わり、情報収集する人間関係の技能、目的達成のための技術的
　技能、ケアリングの能力も必要である。

　このような看護過程の捉え方は多くの看護職に受け入れられていて、現在
の我が国における「看護過程」理解を端的に表現しているといえよう。

波多野梗子の看護過程論

　1970年に出版された波多野梗子著『看護理論と実践の接点』[32] には、看護
過程についてのまとまった記述がある。Yura・Walsh「The nursing process」
がアメリカで出版されたのが1967年であるから、世界の看護界でも相当早い
時期に世に出た看護過程論といえるかもしれない。文献表には相当数の海外
の文献が出てくるが、Yura・Walsh をはじめ、看護過程に関連したものは
みあたらない。この波多野の看護過程論を紹介するのは、この著書の出版か
ら約20年後に始まった看護科学学会の看護過程の定義をめぐる議論を先取り
している側面があると思えるからである。

　波多野は、看護過程をシンプルに 3 つの段階に区分している[33]。「看護援
助が系統性を持った看護実践」であるためには、1）看護の目標を明確にし、
看護の計画をたてる、2）看護を実施する、3）看護の効果を評価する、の
3 つの段階が含まれる必要がある、と波多野は述べる。そして、この「3 つ
の段階をたえずくり返しながら、看護の目標を達成していく」過程を看護過
程と呼びたい、としている。

　看護過程の評価の段階について波多野は、「看護者は看護実施によって、
対象に期待した方向への変化が起こったか（健康の問題が解決したか）を評
価しなければならない。この評価はたえず行われ、それに基づいて対象に与
えられる看護援助がたえず修正される。その意味では看護者の看護活動は、
常にひとつの仮説－検証の過程と考えることができよう」[34] と述べている。
波多野は1970年の段階で、看護過程が仮説－検証過程であることを明言して

いたのである。これは注目に値する。現在でも、仮説－検証過程としての看護過程という考え方を軸にして看護過程が論じられることは、ほとんどないと思えるからである。

　看護計画の立案、修正は、何が効果的な看護であるかの仮説に基づいて行われる。この仮説は、個人の看護者の「直接経験」と、多くの看護職者の経験を通して形成された「看護に関する一般的法則——看護の理論——」である「専門的知識」の両者から導き出されている、とも波多野は述べている。このような立論は、看護科学学会の看護の定義「看護の知識体系と経験に基づいて、対象の看護上の問題を明確にし、計画的に看護を実施・評価する系統的・組織的な活動」（1995）を先取りしているともいえる。

　波多野はさらに、看護過程の活用が看護の理論化につながることにも言及している。看護者が、看護過程を仮説－検証過程として活用する理論的実践家であれば、看護は「技術化」される。そして説明可能となり、伝達可能となった看護技術は、個人的経験を超えて公共の「知識」を豊富にしていく。この知識は個々の臨床現場において、看護過程で仮説として活用され、テストされることによってさらに正確になっていく[35]。

　このような波多野の知識観は、プラグマティズムの影響を思わせる。人間の知識は絶対的なものではなく、訂正の過程を繰り返しつつ洗練されていく。知識を実践によって繰り返し検証していく連続した過程を経て、不確実で不確定的な知識は、確実性を高め、確定的なものへと接近していく。このように、全ての知識は疑わしいという地点から出発するのがプラグマティズムの可謬主義であるが、波多野の看護過程論は、この観点を踏まえているように思える。さらに探究（問題解決法）の共同性、すなわち考えることが個に閉じられたものではなく、行為の一環であり、ある知的・実践的共同体のメンバーとの相互交渉によって展開されることについても、波多野は言及している。

　このような波多野の看護過程論は、デューイの反省的思考（探究）の看護バージョンとして看護過程を捉える、本論考の先駆をなすものと思えてならない。

82　第 I 部　看護の実践的思考

脚注（＊）

＊1）　ヘンダーソンは、看護計画の起源が、エスター・ブラウンの「これからの
看護」や、チームナーシングの普及にあるとすることに異議を唱えている。
1929年には、「ケーススタディ」と呼ばれた方法が公衆衛生看護で教育されて
いた、というのである。このケーススタディは、看護計画の「前触れ」と呼
ばれるべき内容を持っていた、と主張している。（『ヴァージニア・ヘンダー
ソン論文集［増補版］』日本看護協会出版会、pp. 82-85、1989）

＊2）　受け持ち看護師の主要な役割は、患者情報の管理。患者の病状変化、転科、
転棟でも必要な処置、ケアが継続されるように情報を伝える。入院から退院
まで、同じ看護者が一人の患者を継続して受け持つことにはこだわらない点は、
プライマリーナーシングとは異なる。看護計画の実施と評価は、受け持ち看
護師が不在でも固定チームが責任をもって行う。（西元勝子編『看護現場を変
える固定チームナーシング』看護の科学社、pp. 8 - 9 、2008）

＊3）　1956年から1958年の 2 年間、コロンビア大学教育学部看護教育学科に学ん
だ都留伸子は、看護計画はチーム・ナーシングにとって必要不可欠であると
している。「チーム・ナーシングは、看護計画を基にして患者の看護をすすめ
ていく体制である。一人ひとりの患者について立てられている看護計画は、
チーム・ナーシングという布地を織り出す一本一本の縦糸と同じ役割を持つ。
このことは、看護計画なしにはチーム・ナーシングは成立しえないというこ
とを意味することになる。」（都留伸子『患者中心の看護のためのチーム・ナー
シング』メヂカルフレンド社、1963）

＊4）　「総合的看護」は、1948年のブラウン報告の〔Prat 3, patients as people〕
に出てくる概念である「総合的なケア」のことを指していると思われる。身
体的側面からのみでなく、心理社会的側面からも患者を理解することをめざ
すのが「総合的ケア」である。ブラウンは、医療チームにソーシャルワーカー
や心理士を加えることが必要だとしている。（Ester Lucile Brown『患者ケア
の問題点と新しい方向（3）患者を全人的に世話するために』小林富美江、宇
川和子訳、医学書院、1967）

＊5）　ILO の勧告：看護学生の労働　国連機関の一つであり、185か国の加盟国を
持つ国際労働機関（ILO）は、1977年に「看護職員の雇用、労働条件及び生
活状態に関する勧告（第157号）」を出している。この勧告には看護学生につ
いての項目があり、この勧告からは、1970年代まで看護学生が病院の労働力
として期待されていたことが読み取れる。日本においても近年まで、看護婦
養成所によっては全寮制をとるなど十分な教育的環境が整えられないまま、

第3章　看護過程概念をめぐる論争　83

病棟実習という名の労働を強いられる実態があった。イギリスでも、病棟は
看護学生の労働を当てにして運営されていた。「プロジェクト2000」と呼ばれ
る看護教育改革が実施され、労働と教育の分離がなされたのは1989年である。
（パム・スミス『感情労働としての看護』武井麻子・他訳、ゆみる出版、p. 279、
2000）

＊6）　看護過程は、看護方式としてはプライマリーケアに必要とされて発展して
きた。特に初期計画の立案のために用いられてきたという印象が強い。どち
らかというとデスクワークとして。クリニカルパスのもとでは、バリアンス
の発生を早期に発見するなど、より臨床の場における、直接患者を目の前に
しての「問題解決法」に強調点が移っていくのだろう。

＊7）　看護過程に先行して1950年代から使われた、チームナーシングを支える柱
の一つである「看護計画」について、アメリカの1972年時点での調査がある。
それによると、看護計画の内容の75％は与薬、処置などであり、「わずかの例
外を除いて、患者ケアの向上に役立つような計画として」は機能していない
という。（宮崎和子・他著『看護計画　立案過程と実践・評価』看護の科学社、
1981）

＊8）　Tanner は、経験豊かな（エキスパート）ナースの直感を6つに分類してい
る。①パターン認識（pattern recognition）　②類似認識（similarity recogni-
tion）　③常識的理解（commonsense understanding）　④熟練した実際的知
識（skilled known-how）　⑤重用点を感知する能力（sense of salience）　⑥
熟慮された合理性（deliberative rationality）（Mariah Snder, Michaelene P.
Mirr『進歩する看護実践――専門職としての指針』へるす出版、p. 77、1998）

＊9）　岡部が依拠していると思われる薄井坦子の『科学的看護論』は、看護実践
を目的論、対象論、方法論として展開する。看護過程は方法論の範疇という
ことになる（『科学的看護論』pp. 70-85）。薄井は、看護過程を①「看護の必
要性の認識」、②「目標設定」、③「目標の展開・実施・評価」に区分している。
一般的な看護過程でいえば、①はアセスメントであり、②は目標の優先度や
具体的な行動目標の「予想」とされているから、仮説の設定、すなわち計画
に相当する。この①から③のプロセスは、看護過程の形式的側面であるから
内容が伴わなければならない。この問われなければならない看護の内容は、
看護は何を目指しているのか、看護の目的とするところは何か、である。そ
れは、「生命力の消耗を最小にするよう生活過程を整える」という看護的視点
で看護過程が活用されることに他ならない。薄井は、このように看護過程を
形式と内容という2つの側面から論じている。

84 第Ⅰ部 看護の実践的思考

＊10） 多くの看護者に不信感を持っていた患者が、ある看護者と波長が合い、そ
れまでのケアの拒否の理由を述べることで、新たな視点からケアが展開され
ていく。看護者を見る患者の目が変わったことが契機となって、新たな関係
性ができ、問題解決が図られていった事例を提示して、論拠としている。

文献

1） H. Yura・M. Walsh『看護過程──ナーシング・プロセス　アセスメント、
計画立案・実施・評価』岩井郁子他訳、医学書院、1986

2） 阿曽洋子「看護過程・看護診断と臨床の場」看護展望（Vol. 26, No. 2）pp.
168-172、2001

3） 氏家幸子、阿曽洋子『基礎看護技術Ⅱ第5版』医学書院、pp. 233-234、2000

4） G. Marrm『プライマリー・ナーシング　新しい看護方式の展開』松木光子、
池田一郎訳、医学書院、pp. 29-38、1983

5） 西元勝子編『看護現場を変える固定チームナーシング』看護の科学社、pp.
8 - 9 、2008

6） 医学界新聞、2979号、2012年5月28日号

7） 橘幸子「PNSの特徴とパートナーシップ・マインド」看護管理（Vol. 24, No.
09）、2014

8） E. C. ランバーセン『チームナーシング──その組織と機能』村上登美、吉武
香代子訳、医学書院、1962

9） E. C. Lambertsen『看護におけるリーダーシップ　そのあり方と教育』千野
静香、他訳、医学書院、p. 103、1963

10） 同書、p. 150

11） ウィリアム, H. キルパトリック『プロジェクト法　教育過程における目的あ
る行為の使用』市村尚久訳、明玄社、p. 70、1967

12） 市村尚久編『現代に生きる教育思想第1巻　アメリカ』ぎょうせい、p. 369、
1981

13） 金安岩男『プロジェクト発想法』中公新書、p. 16、2002

14） ウィリアム, H. キルパトリック、前掲書、p. 11

15） 同書、pp. 49-53

16） 同書、解説　市村尚久、p. 78

17） 同書、p. 59

18） J. A. ドラン『看護・医療の歴史』小野泰博、内尾貞子訳、誠信書房、1978

19） E. C. Lambertsen、前掲書、pp. 145-146

20) J. A. ドラン、前掲書、pp. 356-357

21) 阿曽洋子、看護展望、前掲論文

22) 中川米造『医学の不確実性』日本評論社、pp. 177-187、1996

23) 中川米造『増補 医療的認識の探究』医療図書出版、pp. 58-60、1975

24) アメリカ看護師協会『看護はいま：ANA の社会政策声明』小玉香津子訳、日本看護協会出版会、1998

25) 同書、p. 75

26) 『ヴァージニア・ヘンダーソン論文集「増補版」』日本看護協会出版会、pp. 42-60、1989

27) Sheila A. Corcoran-Perry「看護における Clinical Judgment の基本的概念」看護研究（Vol. 23, No. 4）、pp. 3 -58、1990

28) パトリシア・ベナー『ベナー看護論 達人ナースの卓越性とパワー』井部俊子、井村真澄、上泉和子訳、医学書院、1992

29) 月和住淑子「看護科学学会誌（第33巻第 2 号）巻頭言」、2013

30) 「シンポジウム B 看護過程の基盤とその構造」看護科学学会誌（Vol. 4 , No. 2 ）、pp. 56-65、1984

31) 『看護学を構成する重要な用語集』看護科学学会 看護学学術用語検討委員会、第 9 ・10期委員会、平成23年 6 月24日

32) 波多野梗子『看護理論と実践の接点』医学書院、1970

33) 同書、pp. 3 - 4

34) 同書、pp. 2 -10

35) 同書、pp. 4 - 6

第4章
中西の看護過程論

　中西睦子は、日本の看護に「看護過程」概念が導入された1980年代初期から、日本においてこの概念を臨床活用する困難さについて論じている。科学的に考えるという「看護過程」導入の前提となる土壌が、はたして日本の看護にあるのか——彼女の議論の根底にはそのような問題意識があった。中西の看護過程論*1) の特徴は、まず日本と欧米のものの考え方の違いを検討すること（比較文化論）、それを起点として論を展開していくところにある。そして臨床の現実に即して、幅広い教養をもとに深みのある議論を縦横に展開している。現在においても、看護過程について論じようとするときに立ち戻るべき重要な業績といえよう。

　中西は、看護過程は、患者–看護師関係を土台にして展開される問題解決過程であるという立場で『臨床教育論』(1983)1)、『方法としての看護過程』(1987)2) を書いている。この2つの著書に加え、日常語、あるいは日本語に翻訳された看護専門用語についての日米比較文化論ないし言語社会学的解説ともいえる『看護で使うアメリカことば』(1987)3) も、ほぼ同じ時期の執筆である。『方法としての看護過程』のみならず他の2つの著作にも、随所に「看護過程」に関連した「問題」、「問題解決」、「個人」、「科学」等の用語解説が登場する。日常の場面でその言葉がどのように使われるか、それはどのような考え方を背景としているのか。そうした用語の背景にある日本と欧米の文化の違い、ものの考え方の相違を念頭に置かないと、「看護過程」という問題解決の思考プロセスが理解できないことを、中西は強調する。

日本文化と科学的思考

第7回日本看護科学学会学術集会（1987）のシンポジウム「看護概念を問う――日本文化に根ざして」のシンポジストの一人として登壇した中西は、議論の前提を次のように整理する（発言趣旨から）[4]。

「日本的な思考様式の中からは科学は生まれなかった」のであるから、外来のものである看護の諸概念について「科学的で普遍性のある問い方」をするには、日本文化と欧米文化の双方を相対化してみるステップが必要である。科学という認識方法を生み出した欧米文化は、言葉によって現象を正確に規定しようとする。正確に規定し、定義づけるからこそ科学的知識は伝達可能であり、再現、追試が可能となる。このように、言葉についてできるだけ曖昧さを排除し、区別しようとする文化から科学は生まれた。

明晰さを志向する欧米文化に対し、日本の言語文化は、行間を読み、曖昧で多義的な実感を大切にする。そのため記号としての「ことば」そのものの比重は軽くなり、状況依存的な解釈に重きを置くのが日本文化である。欧米の文化が、ことばの明晰さを求めて排除し区別するのに対し、日本語は、区別よりも「連続」することが優位な「包摂」を旨とすることばといえる。このようなものとして日本文化、日本語を自覚しなければ、論理的・科学的な態度とはどのようなものであるかは理解できないだろう。

この中西の、区別より「連続」に比重のある日本文化という考え方は、中根千枝の日本文化論を踏まえたものであろう。中根は『適応の条件：日本的連続の思想』（1972）[5] で、「日本人の異質を認めない連続の思想」について、異文化への日本人の適応を素材にして次のように論じている。

日本人の行動の背景にある「連続の思想」は、社会生活に起因する。日本の社会生活のベースは、「一定の場を共有する顕著な集団」にある。集落、職場、同業者などである。この密度の高い「ウチ」の人間関係を形成している集団は、「ソト」へは排他的であり、「われわれは皆同じ、全てお互いにわかっている」ことを前提としている集団といえる。このような人間関係を基本として社会生活を送る日本人は、他者は自分と異なるとの認識に立って理解しようとする姿勢に欠けることになる[6]。中根はこのように、日本人の対

人関係のなかに「連続の思想」を見出す。まず個別があり、個別どうしが一定の関係を作り上げていくといった物事の分析－総合のあり方は、「連続の思考」からは出てこない。「連続の思考」は日本的な思考に普遍的であると、中根は考えているのである。中西のいう、曖昧さを排除し、「区別」することを重視する欧米文化と、「連続」し、包み込む日本文化との対比は、この中根の「連続の思考」に想を得ていると思われる。

問題解決法は異文化

中西は先に述べたように、欧米由来の看護専門用語の理解には、文化的背景の理解が重要であることを説いている[*2]。看護過程は、「科学的な探究方法の原型をなす問題解決法を看護場面に導入したもの」である[7]。しかし、「問題解決法」的な発想は、日本の物事の捉え方にはなじまない面がある。「問題解決法はひとつの異文化である。個人のもっているものの見方や考え方、そして世界観などがことごとく関係している」[8]のであるから、看護過程を日本の看護に導入するには、発想を欧米流に切り替えるしかない。そのような臨床でのものの考え方の徹底した変革がなければ、看護過程、ひいては科学としての看護は、日本の看護現場や看護教育には定着しないだろう、と中西は主張する。

一方、看護は人間関係、生活、死生観など文化の基層とつながっているのであるから、欧米的な発想では「日本人の看護はできなくなる」[9]可能性もあると、半ば皮肉っぽく、看護過程を万能視しないリアルな現実認識も表明している。後で述べるように、看護過程の活用を豊かなものとするためには、どう想像力を働かせるかが重要であり、この問題を解決するヒントとなるだろう。

自己の対象化

科学的に考えることは、日本人にとっては異文化を体験することである、と考える中西が、看護過程すなわち「問題解決法」に必要とされる能力としてまず挙げるのは、「区別 differentiation の能力」である。「区別」から始ま

第4章　中西の看護過程論　89

る思考は、「連続の思考」の対極にある。科学的とされるものの考え方は、「区別」することを基本としている。自己を他者から区別する。自己と環境を区別する。事実と価値を区別する。このように区別することで、ものごとを対象化し、客観的にみることが可能になる。対象化は、自己の対象化から始まる。人は自分自身に問いかけるし、自分を責めることもほめることもある。問いかけ、評価している自我は主我（I）と呼ばれ、その対象となっているのが客我（me）である。[10]*3）この主我と客我への自我の分化を経て、自己と他者の分化に行き着くのがパーソナリティの発達である。個人の社会化は、このような過程を経て達成される。

　中西は、日本人の人間関係は他者を「非自己」として認識することなく、「なんとなくわかりあったつもりですごしていることが多い」という。他者は、自分とは異なる感性、ものの考え方をしているはずだとの前提に立つアメリカ文化に対し、日本では、他者と自分は同じように感じ、考えているはずだということを前提にしてコミュニケートする。ことばとして表現しなければ、その人の望んでいることや意思は伝わらないと考えるのが、アメリカ文化である。自己と他者が連続している「察する文化」の日本とは、コミュニケーションの前提が異なるのである*4）。

　看護過程の活用において患者を対象化する場合、自他の区別があいまいだと、看護者自身の感情を患者へ投影することにもなる。そうなると「自分の感情を"いったん括弧にいれて"相手をながめ、そしてかかわること」[11]、つまり、対象を客観的にみることが困難になる。臨床の場で、自分は嫌われている、避けられている、なぜだか相手を好きになれない、波長が合わない等の思いや感情が湧いてくるとき、どこまでが本来の自分の感情で、どこからが相手の感情に巻き込まれて引き起こされた感情なのか、区別することはそう容易ではない。

　しかし、看護過程が患者－看護者関係を基盤にしている以上、自己と他者を客観的に捉えようとする視点がないと、実践的な看護過程にはなり得ないことを中西は強調する*5）。特に、患者の行動特性や性格などをアセスメントする場合、自己と他者を区別し、自他双方に客観的であろうとする姿勢で

臨んでいるかどうかが問われることになる。

　鈴木も、日本文化では、自己と他者、観察者とその対象の区別があいまいであると、言語社会学の立場から述べている。日本の言語は、自己をどう呼ぶかを相手によって決める（対象依存型の言語的自己規定）。話し手が、相手や周囲の状況に関係なくＩと自己認識して話す欧米の文化と、この点で大きく異なる。相手によって、自分のことを僕、俺、子どもを相手にする場合はパパ等を使い分けるということは、相手をどう認識するかによって自分の立ち位置を決めるのであるから、自己は常に不安定ということになる。このような不安定な自己は、観察する対象と一体化しがちとなり、「自己を対象に没入させ、自他の区別の超克をはかる傾向が強い」[12]。中西が述べるように、日本文化では自己と他者の区別は明確さを欠くものとなりがちである。

自己と他者・環境の区別

　看護過程を理解するのに必要なもう一つの区別（分節化）が、自己と環境の区別である。ここでいう環境は、人的なものであれ、物的・自然的なものであれ、自分（主我Ｉ）以外のものすべてを指す。「『問題』は、つねに『自己（セルフ）』の外側にあるものとして捉え、それは『自己』そのものとは画然と区別される」という問題への向かい方が、「対象化」である。自己と環境を区別し、環境の中に問題を見出していくのである。対象化という場合、極力、自分自身の感情を抑えて対象を見ていく。そうすることで、対象の中に問題が浮かび上がる。それは、自己を対象化する場合、あるいは他者や認識しようとする事物（環境）の対象化でも同様である、と中西は述べる。

　区分することが一連の流れとなる場合には、分節化と呼ばれる。分節化は、自己と環境の切断に始まり、次いで自己の外にある環境を細分化して理解していくプロセスをたどるが、その細分化された事象を俯瞰的にみていくのが対象化である[13]。

　しかし、日本では母子一体の幼少期があり、成人後であっても自立した個人というより、家族の一員としての責任が追及されることもある。また、人間と自然との一体感を大切にする風土でもある。冷徹な観察による対象化を

不得手とするのが日本文化だとすると、臨床の場で、このような日常の心性を脱して対象化を追求し、科学的であろうとするには、自己と他者、自己と環境の区別が不得手であることを自覚する必要がある、と中西は注意を促す。さらに次のような疑問も投げかけている。

日本語は、「私は」という主語をほとんど使わない。ことばは意識を規定するから、日本では、欧米的な「個人」「自己」という概念は輸入されたものであり、表面的に理解されているだけではないか。人々の生き方のなかに根づいているかどうか、考えてみる必要がある。医療の場では、インフォームドコンセントにおける権利を行使する主体としての「個人」、選択の自由をもった「個人」が問題となるが、はたして日本人には、そのような「個人」としての意識があるだろうか[14]。

trouble（困りごと）と problem（問題）

前述の通り、区別（分節化）し、対象化することから、科学的問題解決法としての看護過程は始まる。区別することは、問題の明確化の前段の作業ということになる。問題解決 problem solving の「問題」という言葉は、到達したい目標があるが、そこに到達するのに困難をきたしている現実があることを指して使われる*6）。問題が何であるかが明確に意識されないと、問題解決法のサイクルは回り出さない。

trouble（困った事態）は、それがどのような類型の trouble なのかを明らかにする過程を経て、problem（困難な問題）として明確化されなければならない。中西はアメリカ留学中の日常生活において、trouble を訴えると、problem が何かを言語化するよう求められた経験と対比し、「察する文化」の日本では問題を明確にする能力は育たない、と述べる[15]。problem を明確にして相手に伝える前に、察知して手が差しのべられるのが、日本の文化だからである*7）。

trouble という困った出来事の源にあるのが「問題 problem」であり、表層の trouble に惑わされることなく、目標＝どうありたいかとの落差を明確にするのが、問題の把握である。その際、区別し対象化する能力が問われる

92　第Ⅰ部　看護の実践的思考

が、日本の看護職にとって困難なのは、自我が巻き込まれる状況のなかで、自他の切り離しができるかどうかだろうと、中西は言う。「個人が看護状況において的確に『問題』を把握できるかどうかは、その個人の自我の発達に大いに関係している」ので、「自我と他我がとかく不分明になりがちな日本人」にとって、このことが課題となると考えているのである[16]。

看護に必要な能力

　看護に必要とされる能力のなかで、看護過程＝科学的思考の力はどう位置づけられるだろうか。中西は「看護に必要な能力」として次の4点をあげる。
　1．文脈における矛盾に敏感であること[*8]
　2．対象理解の努力において到達する自己理解
　3．科学的合理的思考力
　4．想像力と非合理への関心
　自己と他者を区別し、自己と環境を区別する。これが科学的問題解決法の出発点であることについては、すでに述べた。患者－看護者関係が看護過程活用の基盤であるということは、自己と他者の区別を基盤として、「他者の内的体験の理解」が深まるのに連動し、自己理解も深まるということである。他者理解、対象理解にとって、自己理解こそ肝要ということになる。このように中西は、看護に必要な能力の一つとして、対象理解＝自己理解をあげている（「看護に必要な能力」の2）。
　中西は、看護過程＝問題解決過程が「仮説検証の科学的探究の過程」だとするなら、「科学的合理的思考力」が看護の能力として不可欠だという[17]。根拠のある看護としてマニュアル化された方法だけでは、臨床実践は立ちいかない。不確実性を抱え絶えず変化し続ける臨床現場では、理論的に説明できないことも起きる。それを解明するには、厳密な論理的思考力が必要とされるからである。

科学的合理的思考力

　合理的と論理的はほぼ同じ意味で使われていると思われるが、この用語に

重ねられている「科学的」を中西はどのように捉えているか。このことの説明抜きには、看護過程が科学的問題解決法の看護版であるとの表明は成り立たないだろう。中西の「科学」についての考え方に関心をもって著書を読み進めることになるが、比較文化論的に科学的思考を苦手とする日本人について議論を展開している割には、科学については淡泊な記述となっている。

中西は「科学ということばをあまり気易く使うことに少々ためらいがないわけではない」と、歯切れが悪い。科学は、使われる分野によって探究方法の違いがあり、「等質な知識の体系」とはなっていないことを「ためらい」の理由に挙げ、「経験を処理する際の厳密な論理的思考」が科学的合理的思考であると暫定的に定義して論を進めて行く*9)。科学一般についての考え方は、色彩のスペクトラムを例にあげて簡潔に述べているだけである*10)。しかし、この短い論述のなかで見逃してはならないのは、人文科学、社会科学、自然科学の各領域に通底するものの考え方が科学である、としている点だろう。

看護の世界で科学ということばが使われるとき、そのほとんどが自然科学のみを意味しているのではないか。

すでにみたように、自然科学的な仮説検証過程としての問題解決法も、現実の臨床場面では、自己と他者、自己と環境の区別が自覚されないと有用なものとはならない。中西は、看護過程を「科学的問題解決法」であるとしながらも、比較文化論的に、日本人のものの考え方、対人関係、コミュニケーションの特徴等にまで及ぶ議論を展開している。それは、西洋の日常生活の中に、自然科学に限定されない社会科学や人文科学をも含む「科学」＝合理的精神というべきものが脈打っていて、科学的問題解決法の基礎となっていると考えているからであろう。

「科学」は、社会科学、人文科学、自然科学として多様な方法論をもちつつも、基底部ではつながっている。このように考えると、科学は、仮説検証過程を基軸とする自然科学的方法の範囲に収まりきれないともいえる。そこに、「科学」ということばを安易に使いたくないとする、中西の思いがあるのだろう*11)。

94　第Ⅰ部　看護の実践的思考

　中西は「経験を処理する際の厳密な論理的思考」は、「出発点も帰結点も
経験された事実にある」と述べる。このような思考を科学的思考としている
のは、経験的現象・事実を対象とした、経験科学と呼ばれることもある自然
科学や社会科学が念頭にあると思われる。これまでの議論でいうと、「厳密
な」という文言は、対象化に関わる修飾語として理解できるし、また曖昧さ
を排した徹底した分節化（個別化）を心掛けることを指してもいる。看護に
必要な能力の一つである「科学的合理的思考」は、このように捉えられてい
る。

　自然科学の代表である物理学理論の材料は、自然の観察や実験から得られ
た事実でなければならないとされ、「物理学は自然に始まって自然に終わる
もので、その両端を橋渡しするものが『物理学における論理』である」とさ
れる。したがって、「自然から始まらない論理は空理空論」「自然に終わらな
い論理は水かけ論」である。これは、観察なくして科学はないということで
あり、観察から仮説が立てられ、観察によって仮説の確からしさが明らかに
なるということである。中西の「出発点も帰結点も経験された事実にある」
とは、このような「事実」を重視する姿勢を意味している[18]。

観察と看護計画の構想に求められる科学的思考

　「出発点も帰結点も経験された事実にある」とは、実際に経験したこと（事実）
から思い浮かんだ仮説を出発点にして介入や実験が行われ、その結果起こっ
た事実を観察し、仮説の妥当性が確かめられることだ、と解釈できる。観察
抜きには科学的な思考はない。科学的思考が確実に身についていれば、それ
は観察の方法に現れる。科学は観察から始まるとは、このような意味だろう。
しかし、状況が変化し続け、全く同じ観察条件が保障されているわけではな
い臨床情況において、問題解決に必要な事実を捉えるのは容易ではない[19]。

　まず、観察の手がかりとなるのは、疾患や回復過程、薬の副作用、セルフ
ケア能力などについての一般的知識である。この知識は、何を観察すればよ
いかの概略を明らかにしてくれる。例えば糖尿病の患者のケアでは、病歴の
長い患者であれば、合併症の知識が動員されて、何を観察すればよいか、ど

のような検査データを参考にして観察すればよいかを推測することになる。

　このように、既に持っている知識や与えられた情報から、起こり得る現象を推察していくのが観察の第一歩である。しかし観察は、その人の演繹的推論能力*12) によって違いが出てくる。その能力によって見えてくるものが違う。「見ようという志向」がそこに働いているからこそ、見えるのである20)。観察された事実は、「観察者が意識的無意識的に見ようと志向した事実でしかない」21) ということは、時に観察に看護者の規範意識や思い込みが入り込むことを意味する。患者は、望ましい療養態度として示されたように行動しているかという規範的観点からしか観察しない場合、などがそれにあたる。

　中西は、「看護において事実をとらえる能力とは、そのときそこで捉えられなかった事実をそのつど思考できる能力である」という。観察の視点として、自分が顧みなかった観点に気づいていること、それにどれだけ自覚的であったかの重要性を指摘しているのである。看護者は、自分がどのような見通しや思い込みを持って観察しているかに、自覚的でなければならない。この観察の前提となる観察者のものの見方を吟味するために必要とされるのが、「区別（分節化）」から始まる科学的思考である。

　このことが強調されなければならないのは、「患者（家族）は……しなければならない」という規範意識を基盤に観察がなされ、その情報でアセスメントがなされ、看護計画が立てられることがあるからである。看護者の価値観と密接に結びついた規範意識は時に強固であり、科学的思考を阻害する22)。「理知的」な科学的合理的思考によって検討された観察であるかどうかを吟味する姿勢が必要とされるゆえんである、と中西は述べる。

　観察の場面に次いで、科学的論理的思考が必要とされるのは、事実を分析的にみて、それを総合していく看護計画立案の場面である。考える力があれば、看護計画の「構想」が示せる。「全体の骨組みとその細部との関係」「部分相互の関係」の見取り図を提示するのが構想である。看護計画は仮説である。実施されることによって、その仮説は妥当であったかどうか検証される。したがって計画が立てられるときには、患者の今後の状態を見通したうえで、計画の実施によってどのような変化が起きるかが、「ひとつの構想といえる

程度に思考の上で緊密に結びついていなければならない」。中西は「分析－総合という科学的思考」について、このように述べている。

看護過程と想像力

　最初は、看護に要求される能力の4番目にあげられている「想像力と非合理への関心」は、特に取り上げなくともよいとも考えたが、中西の著書を読み進めていくと、中西の看護過程論の独創性が最も表れているのがこの項目であることに気づくこととなった。「文脈における矛盾に敏感であること」「対象理解の努力において到達する自己理解」「科学的合理的思考力」という、看護に必要とされる3つの能力は、どれもが「想像力と非合理への関心」なしには平板なものとなり、臨床の場においても十分に機能しない、と中西はいう[23]。問題解決法としての看護過程がリアルなものであるためには、想像力で補完される必要があるとの主張である。前述の通り、問題解決法＝看護過程は、欧米的な発想を基礎にしている。日本の臨床の中で看護過程を活用しようとする場合、想像力が豊かでないと、対象者に受け入れられる有意義な看護とはならないだろう。日本的に考え行動する患者や、日本的な対人関係の場である臨床にマッチした看護過程であるには、欧米的な問題解決法に組み込まれた想像力に注目する必要がある。

　中西は想像力を、「人があるメッセージを受け取ったときにその行動を規定する媒介変数としてのイメージを拡大する能力」と定義する[24]。想像力は、「科学や科学的認識のふところに入らない、そこからこぼれ落ちる世界を拾う能力」ともいえる。この能力が豊かであれば、現実対応は細やかになり、奥行きがあって柔軟なものとなる。

　中西は想像力を、日常性、超越性、共感性をその本質としていると考えている。想像力が日常性を本質として持つというのは、それが日常的な現実を土壌として育まれていくことを意味する。日常的な人や環境との触れ合いがイメージとなり、言葉となり、伝達可能な記号として機能するといった展開をたどる。日常の豊饒さが、言葉の豊饒さにつながるのである。中西は想像力を、このように〈豊かな日常性－豊かな言葉〉といった関係において捉え

る。

　想像力の本質としての超越性を、中西は「遊びが遊べる精神」だという[25]。遊びは、非日常、非条理の世界への熱中、脱現実、非生産的・非建設的活動など、さまざまに説明される。現実に根ざしながら、現実の一部を意識的に虚構としてしまうのが遊びである。意識の在り方からは、「現実を知覚に捉われずに多様にみていこうとする意識」ともいえる。人は現実をどのように捉えているか。「現実はあるようにしか存在しない（外在的あり方）」し、知覚の限界の範囲でしか認識できない。そのような現実認識を超えて、「そこにあるかもしれない存在（内在的あり方）」を想定してみるのが想像力である。内在的あり方には知識の力でも接近できるかもしれないが、それに最も力を発揮するのは想像力である[*13]。

　その疾患のもつ潜在的な問題であれば、疾患の知識から想定することができる。「知識の力でも接近できる」は、その意味だろう。医療安全での潜在的リスクについては、疾患等の知識に患者の置かれた環境についての想像力が加わって、評価することになる。

看護に必要とされる能力と想像力

　中西は、看護に必要な能力を4つの能力に整理しており、その中の一つが「想像力と非合理への関心」である。この能力と他の3つの看護に必要な能力との関係をどのように理解すればいいのか。

　「文脈における矛盾に敏感であること」は、因果関係で考えてみて合理的な説明が困難な事態、見通しが外れた理由が説明困難な事態、これらを察する能力のことであろう。例えば、規則的に服薬していると本人も言い、それなら症状が改善しているはずなのだが、思うような回復状況ではない。服薬状況と症状改善がそぐわない。その場合、何がそうした結果を生じさせているかは、想像力をも駆使して情報を読み解くことになる[*14]。仮説は否定されたのだが、その理由を説明するのが容易ではない事態とでもいえようか。

　「対象理解の努力において到達する自己理解」については、他者の内的世界を理解することを考えれば、当然、防衛機制とか発達課題とかさまざまな

98　第Ⅰ部　看護の実践的思考

心理学の体系的知識も使うかもしれないが、想像力なしには不可能だろう。他者を理解しようとして起きる葛藤を越えて自己を理解することは困難である。それは、客観的・論理的に自己をとらえることができたと思えても、知性化や投影・投射、取りこみ、といった種々の防衛機制が働いただけともいえるからである。自己理解には、無意識に働く防衛機制をも超える想像力が必要とされる。

　「科学的合理的思考力」は、観察で情報を得て、アセスメントしてプランを立てるという問題解決技法に必要な能力である。この場合、臨床検査の値やバイタルサインといったデータ、つまり「外在的あり方」に限定された観点のみで患者の全体像を描いたのでは、リアルな看護実践には結びつかない。救急急性期医療を除いては、と付け加える必要があるかもしれないが、生活習慣病、高齢者、その他、病いを抱えて生活することになる慢性疾患ではこのことが指摘されよう。

　現在の精神的な問題や、仕事、生活、それまでの生活史なども踏まえた多様な観点からの対象理解には、想像力が欠かせない。検証すべき仮説の設定としてのプランの立案も、このような想像力によって豊かになる。医療やケアの確率論的に示される根拠のみによって臨床実践がなされるのではない。変化や不確実性を抱えた実践とならざるを得ない看護実践は、想像力をも駆使するのでなければ、個別性のある豊かな実践とはならないといえるだろう。

　中西は、「いまだ知られない実在に関して複数の仮説を立てうる能力」「たったひとつの見方にとらわれない能力」が想像力だという。想像力の本質の一つとされている「超越性」は、現実を超えることをいうのであるから想像力そのものともいえ、最も重要である。想像力が重要であるのは、批判する力が、「想像力をも駆使して対立仮説を立て、それを論理によって証明する能力」の源泉だからでもある。

　想像力がないと、一つの看護理論を教条化したり、ひたすら講習会に出て知識を得さえすれば、臨床実践能力が向上すると思い込む看護職となってしまう。オールタナティブな発想をどのように育むかが問題なのである。中西は、「自分で考えられるようになるための訓練が必要」であると、想像力を

軽視する看護教育の在り方を批判する。「自分で考える」ことの多くが、想像力に関連しているのはいうまでもない。

想像力と共感性

想像力の本質は、日常性、超越性、共感性であると中西は考えている。想像力の本質としての共感性を彼女はどう捉えているのか。超越性が人に向かうとき、共感性となる。「外在を超えて内在に向かう対象との関わり方」が共感性である。「他者の内的世界の現実を自己の現実として感ずる能力」である共感性は、知覚された現実を超え、意識が内在を志向するような他者との関係性といえる。中西は作家大江健三郎の作品を紹介しながら、共感性について説明する。自然科学的な「科学」の言葉では、想像力、超越性、共感性について説明するのは困難だと考えたのだろう。

中西は想像力について、以下のようにまとめている。

1. 想像力は、語感の豊かさに現れる[15]。
2. 想像力は、未知の事態に対し、複数の仮説を立てうる能力ともいえる。
3. 想像力は、他者への共感という側面にも現れる。
4. 想像力は、言葉を介して発達し、言葉によって衰弱させられる。

4で述べられていることで関連していると考えられるのは、第17回看護科学学会学術集会（1997年）において、中西が「看護科学とことばの問題について」とのタイトルで行った会長講演である[26]。彼女はこれまで述べてきたように1980年代から、欧米由来の看護専門用語の理解について、どういう文化を背景とした用語であるかにこだわり、欧米での言語感覚を考慮した表面的でない理解を説き続けてきた。講演趣旨を見ると、会長講演はそのことも含め、看護的想像力とことば全般についての総括的内容だったと思われる。この講演で中西は、看護用語が制度に縛られて、豊かで独創的な実践内容を表現できていないことを指摘し、「日々の看護実践をいかに語り、いかに記していくかは、看護婦がどのように自らの将来像を描くか」にかかっていると問題提起する。そして看護の現状を打破するには、「看護の専門性を伝え

る言葉としてはほとんど無力」と化している、「(看護現場で) 日常的に使われている一連の用語」の検討が重要な問題であると提言し、講演を締め括っている。

看護を語り、記述する言葉がステレオタイプ化することで、看護的想像力が「衰弱させられている」状況を憂えたのだろう。臨床で何を記録として残さなければならないかは、診療報酬や医療安全の要求することを実施した旨を記載するなど、制度の縛りがある。看護実践のもつ豊かさが、制度で縛られた貧しいことばで表現されることで想像力が削ぎ落とされ、衰弱している。そのような認識だったのではないかと思う。

看護実践を振り返るとき、思考の道具となるのが記号としてのことばである。看護における「ことば」の問題が、科学的思考に基礎をおく問題解決法としての看護過程の活用にとって重要であることは論を待たない。看護的想像力を担保する豊かな〈看護ことば〉、科学的思考を促すために厳密さを要求される看護専門用語、この二つの側面から、看護におけることばの問題が検討される必要があろう。

看護過程活用による看護の限界

看護は、科学に収まりきらない。看護過程の限界もそこにある。中西は看護過程について論じながら、看護の本質にせまる議論を展開する。看護を「科学言語」で記述し、「日常言語」で語り書くことのギャップ、この二つの言語を使いこなすことでしか展開できないのが看護の世界ではないか。これが彼女の問題意識であり、日本の看護はこのギャップを注視し、対応を考えることなしには先へ進めないと考えている。日本の文化では、科学的思考の前提である個別化、分節化は育まれないからである。日常の「連続の思考」と欧米文化に由来する科学的思考とは、決定的に異なる。このことを繰り返し強調する中西の「ことば」についての議論は、日常のことばと科学のことばとの関係の追究に行き着く。

しかし、家庭における病人の世話、乳児、幼児、高齢者の世話を、人類共通の看護の原初的な形態とみるのであれば、看護は文化を超えて同じ機能を

果たしているはずである。現在の専門職としての看護も、その機能が発展したものとみなせば、看護の底流には日常言語の世界がある。これは、日本の看護に特有なこととは言えないのではないか。「日常言語」で語られていた看護が、専門職としての地位を求めるなかで「科学言語」が必要となったのは日本のみではなく、近代看護を採用したどの国にも言えることである。この点で、科学的な思考の素地のない日本文化という点にこだわった中西の論の展開には、違和感を覚える。

　看護を「科学言語」で記述し、「日常言語」で語り書くことのギャップ、これは専門職を志向する看護にとって本質的な問題といえよう。科学的問題解決法である看護過程では、まず対象化が必要とされる。「自分自身をひとまず対象からきっぱり切り離す」試みが、対象化である[27]。この過程で、「日常言語」は「科学言語」に翻訳されなければならない。しかし、「看護とは科学であると自己規定するには、あまりにも看護という仕事が現実から飛翔しにくい側面を持っている」ため、対象化し言葉にするのは容易ではない。無理な言語化、概念化を行うとリアリティがなくなる。どうしても、科学のことばに置き換えられない臨床の現実は残る[28]。

　看護は、食事、排泄、移動、起居、衣服の着脱、入浴、睡眠などの「療養上の世話」と呼ばれる人の生活に関わる仕事である。そこで使われているのは日常言語であり、その内容を表現し伝達するのを日常言語で済まそうと思えば、可能ではある。ただ、そこで使われることばは主観性を帯びたものとならざるをえない。看護過程は、日常言語の世界を専門用語（科学言語）で考え、臨床実践が目的に沿ったものとなることを目指す。専門用語は、厳密に定義づけられて使用されることで客観的なものとなり、共有が可能となる。しかし、その専門用語で臨床の実感を伝えるには限界がある。

　いきいきと臨床実践を写し取り、想像力を活性化させる日常言語、科学的思考を促すため厳密さを要求される看護専門用語。科学であろうとする看護は、この二つのことばを折り合わせていくことのなかに展望を見出すしかないだろう。中西の、ことばが作り出す思考文化から、問題解決法としての看護過程を論じていく筋道をたどると、このような結論に至るのではないか。

102 第Ⅰ部 看護の実践的思考

彼女のこのような考え方は、1980年代後半に述べられたものである。現在の看護では、ナラティブとして看護を記述する流れと、看護診断、看護成果分類等、看護専門用語の標準化を目指す流れとがある。看護過程は後者に属することになるが、両者の並立している状況は、科学のことばの限界、看護過程という方法の限界を示している。

　中西は『方法としての看護過程』の最終章で、終末期の青年患者の事例を引いて、「問題解決法に代わる何らかの方法論的枠組み」を構築する必要性について述べている。病名の告知もされないまま心身の苦痛に苛まれている青年患者は、付き添っている母親に暴力を振るう。耐え忍ぶだけの母親。その情景を日常的に目にしている看護者は、死の受容の問題だとアセスメントしていて、病名告知を両親に持ちかける。しかし、それを肯んじない母親を前に、沈黙せざるを得ない。無力感だけが残る看護となってしまったと、看護者は振り返る。中西は、この看護の経過を次のように捉えている。問題となっている母子関係は、個人を超えて「歴史・社会的文化的射程」で捉え直さなければならない。このような日本的な自他未分化の母子関係のなかでは、アメリカ的な楽観に根ざした問題解決法である看護過程を活用した問題解決は困難である、と。

　中西はこの事例の困難さを、「問題解決法に代わる何らかの方法的枠組みの構築」と表現しているが、これは看護過程＝問題解決法という枠組みの限界を「補う」方法の必要性を述べていると思われる。著作全体で展開されている論議からすると、看護過程を含むさらに包括的な問題解決手法が必要だと言っているわけではないだろう。一般的な看護過程というツールは、対人関係の問題解決には使いづらい。プロセスレコードを活用し、看護師と患者、あるいは母親との関係を振り返ってみることで、看護師の「無力感」に至るプロセスが解明できる可能性がある。家族療法の考え方を使って、患者の母親との関係を直接的因果関係ではなく、円環的因果関係で考えてみることもできる。あるいは、自分が暴力を振るわれるままとなることで「解決」している母親の、この「解決」に焦点を当ててみる方法もある。このように看護過程という一般的な方法の限界を自覚して、どのような方法、ツールで補う

かという発想の必要性を、中西は述べているのではないか。しかし、どのような方法でアプローチするにしても、仮説−検証という探究の枠組みで解決を図っていくことに変わりはないだろう。

プラグマティズムで読み解く中西看護過程論

これまで、中西睦子の1980年代の著作には目を通していたので、彼女の看護過程の段階区分とデューイの探究の局面とが相似であることは感じていたが、文献検討のなかで、随所にプラグマティズム的な発想があることに気づかされた。プラグマティズムという補助線を引くと、中西看護過程論がより理解しやすくなるという思いを禁じ得ない。はたして、彼女はプラグマティズムをどこまで意識していたのか。

中西は、『方法としての看護過程』の第Ⅱ章「異文化としての問題解決法、第6節西欧文化の根底にあるイデオロギー」で、プラグマティズムについて述べている（その章の参考文献リストには、ジェームスの『プラグマティズム』があげられている）。彼女は西欧の問題解決法を、「日常生活のすみずみにまでいきわたらせている」ものごとの捉え方（イデオロギー）として、「コントロールと進歩」「自我と理性の優位」「選択主体としての人間の自由」をあげ、4つ目として、特にアメリカでは「実用の重視」があるとしている。

この「実用の重視」は、アメリカ生まれの哲学であるプラグマティズムの考え方の実生活への反映だと、彼女は捉える。「実効性をもつもの、あるいは実生活の改善に役立つものに大きな価値をおく」実用主義が、プラグマティズムである。アメリカでは、「現実の生活の改善、向上、困難打破、さらには人生設計」などに有効な、実効性のある指針を与えてくれる「最高の知的技術」が、プラグマティズムだと考えられている[29]。アメリカ社会の精神的風土を決定づける要素の一つに、この「実践的・実用的価値の重視」がある[30]。日本では「物質主義」と否定的にいわれることが多いが、19世紀のエジソンやフォードの発明、発見の原動力という実績もあるのがプラグマティズムだと、中西は評価する。「実用の重視」は、教育のなかでは創造性への評価として現れる。知識は持っているだけでは価値がなく、それが生かされ

104　第Ⅰ部　看護の実践的思考

て何かが創り上げられることに意味があるとされるのがアメリカだと、留学体験で実感したという。

　中西自身は1980年代の著書で、このようにアメリカ文化の基底にあるプラグマティズムを解説している。著書に現れた中西のプラグマティズム理解は、このような通俗的、表面的なものにとどまっていて*16)、それ以上のプラグマティズムへの言及はない。しかし、中西看護過程論には「可謬主義」「アブダクション」「仮説検証過程としての問題解決法」「不確実性の中の問題解決」「仮説としての計画」など、プラグマティズム的なものの考え方が随所にうかがえる（これらの概念については、第Ⅱ部で解説する）。このように、難解だとされる中西看護論は、プラグマティズムの観点から整理することで理解が深まるのではないかと考えている。

　ここでは、プラグマティズムの探究、可謬主義の観点からみた中西看護過程論について考えてみたい。

仮説生成におけるオルタナティブス

　デューイの探究（反省的思考）の局面と、中西の看護過程の段階区分とは同じ考え方で組み立てられている。中西は、看護過程は問題解決法であり、「基本的には仮説検証過程」であるとして、その段階を次の6つに分ける31)。これは、デューイの探究とほぼ同じプロセスとして設定されている。（デューイの探究については第Ⅱ部、第3章参照）

(1) 問題を感じ（perceive）、その構成素を分析する。

(2) いろいろな仮説を立てる。あるいは可能な解決法を考える。

(3) その仮説または解決法のうち、ありそうにないもの、できそうにないものから捨てる。

(4) 一番可能性のありそうな仮説または解決法を吟味にかけ、最善のものを選ぶ。

(5) 解決の実行計画を立て、実行する。

(6) これまでの過程を評価する。

　看護過程は一般的に、アセスメント－看護診断（問題の明確化）－計画立

案－実施－評価の５つのステップからなるとされている。このステップで、問題の明確化（看護診断）から計画立案へのプロセスが、「選択の自由」の問題として論じられることはほとんどない。しかし中西は、「仮説または解決法のうち、ありそうにないもの、できそうにないものから捨てる」「いちばん可能性のありそうな仮説または解決法を吟味にかけ、最善のものを選ぶ」として、仮説が洗練されて実行可能なプランとなる過程を重視している。人間は「可能性に向かって開かれている」存在なのであり、頭に浮かんだ複数の選択肢から、熟慮して「最善のもの」を選んで計画立案する。中西はこのように計画立案を、「オルタナティブス」というアメリカ的な世界観を反映したものであると捉える。問題解決への方策はいくつもあるとの楽観主義に立って、複数の解決策（仮説）から実施する計画を絞り込んでいくプロセスが、彼女のいうオルタナティブスである。

　拡散的思考によって「次々頭に浮かんだ仮説」は、推論過程で練られて「実験可能な仮説」となる。この仮説生成が、看護過程でいう計画立案である。そして、立案された計画は「実験」として検証にかけられる。「次々頭に浮かんだ仮説」は、思考実験（推論）で検証され、「実験可能な仮説」となって実施される。仮説は、推論と実験（実践）の２つの検証にかけられるのである。これが、デューイの反省的思考の主な局面である。表１に、中西とデューイの問題解決法（反省的思考）を対比した。彼女の看護過程の段階区分と、デューイの反省的思考の局面の区分とが、ほぼ同じであることがわかる。

　「学生の問題解決能力を育てるためには、……まず学生に認知された問題から出発したほうが動機の保持のうえでもよい」[32]と、中西は述べている。これはデューイの探究でいうと、不確定状況が意識化されることによる「困難さの自覚」の局面である。状況の困難さが認識されてはじめて、問題設定の一歩が踏み出される。何か腑に落ちない、疑問を持つ、困惑、混乱しているなど、何らかの心動かされる事態を認知している状態が、困難感の自覚である。この局面があってはじめて、問題の設定がなされる。デューイの反省的思考（探究）では、困難感の自覚＝問題の設定というプロセスが、問題解決の入り口である。このように考えれば、「学生に認知された問題」から看

106　第 I 部　看護の実践的思考

表1　デューイの反省的思考の局面と中西の看護過程の段階区分との対比

デューイの反省的思考	中西の看護過程
(1) 困難感の自覚	(1) 問題を感じ（perceive）、その構成素を分析する。
(2) 問題の設定	
(3) 実施可能な解決策の策定＝仮説の策定	(2) いろいろな仮説を立てる。あるいは可能な解決法を考える。
(4) 推論による実施可能な解決策の検証＝仮説の検証	(3) その仮説または解決法のうち、ありそうにないもの、できそうにないものから捨てる。
実験可能な仮説の策定	(4) いちばん可能性のありそうな仮説または解決法を吟味にかけ、最善のものを選ぶ。（計画立案）
(5) 実験による実施可能な解決策の検証＝仮説の検証	(5) 解決の実行計画を立て、実行する。（実施） (6) これまでの過程を評価する。（評価）

護過程に入っていくのが自然であり、動機づけを保つにも好ましいといえる。
　一般的には、「学生に認知された問題」を入り口に看護過程に入っていっても、認知された問題の原因、背景等を問うことで、自ずと検討するべき諸々の項目がネットワークとして連鎖していく。そのようにして描かれた関連図は、患者の全体像を捉えているはずである。ただ、「認知された問題」から全体像の把握に至るには、学習支援者による適切な示唆を必要とすることが多いだろう。「認知された問題」が枝葉のこともあるから、問題の根幹にたどり着くには、それなりのナビゲーターを必要とすると考えるからである。学生が心動かされたことを入り口に、患者の全体像を把握したうえで、優先度の高い問題ないし問題の根幹に気づいて問題解決に取り組むには、学生に関わる教員・実習指導者の力量が問われる。

可謬主義としての看護過程

「問題解決過程とは、エラーを成功に変えていくような、絶えざる吟味の

プロセス」と捉えるのが本質的な理解だと、中西は述べる[33]。これはプラグマティズムの可謬主義に他ならない。プラグマティズムでは、人間の思考は誤る可能性があることの自覚を重視する。プラグマティズムは、絶対的で完全な思考があることを認めない。問題を抱え、その解決を図ろうとする人は、こういう方法で解決できるかもしれないという仮説を立てて考え始める。この仮説は、現実とのやり取りという検証過程を経て、その確からしさが明瞭になってくる。思考の始まりである仮説の段階の思考は、常に誤る可能性をはらんでいることになる。思考をこのようなものと認識する立場が、可謬主義である。

　問題解決は、不確実さのなかで何らかの行動を起こすための意思決定である。その行為が確実に問題を解決するという保証はない。失敗のリスクがある中で決断することになる。多くの仮説を立て、熟慮を重ねるなかで、最善と思われる計画（＝選び抜かれた仮説）を立案する。そのように練られた計画の実行は、たとえ失敗しても「失敗それ自体が価値を持つ」[34]。その失敗は、仮説と照らし合わせて吟味され（評価）、次の計画立案に生かされるからである。絶対的で完全な思考を認めないプラグマティズムは、仮説－検証を繰り返すことでしか問題解決に至らないと考える。看護過程は、1回きりの円環ではなく、スパイラルを描きながら深まっていくことに意味がある。中西が、実習における看護過程の活用では、学生のエラーに寛容であって欲しいと言うのは、立案された計画（仮説）のエラーからの学びが、次の計画に生かされるという循環を生むからである。もちろん、患者の安全が脅かされるような重大なエラーは、防ぐ手立てが講じられていることが前提であるのはいうまでもない。

想像力とプラグマティズム

　科学的な問題解決法や問題解決過程を、看護領域用に整理し直したのが看護過程である。看護過程の導入で看護実践もまた、仮説検証的に考え、問題解決を図っていく科学の方法に則ったものであることが強調されるようになった（第1章参照）。「体系だったアセスメント・プロセスはそれ自体、十分

科学論文たりうるのであり、論文になるくらい綿密に考えた内容をもっていることが、他職種に対し看護の専門的な意見を主張する場合の条件であろう」と中西は述べる[35]。

看護過程のアセスメントは「科学論文たりうる」のであるから、看護過程においても演繹、帰納に加えてアブダクションという3つの推論が使われることになる（第Ⅱ部、第2章参照）。仮説の設定に関わる厳密でない推論としてのアブダクションは、「発想法」、あるいは「あて推量」という訳語を当てられることがある。この訳語からもわかるように、なんら特別な推論ではなく、日常生活から科学的な思考まで幅広く活用されている仮説を導くための推論である。観察することのできない引力の発見は、アブダクティブな推論による仮説生成によって成されたといわれる。この推論は創造する力であり、「想像力」と言い換えることも可能だろう。中西のいう想像力（「オルタナティヴな発想」）、すなわち「いまだ知られない実在に関して複数の仮説を立てうる能力」「たったひとつの見方にとらわれない能力」は、まさしくプラグマティズムのアブダクションそのものである。デューイの反省的思考の局面でいえば、不確定状況の中でひらめき湧き出てきた、自動思考的な暗示から発展してきた「複数の仮説」の生成が、オルタナティヴな発想である。この段階の仮説は洗練されている必要はなく、多様であることに意義がある。中西の看護過程の流れでいうと、「(2) いろいろな仮説を立てる、あるいは可能な解決法を考える」ことが、最もオルタナティヴな想像力が発揮されるところだろう。これは、デューイの反省的思考の「実施可能な解決策（現実的な解決策）の策定」の局面に相当する。

レイモンドは、デューイが想像力についてどのように考えていたかを次のように表現している。「デューイ主義の用語を使用するならば、『現実という織物』は、多様な染料をしみ込ませた多数の繊維から織り上げられている。想像力は、我々が新規な方法でそれらの繊維を配列し、染め上げることができるように、我々が新しい組み合わせを確定することを手助けする」[36]。

ここでいわれている想像力は、仮説生成を活性化させる能力である。中西のいう「オルタナティヴな発想」も同様に、現実を新たな方法で組み換え、

これまでになかったものを生み出す仮説生成であり、その手助けをするのが想像力である。

脚注（＊）

＊１）　この章は、「中西の看護過程論を読む」『佛教大学保健医療技術学部論集、第11号（2017年３月）』所収、に大幅に加筆したものである。

＊２）　中西は1978〜80年、ニューヨーク大学教育学部、1983〜1984年、ミネソタ大学看護学部修士課程と、二度の留学経験がある。留学での、ことば、ものの考え方に対する異文化体験が、看護における専門用語の比較文化論的な理解を促す契機となったのであろう。

＊３）　英語圏の文化では、独り言をいうとき、自分に you と呼びかけ、自己を二人称扱いするという。I が、me という自己の中の他者を対象化しているのである。欧米の文化は、自分自身をも日常的に客体化することが一般的な文化なのだろう。（鈴木孝夫『ことばと文化』岩波新書、pp. 178-180、1973）

＊４）　「察しがよい」「気が利く」「思いやりがある」などのほめ言葉は、欧米の言語には翻訳しにくいという。「対象への自己同化」が日本人にとっては美徳であり、「進んで自他の区別を超克することに価値を認める」のが日本文化である。「相手に同調させ、相手の気持ちになることが大切」なのであるから、意見が対立する場合の交渉、利害の調節という言語の機能は働きにくい。欧米のような、強く自己主張しなければ相手に分かってもらえないという文化は、日本にはないといえる。（鈴木孝雄、前掲書、pp. 195-203）

＊５）　自己と他者を「客観的」にとらえるためのツールが、プロセスレコードである。まず、私が見たり聞いたりした、いわゆる事実を記載する。そして、その時に何を考え、どういう感情を持ったか、また、相手にどのように働きかけたかといった、私を基軸にすえた対人関係のプロセスを記載するのが、プロセスレコードである。この看護教育で伝統的に使われている援助関係の記載様式は、「私」を意識させるようになっている。プロセスレコードを書くことは、自己を「客観的」に見ることのトレーニングに役立つといえる。

＊６）　日本語の「問題」という言葉は、多義的である。problem（困難な問題）のみならず、trouble（面倒、事件）、issue（緊急の問題点、論争中の問題）、question（解決すべき問題）も、「問題」と訳される。中西は、この３つのことばを取り上げて「問題」という言葉と対比させているが、和英辞典の「問題」の項には、さらに matter（事柄）、affair（個人的な関心事）も列挙されてい

110　第Ⅰ部　看護の実践的思考

る（ジーニアス和英辞典第 2 版）。

＊7）　言語社会学の鈴木は、日本人は「相手の出方、他人の意見を基にして、それと自分の考えをどう調和させるか」に心を砕く。自己主張するのではなく、待ちの姿勢で臨み、「他人が意見なり願望なりを言語で明確に表明しないうちに、いちはやくそれらを察知して、自分の行動を合わせていく」と述べている。（鈴木孝夫、前掲書、pp. 195-203）

＊8）　想像力を駆使して、自分の言動と情況とのそぐわなさを感じ取る力。情報の意味を読み解く能力である。（中西睦子『臨床教育論』pp. 29-32、1983）

＊9）　中西は、「看護領域の用語に関する研究・総説」（日本看護科学学会誌、Vol. 7，No. 1、pp. 2 -16、1987）のなかで、看護学（the discipline of nursing）、看護科学（nursing science）等の用語について、欧米の文献検討を行っている。そのなかで、「看護科学をどのように定義するかについては、まだほとんど検討されていないのが現状である」と述べている。看護は学問的にはプレパラダイムの段階だ、との見解も紹介している。1980年代の看護は、学的な体裁を整える緒についたばかりで、科学としての看護、看護のなかの科学を論じるにはまだ機は熟していない、との認識だったと思われる。それから30年以上が経過しているが、科学としての看護を説明できるようになっているだろうか。

＊10）　赤い色素（科学）は、混色によって、原色の赤、くすんだ赤、ワインレッド等の色調を持つ。見かけは異なっても、どの色にも赤い色素が入っている。赤い色素が入っていれば科学的と見なしうると、比喩的に述べているだけで、科学とは何かという議論には深入りしていない。

＊11）　社会科学領域では「空想から科学へ」「科学的社会主義」と使われ、弁証法的な論理の展開が「科学的」であるとされることもある。自然科学、人文科学、社会科学等、「科学」と称する学問分野は、ギリシア哲学が源流である。領域によって「科学」という用語の意味するところは異なるが、共通した方法を持っているともいえるだろう。想像力の項で、人文科学の力も借りないと問題解決法がリアルなものにならない、との論議も展開している。

＊12）　演繹的推論とは、一般的には、命題を個々の事象に適用してその適否を判断するような推論。三角形の内角の和は180度という命題を、個々の三角形に適用して未知の角度を推論するような場合。診断名から症状、検査データ、使用薬物を推測する場合も、演繹的推論。

＊13）　その疾患のもつ潜在的な問題であれば、疾患の知識から想定できる。「知識の力でも接近できる」は、その意味だろう。医療安全での潜在的リスクにつ

いては、疾患等の知識に、患者が置かれた環境への想像力が加わって、評価することになる。

*14) 例えば、熟眠感のない患者は不眠を訴えるが、外見的には熟睡しているように見える。主観的な睡眠と客観的睡眠に齟齬がある。あるいは、規則的な服薬を十分な期間、継続しているが、効果がない。このような状態にいち早く気づき対処するのが、「文脈における矛盾に敏感である」ことにあたる。

*15) 中西は、「ことばの意味をふっくりとらえることのできる能力」あるいは「ことばに感応できる能力」を、「語感の豊かさ」と呼んでいる。語感の豊かさが想像力の源泉である。

*16) 西田幾多郎著『哲学概論』(昭和28年)は、大正15年および昭和2年の講義を整理して、弟子達の手によって出版されている。この講義ノートには、実用主義という訳語で「パース」「ヂェイムス」「デューヰ」のプラグマティズムが紹介されている。「眞理とは人生にとって有用 (useful) なものの謂である」とプラグマティズムは主張している、と西田は述べる。「デューヰの言葉をかりれば、観念とは plan of action〈行動の計畫〉である。從って観念の内容を明らかにするといふことは、その観念に從って行動する時にその計畫が實現され、その目的が達せられるかどうかをみればよい。」とも、西田は述べていて、現代のデューイ理解と隔たりがあるわけではない。しかし、プラグマティズムは一般的には、「実用主義」という訳語のせいもあってか、何事であれ「有用さ」で判断する哲学として理解されてきた歴史がある。ドイツ、フランスの哲学に代表される重厚な大陸哲学に比し、近年まで軽薄な世俗的な哲学とみなされていた。中西のプラグマティズム理解も、その域を出ていないともいえる。

文献

1) 中西睦子『臨床教育論──体験からことばへ』ゆみる出版、1983
2) 中西睦子『方法としての看護過程──成立条件と限界』ゆみる出版、1987
3) 中西睦子『看護で使うアメリカことば──理論用語の周辺──』日本看護協会出版会、1987
4) 中西睦子「外来の諸概念の適用のプロセス」日本看護科学学会誌 (Vol. 7, No. 2)、pp. 14-15、1987
5) 中根千枝『適応の条件　日本的連続の思想』講談社現代新書、p. 119、1972
6) 同書、pp. 117-122
7) 前掲書3)、p. 167

112 第Ⅰ部 看護の実践的思考

8） 前掲書2）、p. 61

9） 同書、p. 62

10） G. H. ミード『社会的自我』船津衛、徳川直人編訳、恒星社厚生閣、pp. 1 -14、
1991

11） 前掲書2）、p. 58

12） 鈴木孝雄『ことばと文化』岩波新書、pp. 195-203、1972

13） 前掲書2）、pp. 70-77

14） 前掲書3）、pp. 5 -38

15） 前掲書3）、pp. 146-165

16） 前掲書2）、pp. 70-77

17） 前掲書1）、pp. 29-57

18） 竹内均『物理学の歴史』講談社学術文庫、pp. 19-21、1987

19） 前掲書1）、p. 34

20） 同書、p. 36

21） 同書、p. 37

22） 同書、pp. 39-42

23） 同書、p. 42

24） 同書、pp. 42-57

25） 同書、pp. 46-57

26） 中西睦子「看護科学とことばの問題について」日本看護科学学会誌（Vol. 17,
No. 3 ）pp. 3 - 5 、1997

27） 前掲書2）、p. 166

28） 同書、p. 168

29） 同書、pp. 104-105

30） 中西睦子「看護教育と文化的基盤」看護教育（Vol. 28, No. 1 ）、医学書院、
pp. 6 -20、1987

31） 前掲書2）、pp. 78-83

32） 前掲書1）、p. 101

33） 同書、p. 98

34） 前掲書2）、p. 17

35） 同書、pp. 147-148

36） レイモンド, D. ボイスヴァート『ジョン・デューイ──現代を問い直す──』
藤井千春訳、晃洋書房、p. 172、2015

第Ⅱ部

プラグマティズムと反省的思考

第1章
プラグマティズムとは何か
パース、デューイへの視座

日常の思考と哲学の思考──蓋然性か確実性か

　我々は生活する中で生じた日常的な問題にどのように対処しているのか。日常生活の中の問題解決は、哲学や科学など学問における問題解決とどう違うのだろうか。デューイは、哲学者の自己保身あるいは保守性を次のように指摘する。「蓋然性は人生の案内人である、とバトラー司教は宣言したが、哲学は単に蓋然的なもので満足することができる、と公言する勇気のある哲学者は殆どいなかった」。[1]*[1] 生活のなかの思考がそうであるように、哲学の認識論も、大雑把にものごとを把握することの意義を認めてもいいはずである。しかし哲学は、「情緒的適合性や社会的威厳」によって受け入れられていた事柄を、人々に「合理的に説明」することに意義を見出そうとするのみで、「蓋然性」をテーマにすることはなかった、とデューイは批判する。「事実問題を扱う場合は、もっと単純で粗雑な論証方法に訴えることで済む」はずであると、デューイは考えているのである[1]。

　「ニセ学問としての自覚　それぞれの人の生き方、見方、考え方、の反省としての哲学は、学問におけるような厳密さをもって問題を解くことができない。そこでアイマイな思索、あてずっぽう、思いこみ、好ききらい、などがどうしても入ってくるようになる。そういう思索にも頼るのが、哲学なるものの正道である」[2]。これは戦後早い時期に『アメリカ哲学』を著し、プラグマティズムを代表する哲学者の仕事を紹介した鶴見の哲学観である。哲

学、特に認識を問題とする場合は、「蓋然的」なレベルでの議論で十分なはずであるとのデューイの主張を、鶴見流に表現すればこうなるのだろう。鶴見は続けて、このような種々のバイアスのかかった思考に「頼っている時には、そのように自覚していなくては困る」と、注文をつけることを忘れていない[2]。

　一般的に、哲学的に考えることは日常の思索とは次元が異なる、と思いがちではなかろうか。生活の中の思考と哲学的思考について、哲学者はどのように説明しているのか、哲学の入門書から拾ってみる。木田らは、「すべての人がそれぞれの生活の場でつきつけられる根本的な問題を、どこまでも深く考えていこうとする思考の態度」が哲学であるとする[3]。鷲田は、考えるという誰でもが行うことが、ある局面で哲学になる。だから、哲学とは何かと問うのではなく、「思考はいつ哲学なのか？」と問うべきだという[4]。前者は、「生活の場でつきつけられる根本的な問題」が哲学のテーマとなるとしているし、後者は、日常的な思考と哲学的な思考は連続していて、ある局面で哲学的な思考に転化するとしている。両者とも、哲学的思考は日常的な思考とは異なるとしつつも、生活のなかにその契機を認めている。哲学的に考えることを、日常生活とは全く次元の異なることとはしていない。哲学を日常生活と切り離して専門性の高みに位置づけてはいないことがうかがえる。

　一方、前述のように鶴見は、哲学を「あいまいで、思い込みや好みが入りこむ、厳密さを欠く学問」という捉え方をする[2]。生活の場の思考と哲学的思考とを区別することは意味がないと考えているのである。これは可謬主義を根底にもつプラグマティズムの哲学観である。プラグマティズムでは、「根本的な問題」を扱うとか、「深く考える」ことに重きを置かない。日常の思考が、どこから哲学的な色彩を帯びるのかという問題設定もしないだろう。行為の一つの段階が思考であるとし、考えたことの有効さが実践されることで確かめられるとするのが、プラグマティズムの基本的な姿勢である。抽象的な真理性にこだわらない「ニセ学問」としての哲学だからこそ、「学問領域と実践領域の間の溝をふさぐ」役割を担える、と鶴見は述べる。使われている概念の曖昧さや限界を意識しておくことさえ怠らなければ（ということ

は、常に仮説−検証の態度を持つということだろう）、「拘束されることの少ない哲学という方法」は、抽象化された学問世界と具体的な現実や実践を繋ぐような自在な働きを発揮していくと、肯定的に捉えているのである。ここで言われている「哲学」とは、いうまでもなくプラグマティズムのことである[2]。

　プラグマティズムは、「思想の明確化運動あるいは思想方法論であって、特定の思想そのものではない」、といわれる[5]。だからこそ「仲介者あるいは調停者」として、学問と学問の間を繋ぎ、理論と実践を繋ぐ役割を果たせるのである[6]。どのような学問、主張であれ仮説として扱い、実験（実践）によって確かめ、想定された結果がもたらされたかどうかを検討するのが、プラグマティズムの方法である。プラグマティズムはこのような姿勢で、各学問が現実世界の問題解決に有効であるかどうかを問う。パースのプラグマティズムを紹介し、世に広めたことで知られるジェームスは、次のようなメタファーを引用してプラグマティズムと他の学問領域との関係を説明している。

　「プラグマティズムは、ホテルの廊下のように、もろもろの学説の中央に位置しているものである。無数の室がこの廊下に面して開いている。一室には無神論の書物を書いている人がいるかもしれない、隣の室では跪いて信仰と力を祈り求めている人がいるかもしれない、第三の室では化学者が一物体の性質を研究しているかもしれぬ。第四の部屋では、理想主義的な形而上学の体系が考案されており、……彼らはみんなこの廊下を自分のものと考えているし、また誰でもめいめいの部屋の出入りに通ることのできる通路を欲する以上は、どうしてもこの廊下を通らざるを得ない」[7]

　プラグマティズムは独自の主義主張を持っているというより、理論と実践、人文科学、社会科学、自然科学等の各学問領域の溝を埋める方法を提起しているだけというのが、この「廊下」の比喩である。プラグマティズムは、部屋を持っておらず廊下でしかない。しかし、各学説はその「廊下＝プラグマティズム」を通る。その過程で思考と行為の連続性が確認され、仮説としての思考は行為の有用さにつながっているかが確認される。各理論は、どのよ

うに「廊下」を経由して現実世界に出るのかが問われるのである。パースによって探究の理論としての論理学、あるいは記号学が提唱されたことで、プラグマティズムは、各学問領域の共通の「廊下」の役割を果たしていると認識されるようになったのだろう。各学問分野のメタ的な位置にあるのが、プラグマティズムといえるのかもしれない。廊下の比喩は、諸理論と実践ないし現実との関係を問うプラグマティズムの問題意識を表している。晩年に述べられたというパースの次の言葉も、各学問領域を繋ぐものとしてのプラグマティズムの立ち位置を表明している。

　「あらゆる概念の要素は、知覚という門を通って論理的思想の国に入り、目的をめざす行動という門を通ってこの国を出る。この2つの門で旅券を示すことのできないものは、理性の認可を受けていないものとして逮捕されるべきだ」[8]

　概念（知識）を構成する要素は、「知覚」と「行動」という2つの門を往復する旅行者である。上山は、これが「プラグマティズム論理学の基本的な着眼点」だと捉える。知識（概念）は不変ではなく、「思想の国と事実の国」を行き来することで常に刷新されていく。プラグマティズムはそのような観点をもって各学問に向きあうことで、当該知識の有効性をチェックし、"学問間を繋ぎ、理論と実践を繋ぐ"役割を担うことを目指している。

　プラグマティズムの提唱者として知られるパースの基本的立場の一つは、「批判的常識主義（critical common-sensism）」[9][10]といわれる。これは、それまでの論理学者が取り組んでこなかった「あいまいさ」の問題に、哲学（論理学）は正面から向き合うべきだとする主張である。「疑い得ない（とその場で思い込まれているにすぎない）信念は、往々にして、粗雑な（vague）信念である。幾世代もの人々を動かしてきた常識なるものの大部分は、粗雑な信念なのであって、我々は、人間生活において粗雑さの務める重大な役割を、新たに認める必要がある。粗雑な信念の論理学こそ、人類にとって最も貴い学問であろう。粗雑さは、一般性とよく混同されるが、両者は明らかに区別されるべきだ」[10][*2] 鶴見は、批判的常識主義をこのように説明している（「粗雑」と訳されている vague は、曖昧と訳されるのが一般的）。我々

の日常生活で主に活用されているのは、帰納やアブダクションのような曖昧さや不確実性を抱え込んだ「粗雑な（曖昧な）論理学」であり、厳密さを要求される演繹論理ではない。鶴見によると、パースの批判的常識主義とはこのような主張である[9]。

曖昧さと不確実性をこなす実践力

　プラグマティズムが取り組んだ認識の「曖昧さ」は、「不確実性」の問題として、日常生活から専門職の諸判断まで幅広い領域に見いだされる。なぜ批判的思考や看護過程を活用した看護実践が必要なのか。それは、どのような行為であれ専門職の実践を含め、人間の実践には常に「不確実性」がつきまとうからである。

　暗黙知を提唱したポランニー（Michael Polanyi, 1891-1976）は、「暗黙的認識をことごとく排除して、全ての知識を形式化しようとしても、そんな試みは自滅するしかない」[11]と述べている。一方、武谷三男（1911-2000）は、技術は、言葉にできる（ということは一般化できるということでもある）形式的な知としての技術のみで成り立っているのではなく、必ず言葉にするのが困難な「主観的個人的」な技能を伴っているとする[12]。専門職の実践は、暗黙知や技能といった、形式知化が困難な現場の知をも動員してなされる。マニュアル化された技術や形式知のみでは立ちいかない「不確実性」と格闘しつつなされるのが、専門職の実践である。看護も例外ではない。むしろ看護は、対人援助職のなかでも不確実性の高い領域といえるかもしれない。要素に分けて因果関係を追求するには限界のある、複雑で多様な人間のライフ（命、暮らし、人生）に関わるのが看護だからである。

　次項で述べることになるが、どの職場でも、いわゆるルーチンワークとしての「ふだんの作業」だけではなく、「ふだんと違った作業」が必要となる。それは仕事のもっている「不確実性」の故である。ここでいう「ふだんと違った作業」とは、事前には想定できず、マニュアル化の困難な作業を指している。それは予測のできない、法則として数式にしたり言葉にして説明する

には限界のある作業である。「ふだんの作業」であれば、形式知化が可能である技術化・標準化された方法でこなせる。看護領域でいえば、看護診断や標準看護計画、クリニカルパスの活用などの標準ケアがそれにあたる。しかし、「ふだんと違う作業」には、現場的な思考が必要だ。本来、看護過程は不確実性を抱えこんだ中で看護を実践する方法であり、仮説−検証を繰り返すことで確実性を高めていく、現場的・臨床的な思考/実践を背景としているはずである。その思考/実践を、ジョン・デューイの「反省的思考（reflective thinking）」やドナルド・ショーンの「省察的実践（reflective practice）」の基底をなすプラグマティズムに依拠して理解することを試みたのが、本書である。

　現在の看護教育には、複雑多様な臨床場面に対応できる看護実践能力をもった、考える人としての看護職の養成が求められている。そのような「不確実性をこなすノウハウ」を身につけた実践能力の高い看護職であるには、どのような姿勢で臨床現場に臨めばいいのかを考えてみる。まず、経営学や哲学ではどのように不確実性を取り上げているかを手がかりに論を進めていき、その後、医療の不確実性について述べることにする。

仕事の「不確実性」

　人材開発の研究者である小池は、Off-JT（off-the-job-training）をメインとした人材開発の限界を指摘する。仕事に必要な能力、スキルとは何かが既に分かっていると想定し、それを身につけてもらう研修を設定することに疑問を投げかけているのである。日本の職場での人材開発の特徴は、OJT（on-the-job-training）にあった。日本では、仕事を経験しつつ、その中で技能を高めていく人材開発が、1970年代から幅広く展開されてきた。現代の職場では、ブルーカラーのみでなく、ホワイトカラーを含めて「不確実性をこなすノウハウ」が必要とされているからである。「不確実性をこなす」のに必要とされる技量は、既知のそれではない。したがって、座学のようなOff-JTのみでは、不確実性に対応できる人材開発は困難である。この小池の見解は、大企業の職場の事例研究に基づいている。同じ作業の繰り返しに見える量産

組立の職場でも、半日観察すれば、「ふだんの作業」と「ふだんと違った作業」の２つの作業が明確に認められるという。いうまでもなく、「不確実性をこなすノウハウ」が必要となるのは、「ふだんとは違った作業」においてである。

　不確実性を生み出すのは「変化と問題」であると考える小池は、この作業を「変化への対処」と「問題への対処」との二つに区別し、異なる知的熟練が必要だとする。「変化」とは、起こる事柄の性質は分かっていても、起こる時期、その大きさが不確かな事態である。「問題」は、起こる時期、大きさのみならず、その事柄も正確には前もって予知できない。生産量の変化、製品の種類の変化、生産方法の変化、現場の人員構成の変化と、さまざまな形で起きる「変化への対処」は、変化に応じた多様な創意工夫を駆使したものとなる。他方、「問題」へは、原因を推定し、解決方法を考え、検査によってその方法の妥当性を検証することで、対処する[13]。「問題」は、それが起きることでしか分からない。予測は不可能であるから、起きた時に対応策を考え、仮説検証的に対処していくしかない。「変化」は、何が変化するのかを把握できるので、確認できた変化に対応した方策を考えることになる。両者とも「不確実性をこなすノウハウ」が必要であり、「ふだんと違った作業」になるという側面は同じである。

　この定義にしたがえば、薬物の副作用の大半は、医療での「変化」の例ということになる。どのような副作用が起きるかは添付文書に記載されているが、全ての対象者に起きるわけではないし、何時、どの程度の症状が起きるかは予測困難である。しかし、全てではないが対処法が確立されている場合もある。「問題」に該当するのは、これまで起きたことがない未経験の医療事故や、薬物の副作用である。因果関係を巡って議論の起きた、インフルエンザ治療薬タミフルによる若年者の自殺や、子宮頸がんワクチンの有害反応等がそれにあたるだろう。

　不確実性はリスクと読み換えてもよさそうだが、リスクと不確実性を区別して考えるのが一般的なようだ。リスクは確率計算によって示すことができる。不確実性は、リスクの分析ができないことをいう。遭難した探検家は、何をすべきかを見つけ出さねばならないが、自分の行動の危険性を正確に計

算する方法を知らない。苦境を脱する何らかの手段と、経験という大雑把な手引きで事態に対処しなければならない。この状況は、不確実性に満ちている。意思決定が問題となるような行為の多くは、リスクを確率的に推定するのは困難であり、ほとんど全てが不確実性の範疇の事態といえるだろう。経験したことのない状況での行為は、不確実性を免れないといえる。[14] [15]

「変化と問題」を本質とする不確実性は、仕事のIT（information technology）化によって解決できるだろうか。従来のIT技術では困難であった。プログラミングできるのは、解決が既に知られている場合に限られるからである。コンピュータで問題が解けるのは、解を導き出す方法を、最初から終わりまで明確に示すことのできるアルゴリズムのある問題だけである。アルゴリズムのある問題であれば、プログラムを書くことができる[16]。1990年代には、このような認識が一般的であった。その後、人間の知的活動を模擬的に実現しようとする情報処理の研究が進展し、人間のような知能を持つコンピュータといわれる、自ら学習するコンピュータである人工知能（AI）の時代となりつつある。AIは、仕事の不確実性にどのように対処しているのだろうか。AIと不確実性の問題について、近年の議論を整理しておくことにする。

AIの開発では、人間の行為の「不確実性」はどのように取り扱われてきたのか。人工知能開発の歴史は3つの時期に分けられるようだ。第一次ブーム（1950〜60年代）では、「論理」による演繹的なデータ処理、つまり規則や法則を用いて個別の事象を推測する方法が中心であった。確実性は高かったが、応用範囲はパズル、ゲームなどに限定されていた。第二次ブーム（1980年代）を代表するのは、エキスパートシステムと呼ばれる集積された専門的「知識」と「（演繹的）論理」とを組み合わせた人工知能である。このシステムは、人間の「知識」の不確実性（例えば、症状から疾患の診断をする場合、常に典型的症状が出るわけではないから、確実性は保証されない）のために、演繹的な推論が正しく行われたとしても結論を誤る可能性があり、挫折したと言われている[17]。

2010年以後の第三次人工知能ブームでは、飛躍的に高まったデータ処理能

力を駆使して高速統計処理が行われるようになった。その結果、人工知能の応用範囲は拡大し、パターン認識、機械翻訳等に使われるようになる。興味深いのは、AIブームは第一次から二次、三次と時間を経るごとに、因果関係といった論理の正確さから、統計的な相関関係をもとにした曖昧さを含んだ情報処理に移行してきている点である（「因果より相関」）。「人工知能とは、人間がやっているパターン認識をデータの統計処理で置き換えたもの」[18] といえる。パターン認識の正確さは、AIによる「深層学習 Deep Learning」（コンピュータが自動的に対象パターンの特徴を抽出して、蓄積していく機械学習）によって高まっていく。

　AIの第三次ブームは、パースの論理学における帰納（インダクション）と、仮説生成（アブダクション）という不確実さを処理する方法を取り込むことによってもたらされたという側面がある。そこが、演繹（ディダクション）を基礎にした第一次ブームと大きく異なる点だ。AIが人間の知的活動を模したものになるためには、不確実さにどう対応するかが課題だったのである（第2章参照）。この項の冒頭で紹介したデューイの言葉、「哲学は単に蓋然的なもので満足することができる」はずだとする人間の認識についての探究が、AIを誕生させたともいえよう。

医療の中の不確実性

EBM（Evidence-based medicine）、EBP（Evidence-based practice）が強調され、医療専門職は、明確な根拠を持った実践を心がけねばならないといわれる。しかし臨床実践は、統計的な確からしさから標準的人間を想定し、定式化した方法のみでは行えない。同じ薬を同じ量与薬しても、効果は個人によって異なるし、副作用の出方も個人差がある。出発点は、統計的根拠に基づくとされるガイドラインやマニュアルであっても、それが適用された後は、見通しどおりであったかどうかを観察し、モニターするなかで修正していくのが臨床実践である。

　医療が対象とする人間は多様性に富んでおり、均質ではない以上、臨床の「不確実性」は避けがたい。医療・看護においてもまた、小池が量産組み立

て工程で観察したようなマニュアルでの対応が可能な「ふだんの作業」と、知的熟練を要する「ふだんと違った作業」とがある。ガイドラインやマニュアルは、多くの仮説がふるいにかけられて、安全、効果、費用等の面から、実践上最も妥当性があるとして選び取られた仮説で構成されている。しかし、それらが対象としているのは、ある範囲の標準化された人や環境である。一般的には、この方法で行うのが合理的であるということを示しているに過ぎない。統計的な確からしさが根拠なのであるから、例外がある。当然、多様な個性を持つ個人への適用には、個別性への配慮が必要である。

　看護実践は、次々と判断を迫られ、意思決定し、実行していくプロセスからなる。これらの臨床的な思考や決断は、学問的な厳密さをもってなされているわけではない。限られた条件下で、推論に推論を重ねることで一歩一歩問題解決へ迫っていくのが、臨床の思考である。看護現場に限らず、多くの日常的実践はそのような側面を持っている。モデルや概念で示される理念化された学問的世界では、「不確実性」が排除されている。しかし職場であれ生活の場であれ、現実の世界は「不確実性」を抱え込んでいる。生きた現実のなかで、問題解決のために考え始めるということは、この「不確実性」に向き合うことである。臨床の思考は、「不確実性」との格闘として推移していく。

　医療現場をフィールドとして参加観察を行った磯野は、「医療現場はいくつものバージョンの不確かさであふれ、医療者はそんな不確かなリアルを日々生きている」と、観察結果を総括している[19]。ここで「いくつものバージョンの不確かさ」と言われているのは、次のような事態である。

　・根拠なく患者に課される種々の制限、身体拘束のジレンマ等の倫理的不確かさ
　・手術室の清潔不潔をめぐる科学的な不確かさ*3)
　・新薬のエビデンスの不確かさと、漢方薬に求められるエビデンスの問題
　・標準化を重視する医学という知の不確かさ

　あふれる「不確かさ」の中でも、医療者は立ちどまるわけにはいかない。ガイドライン、標準化のためのツールなどを使って、「確か」であることを自分自身に信じ込ませて先に進んでいく。磯野は、医療の「不確かさ」をこ

124 第Ⅱ部　プラグマティズムと反省的思考

のように描き出している。

　医療現場の不確実性に注目したのは、医療社会学者であった。中川による
と、「不確実性というコンセプトを医療文化の解析に持ち込んだのは、ルネ・
フォックスである」[20]。前述の磯野の参加観察による研究は、その系譜に属
する。医療社会学者ルネ・フォックス（Renee C. Fox, 1928- ）は、医学生
の教育現場を長期間にわたり参加観察し続け、どのように医学生が社会化さ
れていくかを検討している。また、1960年代のアメリカにおける、看護の大
学教育への移行期に、看護師教育にも携わっている[21]。彼女は、医師や看護
師の仕事の特徴は、常時対応可能の体制を維持することで「緊急性」に備え
ることと、「不確実性との、複雑でしばしば問題を生じさせるような関係」
に置かれていることだ、と述べる。この不確実性は、医療従事者個人が「ど
こまで知っていてどこまで知らないか」、医療界では「どこまで解明されて
いてどこまで未知なのか」という状況に由来する[22]。

　医療は、統計的・確率論的思考に依拠して実践される。したがって、診断、
治療、予後等は、そのようなものとしての「不確実性の要素の体系化された
表現」なのである。全ての医療行為の適切さとされていることが、確率によ
る根拠に依拠している以上、当然当てはまらないケースも出てくる。医療に
はリスクがつきまとうことになる。ルネ・フォックスは、医療においては不
確実性とリスクは避けがたいという。したがって、この避けがたい不確実性
との格闘こそが医学教育の重要な要素であり、医学教育では「不確実性に耐
える訓練」がなされる。彼女は、不確実性へ対処するための教育は、次のよ
うな3つの「確信のなさ」に対応した訓練プロセスで構成されている、と指
摘している[22]。

　　・進歩し続ける医学の膨大な知識、複雑な技能の全てを習得することは不
　　　可能であることから生じる「確信のなさ」。
　　・医学知識そのものが完全ではなく、疾患の理解や治療の有効性に限界が
　　　あることからくる「確信のなさ」。
　　・自分自身が無知、無能なのか、医学知識そのものの限界、非力さの問題
　　　なのかを区別することに関連した「確信のなさ」。

医療の複雑化による不確実性の増大

　ルネ・フォックスが医学教育を参与観察し、看護教育にも携わったのは、1960年代のアメリカであった。磯野の研究フィールドは、2000年以後の日本の病院医療と在宅医療の場である。2010年代の日本では、「時々入院、ほぼ在宅」あるいは「稀に入院、ほぼ在宅」といわれるように、病院中心の医療の終焉が言われている。入院医療は、短期間に集中的な治療がなされ、在宅療養へ移行する。その医療・看護の主要な対象は、高齢の患者である。このように変化していく医療・看護状況のなかの「不確実性」について考えてみる。

　今日の高齢者医療のニーズが増大し、在宅医療の時代となりつつある医療の特徴は、概ね次の3項目に整理できよう。①複数の疾患を持つ高齢者医療、②多様な場で展開される在宅医療、③「生活の質（quality of life：QOL）」の個別性。

　主要な医療・療養の場が在宅へ移行していく背景には、人口の高齢化（2025年には5人に1人が75歳以上、3人に1人が65歳以上）がある。超高齢化社会とも言われる時代の医療は、「治す医療」から「治し支える医療」へと転換せざるを得ない。それは、医療・看護のみでは高齢者の健康問題には対処できないからである。高齢者は複数の疾患を持ち、しかも生活習慣病のように完全治癒を目指す医療では対応できないことが多い。それゆえ医療・看護の役割は限定的となり、介護や福祉と連携して対象者の生活を地域で支える役割が期待されることになる。

　近年、高齢者医療では、フレイルという概念が提唱されている。これは、老化に伴う機能低下によって疾患の発病リスクが高まったり、身体機能の脆弱性が増加することをいう。フレイルは、加齢に伴う心身の脆弱化に、社会的、環境的な要因が重なって生じるとされている。老年症候群といわれる医療・介護を必要とする高齢者の病態は、こうしたフレイルを背景とする多くの症候（自覚症状と他覚的所見）を持つ状態といえる[23]。高齢化時代の患者

は、例えば、糖尿病を持ち、脳梗塞による嚥下障害や筋力低下による転倒の
リスクのある認知症患者といった、複雑な状態像のケースが一般的となる。

　専門領域ごとにエンドポイント（到達目標、治療の終了時点）を設定して
行うEBM医療では、高齢者医療には適切に対処できないといわれている。
単一疾患を想定したガイドラインやマニュアルでは、高齢患者への対応は困
難なのである。各専門領域のエンドポイント以後に残る多様なニーズに対応
して、総合的な調整を行わなければならない点に高齢者医療・看護の特質が
あるといえよう[24]。

「医学モデル」から「生活モデル」へ

　医療の対象が赤痢、コレラ、結核などの感染症を中心とした時代には、特
定病因説による医療が効果をあげた。身体内外の特定の因子が特定の病気を
引き起こすと考えるのが、特定病因説である。病因として特定された細菌な
どの病原体に対しては、血清療法や化学療法といった「魔法の弾丸」が開発
されていった[25]。しかしほどなく、感染症であっても、疾患とその原因を因
果関係で単純に結びつけられないことがわかってくる。感染することが、必
ずしも発病を意味するものではないのである。特定病因説による因果関係の
説明は確実性があるかにみえたが、発病の原因や病気を進行させるのは、栄
養状態や疲労のような身体状態ではないかという主張や、健康保菌者の発見
によって破綻することになる[26]。

　未だ顕在していない病気を引き起こす遺伝子があると信じられているよう
に、特定病因説は現在でも影響力を持っている。しかし、生活習慣病に代表
される慢性疾患や老年症候群といわれる病態は、多くの因子が複雑に関係し
ており、特定病因説によって説明するのは困難である。現代の医療の主要な
対象と考えられているこれらの疾患は、症状を管理し、コントロールするこ
とは一定程度可能だが、根治する医療技術はない。完全な治癒や回復が望め
ない以上、治療によって健康問題の解決を図ることを旨とする「医学モデル」
では対処できないことになる。ここに登場するのが「生活モデル」である。
「生活モデル」は、慢性疾患や障害を抱えて生きる人の「生活の質を多様な

アプローチによって改善する」ことをめざす考え方である[27]。

「生活モデル」では、生活の質（QOL）の向上を目標として対象者を支援していくのであるが、どのような状態になることが QOL の向上なのかは明確には言えない。目指す QOL は人それぞれであり、本人自身でも明確に提示できるか疑わしいといった曖昧さがある。QOL は、これまで論じてきた「医療の不確実性」とは異なる捉えどころのない不確実性ともいえるかもしれない。したがって、客観的数値の一覧として体系立てられ、明確化された基準値、正常値を目安とする医療とは異なる、新たな発想が求められることになる。目指す標準的な目標はないのだから、曖昧さ、不確実さの中で対象者の意思決定を支え、合意形成を目指した医療となるのは必然である。医学モデルの不確実性とは異なる、「その人のライフスタイル、価値観」「その人らしいありかた」「その人らしい生き方」と向き合う医療を追求するのが、「生活モデル」で考えるということである。そこでは対人関係を含め、科学的推論、倫理的推論、物語的推論など、多様な推論を駆使する力が求められるだろう。（第Ⅰ部、第1章、実践能力の基礎となる思考——臨床推論参照）。その力は、端的に言えば、探究（反省的思考）を基盤とした仮説検証的思考能力である。複数の疾患を持ち、それぞれのライフスタイルで生きている価値観が異なる患者の個別性、独自性を統合し、問題を解決する能力である。

　現在の高齢者医療、在宅医療において看護専門職に必要とされているのは、複雑多様な情報を統合して、「その人らしい生き方」を推し量り、生活の質を重視したケアを提供するために考え抜く力である。それは身体・心理社会的側面の的確な把握から、判断、対応に至る実践的推論を駆使してなされる看護実践能力を指す。推論＝反省的思考が強調されなければならないのは、このように医療・療養の場が不確実性に満ちており、マニュアルやガイドラインなどの標準ケアでの対処には限界があるからである。看護者には、対象者が納得できる「生活の質」を追求するための、意思決定支援を行う役割が期待されるだろう。その際には、多様な視点から「生活の質」を検討するために、医師、看護師のみでなく、口腔ケアやリハビリテーションの専門職、栄養士、ソーシャルワーカー、心理士など、多職種の関わりが求められるこ

128　第Ⅱ部　プラグマティズムと反省的思考

とになる。

現場の「不確実性」と向き合うプラグマティズム

　これまで述べてきたように、我々は医療・看護の現場で「不確かさ」「確信のなさ」に悩まされつつ、状況に促されてさまざまな決定を行い、実践している。看護者は正しく正確なアセスメントを行いたいと願う。そのための思考方法（＝推論）はどのようなものでなければならないか。看護過程の基底にある論理ないし思考のプロセスを明確にし、意識的に活用できないかと考える。対象を正確に認識し、論理的な思考で問題解決を図る手がかりを、哲学の認識論（知識についての理論）に求めることはできないだろうか。さまざまな生活場面や専門職の現場における「不確実性」について、あるいは曖昧さのつきまとう日常の思考を、哲学はどのように論じているのか。

　哲学者による曖昧さの探究は、17世紀に、フランスの哲学者パスカルによって「確率 probability」の考え方が体系化されることで始まった。以後、物理学、生物学、経済学等の諸学問領域に、確率論的思考法が浸透していく（「確率革命」）[28]。これらの学問分野では、まず確率でしか示せない「不確実な状態を自然の初期状態として受け入れた上で」議論し、理論構築するという学問のスタイルを確立した。

　パスカル以前の哲学は、認識をテーマとする場合、普遍的原理の確立といった「確実性」をめぐる議論に終始してきた。例えばデカルトは、「ほんの少しでも疑いをかけうるものは全部、絶対に誤りとして廃棄すべきであり、その後で、わたしの信念のなかにまったく疑いえない何かが残るかどうか見きわめねばならない」と、人間の認識の確実性を追求した。目覚めている時の思考も、眠っている時の夢と同じ幻想だと疑いうるが、「そう考えているこの私は必然的に何者かでなければならない」と考えたデカルトは、哲学の第一原理として「わたしは考える、ゆえに私は存在する〔ワレ惟ウ、故ニワレ在リ〕」という「堅固で確実な」真理に行きつく。「どんな身体も無く、どんな世界も、自分のいるどんな場所も無いとは仮想できるが、だからといっ

て、自分は存在しないとは仮想できない」。ここでいう存在する「自分」は、身体から切り離され区別可能であり、考えている時のみ存在すると想定された「自分」である。デカルトの『方法序説』（1637年）には、「理性を正しく導き、学問において真理を探究するための（方法序説）」というリード文が付されている。諸学問は、このような確実な存在としての「考える私」を起点にするべきだ、とデカルトは主張する。現実の生活世界とは別に設定された極めて観念的な哲学世界で、理性的に真理を探究するという「確実性」の追及が、この有名な著書のテーマである[29]。

　デカルト哲学に代表されるように、哲学は20世紀まで、「ア・プリオリな真理」「必然性」「決定性」などの「確実性」を中心とした議論を展開してきた。蓋然性や不確実性をめぐる議論は、哲学（論理学）においては近年まで主流とはいえなかったという[30]。

　哲学のなかでも、人間の思考の「不確実性」を正面に見すえて論じてきたのはプラグマティズムだろう。人は誤ることを繰り返しつつ確実性に肉薄していくというのが、プラグマティズムの可謬主義といわれる真理観である。さまざまな分野で、問題解決の枠組みとして使用されている問題解決法の原型を提唱したのは、パースやデューイらのプラグマティストと考えられている。この流れは、デューイの後継者の一人であることを自認するドナルド, A. ショーン（1930-1997）にまで行きつく。では、現代アメリカを代表する思想といわれるプラグマティズムとは、どのような思想なのか。

プラグマティズムの系譜
　プラグマティズムは、19世紀末から20世紀初頭にかけてアメリカに生まれた思想である。当時のアメリカは、工業化の中心であったアメリカ北部州の北軍が南北戦争に勝利し、奴隷解放が実現することで、さらに工業化が進展した。前期プラグマティストといわれるパース、ジェイムズは、エジソン（1847-1931）とほぼ同時代人である。このことからも分かるとおり、この時代は、科学技術が人々の生活を変えた時代であった。自然科学をモデルとした「科学」の価値が称揚され、時代の思想にも影響していくなかに誕生した

130 第Ⅱ部 プラグマティズムと反省的思考

のがプラグマティズムである。プラグマティズムが広く世に知られることに
貢献したジェイムズは、次のようにプラグマティズムの由来を紹介している[31]。
　「この語は、ギリシャ語のプラグマから来ていて、行動を意味し、英語の
『実際（プラクティス）』および『実際的（プラクティカル）』という語と派
生を同じくする。この語がはじめて哲学に導き入れられたのは、1878年チ
ャールズ・パース氏によってであった」。
　以下に、19世紀半ばから20世紀前半まで活躍した主なプラグマティストと
彼らが生きた時代を簡単に示しておく[32]。初期プラグマティズムを代表する
のは、次の思想家たちである。
　パース（1839-1914）：プラグマティズムの命名者であり、論理学、記号
論で知られる
　ジェイムズ（1842-1910）：心理学、宗教哲学を展開
　デューイ（1860-1952）：教育、哲学の幅広い領域の著書がある
　G. H. ミード（1863-1931）：社会的行動主義からコミュニケーション論、
自我論を展開

1859年：ダーウィン「種の起源（On the Origin of Species by
　　　　　Means of Natural Selection）」出版。
1860年：デューイ生まれる。
1865年：1860年、合衆国からの離脱を表明していた南部連合の敗北
　　　　　で南北戦争終結。
1900年：フロイト『精神分析入門』出版
1914年：第一次世界大戦開戦。1918年ドイツの敗北で終結。アメリ
　　　　　カは参戦せず。
1929年：世界大恐慌、アメリカから始まる。
1945年：第二次世界大戦終結
1952年：デューイ死去

パースの探究

　上山春平は、1960〜70年代に影響力をもっていた西欧哲学と関連させて、プラグマティズムの代表的な哲学者を「プラグマティズムの３つの顔」として次のように分類している。「マルクス主義を特徴づけている社会性ないし政治性の契機はデューイによって代表され、実存主義の主体性ないし宗教性の契機はジェイムズによって、分析哲学の論理性ないし科学性の契機はパースによって代表され」る[33]。プラグマティズムはアメリカの思想としての独自性のみが強調されがちだが、産業革命以来の西洋思想の潮流と無縁ではないことを、上山は示そうとしているのであろう。

　「プラグマティズムの３つの顔」のなかで、看護過程の思考との関連において本書で取り上げるのは、パースとデューイである。プラグマティズムの論理性、科学性に関わる側面は、この２人によって展開され発展してきた。プラグマティズムの哲学者として最も知られているのはデューイだろう。デューイは教育哲学者として著明な存在であり、「社会性ないし政治性」を主題にした著書も多い。約100年前に出版されたデューイの主著『民主主義と教育』（1916年）は、アメリカ教育史のなかでも最も重要な著作だといわれる。しかし、デューイは教育や民主主義について論じただけではなく多方面に活躍した哲学者である。本書では主に『思考の方法』（1910年、1933年改訂）『論理学——探究の理論』（1938年）など、「論理性、科学性」をテーマとした著作を参照して論を展開していく。同じく論理性、科学性に関わる議論を展開したパースとデューイとの関係については、次のデューイの『論理学——探究の理論』の脚注が明らかにしている[34]。

　「パースの論理学にかんする著作になじんでいる読者ならば、わたしがこの書物においてとっている一般的な立場にかんして、パースに負うところが非常に大きいことに気づかれるであろう。」

　パースの「探究」を基礎に、デューイは自らの「探究」を展開しているのである[*4]。鶴見によると「プラグマティズムの中核は『考えは行為の一環

なり』という主張にある」[35]。プラグマはギリシア語に由来し、「行為」を意味する[36]。プラグマティズムでは、思考は行為の一部であり、プロセスだと考える。行為する必要があると、人は考えざるを得なくなるのである。行為には目的がある。したがって、考えたことが実施され、それがどのような効果を生じさせたか、あるいは生じさせる可能性があるかを見極めてはじめて、何かを考えたことになる。考えることは「行為」を経過することによって一応の完結をみるのである。このような、プラグマティズムの「行為としての思考」の論議は、デューイに先立って、チャールズやパースによって展開された。デューイの探究（反省的思考、問題解決法）を理解するために、パースまで遡って、思考とりわけ「科学的思考」がどう論じられたかを見ていく。

「探究」の起点としての疑念

パースは、思想や観念の主要機能は「信念（belief）の生産・形成」にあると考えた。思考の唯一の機能は信念の形成にあるとパースは主張し、信念を確立する方法を４つの形態に分けて説明している[37]。

「疑念が刺激となって、信念に到達しようとする努力が生じる。この努力を、必ずしもぴったりした名称ではないが、『探究』と名づけよう」[38] こうパースは「探究」を定義する。「信念の生産・形成」に至る思考過程を、とりあえず「探究」と呼んでおこうというのである。疑念は、問いを発したくなる精神状態（「疑っているという感じ」「何らかの問い」）である。信念は、あることに判断を下していいと思える精神状態（「信じているという感じ」「問いの解決」）である。疑念と信念は、このように異なる精神状態として区別可能とされている。

パースは、「信念もしくは意見の確定が探究の唯一の目標」だとする。そして、問題となっていることに対する疑念がなくなり「強固な信念」が得られれば、緊張をはらんでいた精神の働きは弛緩し、人は満足してしまう、と述べる。問題は、日常を支えていた信念が揺らぐ「疑念」状態をどのように解消し、今一度安定した「信念」を取り戻すかにある。確定されたかに見える「信念」は、誤っている可能性がある。したがって、「強固な信念」に至

るには、「探究」によって湧き出てくる疑念を繰り返し解消していくプロセスが必要となる。

　「探究」の起点は疑念である。その疑念を、パースは次のように説明する。「探究」は、「疑念が刺激となって、信念に到達しようとする努力」なのであるから、人がものを考え始めるには、「現実の生きた疑念が存在しなければならない」。この「疑念」は、「あらゆるものを疑う」といった観念的なものではなく、信念を揺るがす刺激となるような具体的な「生きた疑念」でなければならない。また、探究の過程の論証は、絶対に疑うことのできない命題を基礎とする必要はなく、「現実に疑念をはさむ余地のまったくない命題から出発すればよい」[38]＊5）だけである。このことから、多くの人々に信じられていて疑念の生まれていない状態には、探究を行う契機が存在しないことが導き出される。疑念がなくなった段階で、探究は終結しているからである。

　このパースの「疑念」は、「疑う」ことを徹底した地点から哲学を構築しようとしたデカルトの「懐疑」とは根本的に異なる。すべてを疑ってみるというデカルトの懐疑は「方法的懐疑」といわれ、一般的な懐疑といわれる日常生活上の「疑う」こととは区別される。理由も根拠もなく疑ってみるというのが方法的懐疑である[39]。極めて観念的な思考実験ともいえる。パースは、このような現実や経験に根をもたない哲学的態度を認めない。パースの「疑念」は、日常の中の一般的な懐疑のことである。パースはデカルト的懐疑を、「紙の上に、私は疑っていると書くことを、『疑っている』と呼べるだろうか。呼べるというのであれば、そのような疑念など、真摯な問題とは何の関係もない。疑うふりをするのはやめにしたまえ」と痛烈に批判する[40]。

　米盛は、デカルトの「懐疑」を次のように説明している。「デカルトの懐疑は実生活の懐疑ではなく、それは『誇張懐疑』または『仮説的懐疑』である。この懐疑はつまり、実際に何か疑わしいことがあって疑うというものではなく、それはむしろ、我々が日常きわめて確かなこととして疑おうとしないもの——たとえば感覚や数学的知識など——を、あえて『誇張的に』（仮説的に）疑うことによって、懐疑を徹底的に遂行しようとするものである」[41]。

　デカルトが徹底した懐疑によって行き着いたのは、哲学を基礎づける絶対

134 第Ⅱ部 プラグマティズムと反省的思考

表1 探究方法の4類型

探究の方法	その特徴	信念決定の基準
固執の方法	自己中心性	自己の願望にかなう
権威の方法	集団中心性	集団の目的にかなう
先天的方法	思弁的普遍性	理性にかなう
科学の方法	経験的普遍性	事実と一致する

＊パース『論文集』〈上山春平責任編集、世界の名著59 パース、ジェイムズ、デューイ〉中央公論社所収、p. 64、1980

に確実な究極の真理としての「考える私」であった。この「私」は、考える間のみ存在する。したがって「精神としての私」であり、身体と区別されるのみならず、世界の外に立つ孤絶した「私」ということになる（心身二元論）[42]。パース、デューイ等の古典的プラグマティストは、純粋な理性的認識を追求するデカルト的な哲学の方法を批判する。哲学は、曖昧さや不確実性に満ちた人間の現実生活の中の認識や思考／行為を取り上げ、記号としての言葉・概念、そして推論について論じるべきだ、と主張しているのである。以上の論議は、次のように整理できる。

一切のことを疑うなどということは哲学者の思考のなかにあるだけで、日常生活上の思考は、ある具体的な事柄に疑いを持つところから出発する。疑いがあると行動することができないから、考え始めざるを得ないのである。パースを初めとするプラグマティストたちは、そういう日常の思考に焦点を当てて人間の思考を考えている[43]。

パースの信念を確立する方法：探究の4類型

パースは探究の方法を、固執の方法、権威の方法、先天的方法、科学の方法の4つに類型化する（表1参照）。以下、パースの「信念の確定の仕方（The Fixation of Belief）」（1877年）を要約しつつ、この4類型について考えてみる。パースが考える「科学的思考」がどういう思考か、より明確に理解するため

である[44]）。

①固執の方法

　自分の信じているある考えを守るため、他の意見を聞かないようにして信念を強める方法である。我々の日常生活のなかには、この方法で信念を決定していることが意外と多いのではないか。健康食品、フィットネス、政治的主張、宗教……。この方法で信念を強める人は、自分の考えに固執することによる不利益を考えようとせず、信念のもたらす充実感、平安な気分に浸っている。パースは、危険が迫ると頭を砂に埋めてやり過ごすダチョウを例にあげて、「ダチョウは危険をかくしておいて、静かに、もう危険はない、という。だが、もし本当に危険がないと感じているのなら、なぜ頭をあげて見ないのか」と、自己の願望に合致することしか信じない固執の方法の現実否認を説明している。固執の方法に由来する信念は、必然的に他人が違う考え方をしていることに出あって揺らぐ。人間の「社会的衝動」は、他者との関係を求め、影響を与え合うからである。したがって「個人の心のなかだけで信念をつくるのではなく、社会の場で信念をつくりあげるにはどうすればよいか」という問題が突きつけられることになる。

②権威の方法

　国家があるイデオロギーを国民に押し付け、言論統制を敷き、反対者を取り締まることによって権力を維持しようとする統治形態に典型的な方法である。パースは宗教政治、貴族政治、ギルドなどを例にあげて、「メンバーの利害が特定の主義主張にもとづいているか、もとづいていると考えられる組織の存在するところ、おそらく例外なく、社会的感情の自然な産物であるこの方法の形跡が認められる」という。

　パースは、人類史では、この「権威の方法」による信念体系が存続した時期が圧倒的に長いことを指摘し、この方法は「固執の方法」より、「知的ならびに道徳的な点ではるかにすぐれていることを認めねばならない」と評している。巨大な建造物などを残した古代文明は、それなりに偉大な成果をあげているからである。「人類の集団にとって、この方法以上にすぐれた方法はあるまい」とも述べているが、もちろんこれは皮肉である。こういった権

力形態がいかに残酷であるかをパースは認識しているし、国民は「知的奴隷」状態に置かれてしまうとも述べている。

この方法の弱点は、統制できる信念には限りがあることである。国家存続にとって重要な問題は、政治的なイデオロギーを手始めとして統制下におかれるが、他の問題は成り行きに任せるしかない。ただ、人々の交流を制限し、支配を揺るがす新たな社会思想が生れないようにすればよいのであるから、この弱点を克服する方法はある。しかし、この方法による支配は、違う信念が存在すること、国家公認のイデオロギーの根拠が薄弱であることなどに気づく者が現われることによって、揺らぐことになる。

③先天的方法

信念を、理性にかなうかどうかで決定しようとするのがこの方法である。ある信念に固執して他の意見に耳を傾けることがなかったり（固執の方法）、信念を他者に押し付けることで支配し、自由に考えることを禁じること（権威の方法）をよしとしないならば、「いかなる主義主張が信じるに値するかを決定する方法」を模索しなければならない。「理性にかなうかどうか」をもってそれに応えようというのが「先天的方法」である。これは形而上学でとられてきた方法である。形而上学は、「一般に、観察された事実には立脚していない」哲学である。信じるに値するかどうかは、「理性にかなうかどうか」で判断することになるが、この「理性にかなうかどうか」は、「信じたい気持ちになることを意味する」だけである。これは、「好み」で信念を決める方法ともいえる。多くの学者によって論議され、多様な視点から検討されることで、結論は「普遍的な性質をもった好み」に終息していくかもしれない。しかし、時代を超えて確固とした意見の一致を見るのは困難である。「好み」は時代により、集団によって流行りすたりがあるからである。

意見の交換で、信念から「偶然的要素」「気まぐれの要素」が除かれるとはいえ、流行の「好み」に影響されるなど、別の種類の「気まぐれ」「偶然」に汚染されるという弱点をもっているのが、先天的方法である。この方法は、主観を排することができない。たとえ国家から自立した個人であっても、その時々の情報など、偶然に支配された「個人の感情的な好み」に強く影響さ

れた信念を持つことになるという側面をもっている。それからすると、根拠のない恣意的な信念による支配という意味で、「権威の方法」と異ならないとも言える。「ある信念が、その信念の対象とされている事実と無関係な事情によって規定されている」ということを知れば、その信念は疑わしいということになるだろう。

④科学の方法

パースは科学的方法を説明するのに、「実在」という概念を導入する。「人間の思考によって左右されないもの」を、信念確定の方法とするためである。「すべての人の究極の結論が同じもの」になるためには、不確かな人間的なものを排除しなければならない。そのためには「実在の事物」を人間の外に想定して、それを信念の根拠とする必要がある。信念決定の根拠は、「固執の方法」では自分の願望であり、「権威の方法」では集団を支配するためのイデオロギー、「先天的方法」では主観的であることから逃れられない理性である。「科学の方法」に至ってはじめて、信念決定の根拠として「実在の事物」が登場する。

パースは、科学の方法の前提を次のように説明する。「実在の事物があり、その性質はわたしたちの意見にまったく依存しない。その実在物は、規則正しい法則にしたがってわたしたちの感覚器官に作用を及ぼす。その結果生じる感覚は、わたしたちと対象との関係に応じて異なるが、わたしたちは、知覚の法則を用いて、事物の本当の姿はどうであるかということを推論によって確かめることができる。そして、だれでも、その事物について十分な経験をもち、またそれについて十分に経験を練るならば、ひとつの真なる結論に到達するだろう」[45]。

哲学では、「実在論」「観念論」の論争の歴史がある。それを意識してパースは、「実在物」があることをどうして知ることができるかとの問いを立てていると思われる。しかし、科学的方法の「唯一の支え」が「実在」であること、この前提は万人にとって疑いようがないことを強調するだけで済ませていて、「実在」に関する議論に深入りしていない。「実在物があるということを本当はだれも疑うことができないのである。なぜなら、もし疑うとして

138　第Ⅱ部　プラグマティズムと反省的思考

も、疑いは不満の源泉とはならないだろう」と述べているのみである。探究の過程の論証は、（デカルトのように）完全に疑うことのできない命題を基礎とする必要はなく、「現実に疑念をはさむ余地のまったくない命題から出発すればよい」[46]だけであるというパースの基本的姿勢が、ここに現われている。

　科学的方法以外では、信念はさまざまな契機を通じて揺らぐ。我々が何の注釈もなしに使う「科学的」という言葉は、初期プラグマティストの中ではパースによって、このように信念を形成する３つの方法の弱点を克服する第４の方略として論じられているのである。パースは、信念を確定する方法、すなわち人はどう推論し、ある考えに達するかということについて、科学の方法の優位性を主張する。それ以外の方法では、推論は「事実」と一致する保証がないからである。

　次章では、パースやデューイをとりあげてプラグマティズムの基本的発想を整理し、臨床における思考との関連を考えていきたい。

脚注（＊）

＊１）バトラー司教（Joseph Butler, 1692-1752）はイギリスのカトリック司祭、神学者。科学時代のキリスト教擁護論で知られる。神の存在は、人間の理性では確実なものとしては認識できず、蓋然性（probability）として把握できるだけである、と主張した。また、蓋然性は人が生きるための指針であると説いた。信仰と自然科学の橋渡しを図った神学者として評価されている。（有江大助『ヴィクトリア時代の思潮とJ. S. ミル──文芸・宗教・倫理・経済』三和書籍、pp. 79-80、2013）

＊２）曖昧さ（vague）は、矛盾律が適用できない。曖昧な意味での動物は、雄、雌どちらでもない。雄でもあり、雌でもあるのだから、どう言っても矛盾しない。医療の場で清潔か不潔かを区別するように、Aであるか、Aでないか（あれかこれか）が成立する場合は、排中律が成立するという。このような排中律が成立しないのが、一般性（general）である。実際には、清潔状態はグラディエーションがある。しかし、医療現場の論理では、「一般的な清潔状態」というのはない。清潔か不潔かであり、排中律の適用できない「一般的な」清潔状態は、想定されていない。どう言っても矛盾しないのが曖昧さであり、

あれかこれかで判断できないのが一般性。一般性は、中間を排せず、Aと非Aとの間を連続したものと考える立場である。（鶴見俊輔『アメリカの哲学』講談社学術文庫、p. 43、1986）。（伊藤邦武『パースのプラグマティズム　可謬主義的知識論の展開』勁草書房、pp. 125-127、1985）。（パース『論文集』〈上山春平責任編集：世界の名著59　パース、ジェイムズ、デューイ〉所収、中央公論社、1980）

＊3）　磯野は、手術室の「清潔と不潔をめぐるさまざまなタブーは、そこに確固たる科学的根拠はない非合理なもの」で、呪術的思考だとしている。「ありとあらゆる準備をしても、なお確実にならない未来をなんとかして引き寄せ、いまとつなげたい」という人間の願望が、手術室という場で呪術的に展開されている。人間は、古来から不確実性を祈りや呪術で対処してきていて、その医療バージョンの一つが手術室の清潔不潔の区分だと、磯野は考えているのである。しかし、次のように演繹的な厳密な推論として考えるほうが無理がないだろう。医療・看護の場面では、「清潔」「不潔」の区分は、記号論理学でいう「排中律」として設定されている。医療用物品は、清潔であるか不潔であるかの2つに区分する規則に則って判断される。清潔な手で触れた清潔な物品のみが清潔であり、不潔な手で清潔な物品に触れると不潔で、清潔な手で不潔な物品を扱った場合は不潔、不潔な手で不潔な物品を扱った場合も不潔、と考えることになっている。ここでいう清潔・不潔は、細菌が検出されるかどうかといった現実との関わりのある区分ではなくて、あくまで論理上の区分である。このような清潔・不潔の決定は、演繹的推論（形式論理学）として行われている。

＊4）　パースとデューイでは、論理学についての基本的な立場の違いがあるようだ。パースが、「推論はどうあるべきか」という規範の問題として論理学を考えているのに対し、デューイは、「人はどう推論を展開するのか」という「思想のナチュラル・ヒストリー」、ないし「発生的方法」で論理学を捉える立場をとっている。これは心理学的とも言える立場で、パースは論理学をこのように展開することに批判的であった。（上山春平責任編集：世界の名著59　パース、ジェイムズ、デューイ』中央公論社、解説、p. 24、1980。鶴見俊輔『アメリカの哲学』講談社学術文庫、p. 51、1986）

＊5）　「現実に疑念をはさむ余地のまったくない命題」は、事実という対応があることが検証されていて、「疑念（問を発したくなる状態、疑っている感じ）」に揺らぐことのない命題、つまり「信念」のレベルにある命題である。

文献

1） ジョン・デューウィ『哲学の改造』岩波文庫、p. 25、1968

2） 鶴見俊輔『アメリカ哲学』講談社学術文庫、pp. 338-342、1986

3） 木田元、須田朗編著『基礎講座　哲学』ちくま学芸文庫、p. 11、2016

4） 鷲田清一『哲学の使い方』岩波新書、pp. 215-218、2014

5） 思想の科学研究会編『新版　哲学・論理用語辞典　プラグマティズム』三一書房、p. 346、1995

6） 木田元、須田朗編著、前掲書、p. 188

7） W. ジェイムズ『プラグマティズム』桝田啓三郎訳、pp. 45-46、岩波文庫、1957

8） 上山春平『弁証法の系譜──マルクス主義とプラグマティズム──』こぶし文庫、pp. 193-194、2005

9） パース『論文集』（上山春平責任編集：世界の名著59、パース、ジェイムズ、デューイ）所収、上山春平、山下正男訳、中央公論社、pp. 255-261、1980

10） 鶴見俊輔、前掲書、pp. 42-43

11） マイケル・ポランニー『暗黙知の次元』高橋勇夫訳、ちくま学芸文庫、p. 44、2003

12） 吉浜文洋「看護技術論の新たな展開に向けて」佛教大学保健医療技術学部論集、第10号、pp. 73-84、2016

13） 小池和男『日本企業の人材形成「不確実性に対処するためのノウハウ」』中公新書、pp. 1-15、1997

14） ドナルド, A. ショーン『技術と変化　テクノロジーの波及効果』寺崎實／牧山武一／松井好訳、産業能率短期大学出版会、p. 28、1970

15） 美馬達哉『リスク化される身体』青土社、2012

16） 長尾真『人工知能と人間』岩波新書、p. 27、1992

17） 西垣通『ビッグデータと人工知能──可能性と罠を見極める』中公新書、p. 172、2016

18） 同書、p. 76

19） 磯野真穂『医療者が語る答えなき世界──「命の守り人」の人類学』ちくま新書、p. 216、2017

20） 中川米造『医学の不確実性』日本評論社、p. 128、1996

21） ルネ, C. フォックス『生命倫理を見つめて　医療社会学者の半世紀』みすず書房、pp. 90-92、2003

22） 同書、pp. 154-156

23) 鳥羽健二（著者代表）『系統看護学講座　専門分野Ⅱ　老年看護　病態・疾患論　第5版』医学書院、pp. 48-92、2018

24) 同書、pp. 12-14

25) B. ディクソン『近代医学の壁』奥地幹雄、西俣創平訳、pp. 45-87、岩波現代選書、1981

26) 同書、pp. 89-100

27) 猪飼周平『病院の世紀の理論』有斐閣、pp. 212-222、2010

28) 一ノ瀬正樹『英米哲学史講義』ちくま学芸文庫、pp. 52-55、2016

29) デカルト『方法序説』谷川多佳子訳、岩波文庫、pp. 46-48、1997

30) 一ノ瀬正樹、前掲書、pp. 327-328

31) W. ジェイムズ、前掲書、p. 39

32) 鶴見俊輔、前掲書

33) 上山春平『プラグマティズムの哲学』（上山春平責任編集：世界の名著59、パース　ジェイムズ　デューイ）所収、中央公論社、pp. 8-11、1980

34) デューイ『論理学──探究の理論』（上山春平責任編集：世界の名著59、パース　ジェイムズ　デューイ）所収、魚津郁夫訳、中央公論社、p. 399、1980

35) 鶴見俊輔、前掲書、p. 219

36) 同書、p. 18

37) パース、上山春平、山下正男訳、前掲書、p. 81

38) 同書、pp. 61-63

39) 甲田純生『哲学的思考の論理　常識を反転させるダイナミズム』ミネルヴァ書房、pp. 5-6、2012

40) パース『プラグマティズムとは何か』（編訳植木豊：プラグマティズム古典集成、パース、ジェイムズ、デューイ）所収、作品社、p. 207、2014

41) 米盛裕二『アブダクション　仮説と発見の論理』勁草書房、p. 212、2009

42) 同書、pp. 212-216

43) 鶴見俊輔、前掲書、p. 58

44) パース、上山春平、山下正男訳、前掲書、pp. 63-75

45) 同書、pp. 70-71

46) 同書、p. 62

第 2 章
パースの可謬主義と三つの推論

パースを理解するキーワード──「連続性」と「変異・変動」

　プラグマティズムは、人間の思考を、誤る可能性のあるものとして自覚していることを求める。このような立場は「可謬主義」といわれる。パースは可謬主義（fallibilism）を、「我々の知識は決して絶対的なものとはならず、いわば常に不確実性と非確定性との連続体のうちに浮遊しているという理論」である、と説明する[1]。

　パースの可謬主義を理解するためのキーワードに「連続体」「連続性」がある。連続性を持つものとしての知識、そして不確実性、不確定性の連続体としての知識の基礎となるのは、「連続性の原理 the principle of continuity」である。「連続性の原理」でいう「連続」的であるとは、「その事物が無限に汲み尽くしえない、無尽蔵の要素からなる」ことである[2]。

　一本の線は無限個の点になりうる可能性を持つ。それは、「不確定だがあらゆる可能な状況に応じて確定可能であるような点」で構成されている。技術と技能、あるいは形式知と暗黙知の関係も、このような一本の線のなかの「連続性」として捉えることができる。看護実践における〈知識の形成＝経験からの学び〉も、「不確実性と非確定性との連続体のうちに浮遊」している確実で確定された知（技術、形式知）と、不確実で不確定な知（技能、暗黙知）との相互関係を通じてなされるといえるだろう。

　また、パースは連続主義（Synechism シネキズム）を、「生成」をキーワー

ドにして、個々の事実から法則ないし一般的理念が生成する過程の局面に注目することであるとも説明している[3]。看護など専門職の形式知としての技術は、暗黙知的な技能から生成してくる。その技能から技術への連続した生成プロセスを経験することで、専門職は成長し、熟達する。パースの連続主義からすると、専門職の経験からの学びはこのように捉えることができる。

　「不確実性と非確定性との連続体のうちに浮遊している」のが、知識である。この決して固定されず、浮遊している知識は、本質的に可謬的である。だからこそ発展可能性もあると、パースは主張する。考えていることの全ては仮説であり、誤謬の可能性がある。したがって、行為という実験を通して仮説の妥当性を検証し、必要なら、さらに新たな仮説を設定して検証を繰り返す。このように、問題解決を求める探究（inquiry）が限りなく繰り返され、継続されることで、我々の知識は進歩していく。技術には技能が伴うし、暗黙知のない形式知はない[4]。技術や形式知は、「不確実性と非確定性」からなる「連続体」の中から析出してくる。そして、この析出した結晶である新たな知識は、やはり「連続体」の中に浮遊する。知識はこのような過程を繰り返しながら、より確実性の高い、明確な形を持った結晶へと成長していく。パースの知識観は、このようにイメージできる。

　連続主義は、パースの認識論や論理学を理解する際のキーワードの一つといえる。もう一つのキーワードは「変異・変動」である。「人間のすべての知的発展が可能になったのは、我々のあらゆる行動が誤りの可能性があるという事実のためである。……生命の無いものはまったく誤りを犯さない。低級な生物もほとんど誤らない。本能はほとんど無謬である」[5]。変異・変動の無いものとしての無生物。本能に支配されて、その範囲で環境に適応する生物。そのような無生物や本能には、誤謬のリスクはない。変異・変動するゆえに誤謬があり、それが修正されて新たな適応に至る。そこに経験があり、無限に発展していく余地がある。パースはこのように、変異・変動を認識の発展の機会として肯定的に捉えている。

　「誤謬とは時間のなかでの我々の行動のランダムな変動に他ならない」。連続した時間の経過のなかで、人間の行動にはランダムな変動が起きる。その

144　第Ⅱ部　プラグマティズムと反省的思考

変動のなかで繰り返し生じ、有用性が経験されたことは、習慣として強化される。有用な習慣の形成には、変動・変異が必要なのである。多様な変異・変動の中から適応的な行為が選び取られることで、習慣は形成される。習慣が形成されていくなかで、柔軟に形を変えていく習慣の可塑性、それを可能とするのが知性と呼ばれるものである[6]。パースはこのように、誤り得るものとしての人間の知性のなかに、知識の生成、発展を見ている。パースは、変異・変動という誤りうる可能性のある状態を、知識が発展していく基盤だと考えているのである。したがって、「精神的法則の不確定性はその欠陥どころではなく、反対にその本質である」「精神の活動には、つねにいくらかの気まぐれな自発性が残されている。それがなければ精神は死んでしまう」[7] ということになる。このように知性の発展は、思考の蓋然性、不確定性、誤謬性のなかにこそある、とパースは主張する。

　臨床判断の不確実性や、対象の多様性の中でなされる看護実践もまた、蓋然的な思考をもって展開される。看護実践が、学問的知識の厳密な適用というより、蓋然性を意識したものであるという前提から、看護実践の場における多様な仮説生成の自在さがあってはじめて有効な看護実践が保障される、ということが導き出される。パースの可謬主義からすると、看護実践能力の開発は、想像力を駆使していかに多様な仮説を提出しうるかにかかっている、ということになるだろう。（第1部、第4章参照）

　パースの可謬主義は、彼の経歴に由来する。パースは6歳から、数学者である父親より与えられた化学の実験室で過ごした。壮年期には天文台で測光にあたるなど、豊富な自然科学の経験がある。「6歳のころからとうの昔に過ぎてしまった壮年の頃まで実験室暮らしが続いた」[8] という自然科学分野での研究、実務経験が、パースのプラグマティズム思想の背景をなしている。パースは自己を実験科学者と位置づけ、自然科学の方法、作法を哲学に導入するもくろみを公言している。哲学用語の体系について述べた中に、こういう一文がある。「少数ではあれ見識のある哲学者であるなら、哲学研究の現状を憂い、そこから哲学を何とか救済すべく努力しており、哲学の現状を自然科学の現状まで高めたいと考えている」[9]。

「実験科学者の思考性向は、何を考えるときでも、実験室において考える
のと同じように、つまり実験室における営みの問題として考える」というの
が、パースの一貫した姿勢である。パースが、自分自身の意見を不確かなも
のとして謙虚な態度で臨む「実験科学者の心をもって」哲学を学んだと言わ
れるのは、そのためである[10]。パースの哲学の特徴は、①自他の意見を、
常に間違っているかもしれないものとして把握することと、②哲学的意見
を含むあらゆる意見の意味を、常にある実験条件と結び合わせて考えること
にあると、鶴見は総括している[11]。

パースの記号論＝論理学

プラグマティズムは直観を認めない

　パースは、現代記号学の創始者のひとりといわれる[12]。パースは、記号論
から演繹、帰納、アブダクションという３つの推論へと、人間の認識をめぐ
る問題を展開していく。これらの議論にも、認識の不確実性、可謬主義の
テーマが一貫して流れている。推論や探究の前提となるパースの記号論を整
理しておくことにする。

　パースは、「私たちは記号を使わずに考えることができるか」という問い
を立て、「外的な事実を明晰に把握しようと望むなら、私たちに許される唯
一の思考は記号を伴う思考である」という回答を与える[13]。考えるというこ
とは、記号を使って推論することに他ならない。したがって、我々の思考や
認識の本質は記号過程である。内的世界に展開される記号による推論は、す
べて外的な事実を反映していて、感覚、感情、意思等の心の諸活動は、対応
する外的な事実があってはじめて引き起こされる、とパースは考える[14]。ま
た、「あらゆる認識は以前の認識によって論理的に限定される」、つまり、ど
のような思考もそれに続く記号に媒介された思考をもっていて、この記号の
連続性の上に我々の精神活動は営まれている、とも述べている。これは、直
観の否定である。「すべての思考は記号的である」と主張するパースは、内
的世界を直接的に知覚する内観や、瞬時に認識する直観を認めない[15]。思考

146 第Ⅱ部 プラグマティズムと反省的思考

は瞬時に生み出されるものではなく、「どの思考も其れに続く他の思考のな
かで解釈されなければならない」からである。

パースは、デカルト哲学を「直観主義」として批判することを通して自身
の論理学を展開する。パースは、以下のように自身のデカルト批判を要約し
ている[16]。

　　1．私たちは内観の能力をもたない。内部世界に関するすべての知識は、
　　　　外部的な事実に関する私たちの知識からの推論によって導きだされる。
　　2．私たちは直観の能力をもたない。あらゆる認識は以前の認識によって
　　　　論理的に限定される。
　　3．私たちは記号を使わずに考えることのできる能力をもたない。
　　4．私たちは絶対に認識不可能なものを把握する能力をもたない。

パースの影響を受けて独自の論理学を展開するデューイもまた、次のよう
に「直接的な知識」を認めないという立場を表明している。「直接的な知識」
とは、直観を含む先験的（アプリオリ）な知識のことである。しかし、「根
拠ある言明としての知識はすべて媒介をもつ」。媒介とは「推理のはたらき」
のことであるから、探究としての仮説－検証過程の結果でない知識はない。
ある知識が「直接的な知識」と混同される事態はある。それは、連続する探
究の過程で一旦確認された考え方や経験済みの対象については、「探究の時
間と労力の浪費である」として、「前の探究の結果が、ふたたび検討される
ことなしに取り上げられ利用される」場合である。デューイからすると、「直
観」と呼ばれる時として有用な知識は、既に探究という媒介を経ていて、あ
えて「探究」のプロセスを経るまでもないと考えられている知識なのである。

「探究には連続性がある。ある探究で達した結論は、次の探究を進めるた
めの素材、あるいは手続きの上での手段となる。次の探究では、前の探究の
結果が、再び検討されることなしに取り上げられ利用される」ことがあるが、
これが「直接的な知識」と混同されることがある[17]。このように過去の探究
に依拠し、今、この場における探究の省略された実践が「直観」の正体だと、
デューイは主張する。しかし、このような探究の省略された実践は、時とし
て誤りを犯すことになる。人は、「新しい状況がかつての状況に非常によく

似ている」と、早まった捉え方をしてしまう場合がある。しかし、対象は静的なものではなく、変化し続けていることが多いのである。

　精神の活動はつねに後続の思考を喚起し、それゆえに本質的に直観的ではなく推移的で推論的であるというのが、パース以来のプラグマティズムの考え方である。デューイが直観を認めないのは、哲学的には、ジョン・スチュアートミル（1806-1873）、コント（1798-1857）、パース（1839-1914）ら経験主義哲学の立場に立つからである。経験主義哲学者は、17世紀のデカルト（1596-1650）、ホッブス（1588-1679）等の「経験によらないアプリオリな知を知識の典型とし、何よりもその確実性を重視した」哲学者たちとは、はっきりと袂を分かつといわれている。[18)19)]

記号の分類

　考えることは記号過程、すなわち記号を使って推論することであるというのがパースの基本的認識である。記号とは何をさすのか。パースは、対象との関係によって、記号をイコン、インデックス、シンボルの3つに分類する[20)]。

　イコン（類似記号）：その性質が対象の性質に類似している。キリストの血と類似したブドウ酒は、キリスト教では隠喩としてのイコンである。隠喩以外に、イメージや図もイコンである。痛みの評価などに使うフェイススケールは、痛みの強さのイコンといえるだろう。

　インデックス（指示記号・指標記号）：対象との物理的因果関係をもつ。風の方向を示す風見鶏。予期していないドアのノックは、ドアを開けよとの指示と考えればインデックス。「痛い！」で事故の発生との関係を想定した場合は、それはインデックスである。

　シンボル（意味的記号・象徴記号）：記号使用者の精神の作用によって記号としての働きを持つ。言語は代表的な意味的記号である。言語的表現で伝達可能な内容を持つ記号がシンボルである。事前予告されていたドアのノックは、「あっ来たか」を意味すると考えればシンボルといえる。

　看護の世界ではサイン（記号）というとまず、vital sign が頭に浮かぶ。

148　第Ⅱ部　プラグマティズムと反省的思考

医療者は身体、精神に由来する記号を読み取り、診断、回復過程、予後の推定を日常的に行っている。記号学（semiotic）の命名者はパースのようだが、この用語は、歴史的にはギリシア医学にその起源があるといわれる。ヒポクラテスは発熱、疼痛、倦怠感などの症状を、病気の過去、現在、そして転帰を知るための記号とみなしていたという[21]。記号学はその源流まで遡ると、医療・看護にとって意外と近い関係にあると言えそうだ。看護では、「フェイススケール」を痛みの強さのイコンとして使い、インデックスである「医師の処方指示」によって与薬を行い、シンボルを駆使して「患者とのコミュニケーション」を図っている。

　パースの記号学の主要テーマは、記号を使った推論過程としての記号過程を、記号（sign）、対象（object）、解釈項（interpretant）に区別し、その関連を検討することである。[22] *1) 記号には対象があり、記号はその代理をする。そして、ひとつの記号は、心に連続的に次々と記号を生じさせる。この「最初の記号を解釈する（すなわち翻訳し説明する）別の記号」は、解釈項と呼ばれる[23]。

　デカルト哲学の直観は、知る主体と知られる側としての対象とを区別した2項関係である。したがって認識は、記号とそれを表象するものとの関係ということになる。一方、パースは、記号過程を「解釈項」を加えた3項関係であるとする。「記号（第1項）は、ある対象（第2項）を解釈項（第3項）に対して表示する」とパースは考えたのである。解釈項自体もまた記号であり、解釈されるのであるから、この過程に終わりはない。しかも、解釈は多様になされるから、記号と対象の関係もまた多様なものとなる。このようなものとしての記号過程は、不確定であり不確実性を免れないといえよう[24]。

　解釈項は、記号の作用の仕方によっても分類できるが *2)、記号によって生じた効果がどのような形をとるかという側面に着目して分類すると、次のようになる。[25)26)]

　情緒的解釈項（emotional interpretant）：記号によって生み出される情緒的感覚。

　活動的（努力的）解釈項（energetic interpretant）：身体的あるいは精神

的に努力してなされる行為

論理的解釈項（logical interpretant）：思考やその他の記号、創られた、あるいは修正された事項

　記号の効果である解釈項の分類は、記号が必ずしも意味といった知的なものだけを生じさせるのではないことを示している。記号は、情緒的感覚を生じさせ、身体的・精神的行為（努力）を促すことをも含めた幅広い効果を生み出すものと、パースは考えていた。3つの解釈項は、情緒的解釈項が活動的解釈項を生み出し、活動的解釈項によって論理的解釈項が生み出されるというように、相互に関係している。情緒的解釈項である違和感が、それを克服しようとする行為を生み出すのが行為的（努力的）解釈項である。その行為によって、それまでのルーチン化した思考が見直され、新たな行動原理での行為が可能となるのは、論理的解釈項の効果である。

　パースの3つの解釈項の相互関係は、看護現場を例にとるとどのようになるのか。看護場面における各解釈項間の関係を考えてみる。患者の症状悪化の兆候は、いつもと違う表情、活気、全体の雰囲気など、非特異症状（一般症状）から気づくことが多い。「オヤッ、何だろう、どうしたんだろう、いつもと違う」といった兆候（サイン、記号）が、情緒的解釈項的な効果を生むことで気づきが生じる。何が症状悪化をもたらしているかを理解するためにクリティカルに考える。体熱感があるかどうか手を当ててみる、体温を測ってみるといった行為は、活動的（努力的）解釈項によって生じるといえるだろう。そして、本格的なアセスメントのための観察プラン（あるいは診断のための検査計画）の策定へと展開していくとすれば、この段階は情緒的解釈項としての兆候が、活動的解釈項を経て論理的解釈項としての効果を生み出したといえる。「異和感」とか、「ゆらぎ」といわれる情緒的解釈項から始まった記号過程は、行為を促し（行為的解釈項）、原因を見極める論理的解釈項としてのアセスメントを通して新たな対象者理解へと発展していくプロセスをたどる、と考えることができる。（第Ⅳ部、第1章参照）

　看護場面における各解釈項間の関係は、このように情緒的解釈項から活動的解釈項、論理的解釈項への連鎖として捉えることができよう。これは、看

150　第Ⅱ部　プラグマティズムと反省的思考

護過程における問題の設定、アセスメント、プランの立案、実施・評価のステップに対応している。

三つの推論：演繹、帰納、アブダクション

　パース研究家である米盛は記号について、パースの基本的考え方を次のように整理している[27]。

　1．記号とは、何らかの意味を表したあらゆる表現体のことである。外界の対象はすべて、その対象を認識する者に対して常に記号として現れる。

　2．人間の認識思考は、記号過程である。記号過程は、複雑多様な意味の世界を把握し認識する過程である。したがって、我々の認識思考の特性は、曖昧なもの、ファジーなものの不明瞭な意味を理解し、複雑で不確実な状況に応じた適切な行動をすることができるところにある。

　3．我々は日常、あるいは科学的探究において、演繹的にのみ思考しているわけではないし、厳密な記号論理学の方法が用いられているわけでもない。

　4．人間が行う推論には「厳密な推論」と「厳密でない推論」とがある。数学化した論理学は前者であり、人間の創造的思考には、むしろ後者が重要である。（第Ⅱ部、第1章参照）

　米盛の記号、記号過程、推論（inference 科学的論理的思考）についての整理から、次のことが導き出される。「日常言語の理解と使用には、まさに曖昧さ（一般性、多義性、比喩、日常的生活世界の際限ない文脈における意味の転調など）を認識しうる能力、日常的生における複雑多様な、不確実な状況に応じた、いわば曖昧認識・曖昧思考を行いうる能力こそ、不可欠であり、本質的なものである」[27] *3)

　我々の日常生活、あるいは専門職としての活動における推論は、「曖昧さ」「ファジー」「不明瞭な意味」「複雑で不確実な状況に応じた適切な行動」などをめぐってなされる。しかし、数学化していった古典的論理学は、このよ

うな「曖昧認識・曖昧思考」が主体である日常的な人間の思考をテーマにすることはなかった。米盛のいう「曖昧認識・曖昧思考」を鶴見は、マチガイうる思考（可謬主義）として次のように説明する。「絶対的な確かさ、絶対的な精密さ、絶対的な普遍性、これらは、我々の経験的知識の達しえない所にある。我々の知識は、マチガイを何度も重ねながら、マチガイの度合いの少ない方向に向かって進む。マチガイこそは、我々の知識の向上のために、最も良い機会である」[28]。記号を使って展開される日常的な言語活動、考え、行為することは記号過程なのだという理解に立つと、我々は日常生活において、「曖昧さ」「ファジー」「不明瞭な意味」を推論によって認識し、「複雑で不確実な状況に応じた適切な行動」をとることが求められていることになる。人は、「曖昧認識・曖昧思考を行い得る能力」を必要としているのである。曖昧なマチガイうる「厳密でない推論」を積み重ねることでしか、現実世界の問題解決は果たせない。第1章で述べた仕事の不確実性、医療看護の不確実性の論議も、このような可謬主義（falliblism マチガイ主義）をみすえた議論でなければならないだろう。

厳密な推論：演繹（ディダクション deduction）

　推論には、厳密な推論と厳密でない推論がある。米盛のいう「厳密な思考」は、演繹的な思考のことである。演繹は、「結論を前提だけから、論理学の規則に従って引き出す」[29]「ある命題を認めたとき、それから必ず成立する他の命題を引き出す思考」[30]＊5）「その前提から結論への導出が絶対確実な（前提が正しいなら結論も正しくなる）推論」[31]「指導原理（leading princi-ples）の助けによって、前提命題からその論理的含蓄を引き出す方法」[32] などと定義されている。パースの定義は、「その推論の正しさが、推論された事柄と前提で措定された事柄との関係だけに依存するような推論」[33] である。伝統的論理学（アリストテレス論理学）は、演繹論理と帰納論理を含むとされるが、今日では、「記号論理学」にとって代わられている。記号論理学は、「記号を多く用い、数学的な演算をその手段とする」ので、「数学的論理学」とも称される。また、思考の内容ではなく、思考形式を研究するので「形式

152　第Ⅱ部　プラグマティズムと反省的思考

論理学」と呼ばれることもある。記号論理学は、真か偽かを問う演繹論理学が主体となっている[34]。

　演繹的な推論のみを扱う伝統的な論理学は、数学の証明がそうであるように、厳密な明確さや手続きを要求する。演繹は「前提から帰結を引き出すこと」であり、推論により「前提を言い換える」ことである。したがって演繹的な推論は、前提の中に隠された結論を明らかにするのみであり、新しい観点が持ち込まれることはない[35]。例えば、連立方程式（$2x+y-1=0$、$x+2y-5=0$）の解を得ることを演繹的推論（分析的推論）として考えてみる。この問題を解くことは、前提である２つの方程式を分析して、演算規則に従って操作して答えを導き出すことである。xとyの値を導き出すことになるが、この値は明確であり、それ以外にはありえない厳密さをもっている。そして、この値は前提である連立方程式の２つの式に含まれていて、前提の言い換えに過ぎないともいえる[36]。答えのなかに何か新たな発見があるわけではない。

　演繹的な推論が「厳密な思考」なのは、一般的な演繹論理は、真であるか偽であるかが明確である場合に使われる推論だからである。例えば$3+4$は、７以外に答えはない。７という答えのみが真であり、それ以外は偽ということになり、真と偽の中間はない[37]。それゆえ確実であり、厳密なのである。演繹的な論理学は、数学の証明や物理学の理論には威力を発揮しても、日常生活や科学一般における推論ではほとんど活用できない。人工知能（AI）の第一次ブームは、演繹的な論理でのデータ処理に頼ったために行き詰ったということも、このことを示している。

厳密でない推論：帰納（インダクション induction）

　演繹と帰納の二つの推論は古典的推論といわれる。演繹は「厳密な推論」であり、帰納は「厳密でない推論」である。パースは、「厳密でない推論」にアブダクションを付け加え、推論を演繹、帰納、アブダクションの３つの形態に区分した。二つの「厳密でない推論」について、パースの考え方を紹介する。まず帰納についてみていく。パースは帰納を次のように定義してい

る。

「ある集合にふくまれる若干の事物が、ある特定の性質をもつことが知られている時、その集合にふくまれるすべての事物もまたその性質をもつという想定にもとづいて進められる推論」。「ある集合から任意に選ばれた数個の例について真なる性質は、その集合全体についても真であるという想定にもとづく推論」[38]。帰納は、「すでに与えられた一命題がどのくらいの確実性を持って成り立つかを試す方法」[39]なので、パースは「統計的推定方法」[40]とも呼んでいる。したがって「ある法則が純粋に帰納であって、それ以上のものでないことが一見して明らかな場合、それが例外を許すものであることは、正気の精神であれば誰でもが直ちに認めるであろう」ということになり、帰納は「蓋然的で近似値的でしかない」結論を導き出す推論ということになる[41]。

帰納の役割は、「一連の多数の対象を単一の対象でもって代用することにある」。単一対象は無数の対象を包含しているから、「帰納とは『多様性を統一性へ還元する』ひとつの形式である」と、パースは述べる[40]。多様な様相を示すサンプルから全体を推定することで、「統一的」に理解する、つまり一般化することだと理解してよさそうだ。パースは、「帰納的方法をアブダクションによって提案される仮説や理論を実験的にテストし正当化する推論」という、新たな帰納の概念を確立したといわれている[42]。また、パースは、帰納を単純帰納（crude induction）、量的帰納（quantitative induction）、質的帰納（qualitative induction）に分類している。上記の「仮説や理論の実験的テスト」に関係するのは質的帰納である。

　　単純帰納：論証力弱い。過去の経験や知識に基づいて、未来の出来事の傾向について一般化を行う。日常的に使われている。「単純枚挙による帰納法（F. ベーコン）」と同じ。

　　量的帰納：数学的確率論にもとづく帰納なので、数えうるものが単位となる。強力かつ正確な帰納法。

　　質的帰納：数量的なものを対象としないため確率論は使えない。仮説から出発して、できるだけ多くの諸予測を導き出し、その中からいくつかを選

154 第Ⅱ部 プラグマティズムと反省的思考

び、予測通りのことが起きるか観察する。仮説は観察事実と一致するかを
確かめる帰納法である。

　以上は、パースの帰納法についての考え方である。それに対し、「現実の
世界では、不完全もしくは質の悪い情報に基づいて決定」しなければならな
いので帰納法が使われるというのが、現代の一般的な帰納法についての理解
だといわれる。具体的には、「不確実性のもとでの意思決定（DNA鑑定で
の父子関係の推定）」「予測（天気予報）」「仮説の検定（薬物の効果）」等に
帰納法が活用されている[43]。これらは、パースの分類に従えば量的帰納であ
る。現代では、一般的には量的帰納のみが帰納法だと理解されている。

　「帰納的推論は、与えられたデータに仮説を適合させ、特定のものから一
般化を行うという論理過程である」と考えるのが、量的帰納である。この場
合、データから立てられる仮説は一つとは限らないから、いつも正しい結論
が得られるわけではない。特定のものから帰納的推論によって一般化された
知識は、不確実である。とはいえ、不確実な知識に不確実性の度合いについ
ての知識を加味することで、利用できる知識とすることは可能である。不確
実性のもとで行われる決定は誤りを避けることはできない。しかし、どの程
度の割合で誤りが起きるかを知ることができれば、誤った決定の割合を最小
にすることができると考え、不確実性を数量化するのである。これは最適決
定の問題といわれ、演繹的推論を用いることで可能となる。前日の大気の
データから、複雑な計算をすることで翌日の降水確率を示しているのがその
例である。今日でも、不確実性の数量化は議論が絶えないといわれる。しか
し、帰納法から得られた不確実な知識は、演繹的な手法を導入して不確実性
の度合いを示すことで、現実的な対応により役に立つようになったとはいえ
る。[43] *6)

　いうまでもなく、ここで使われているのはパースのいう量的帰納である。
パースは、疑念から信念へという探究のプロセスに「質的帰納」を位置づけ、
その議論に終始している。そのため帰納を、現代的な「量的帰納」をイメー
ジしてパースの議論に臨むと違和感がある。後に説明する探究の3段階（ア
ブダクション⇒演繹⇒帰納）における帰納は、質的帰納であることに留意

第2章　パースの可謬主義と三つの推論　155

しておきたい。

厳密でない推論：推定（アブダクション abduction）

　ギリシア哲学に由来する演繹、イギリス経験論哲学に起源のある帰納、これら従来からある2つの推論に、パースはアブダクションを付け加える（表1参照）。この推論は、「新しい諸観念を生み出し、知識の拡張をもたらす推論の『拡張的』（発見的）機能」を重視する[44]。推論の形式と論証力を重視し、形式的妥当性とか論理的必然性を追求する帰納や演繹には、そのような機能はない*[7]。

　川喜田二郎はKJ法を世に広めた名著『発想法』において、「パースが取り上げたアブダクションという言葉の意味あいと、アイディアをつくりだす『発想法』として私が考えているものとを対比してみると、主要な点ではまったく同じところを問題にしているようである」[45]とし、自分の「発想法」は英語に訳すとしたら「アブダクション」だろう、と述べている。パースの認識論で、名探偵シャーロック・ホームズの推理を読み解くとどうなるかを論じた『シャーロック・ホームズの記号論　C. S. パースとホームズの比較研究』では、パースの論証法（アブダクション、仮説生成）を「あて推量」と訳している[46]。この「あて推量」という軽い表現は、アブダクションは不確実であり、蓋然的な推論であることを的確に表現している。創造性の原動力となる推論＝アブダクションは、自由に発想を広げる想像力に依拠している。「発想法」「あて推量」と呼ぶにふさわしいといえよう。

　パースは、アブダクションを「若干の性質がある事物に属するとき、その若干の性質を部分としてふくむような性質もまたその事物に属するであろうという想定にもとづく推論」と定義している[47]。この難解な言い回しの定義は、パースが示している「こぼれた豆」を例にすると、次のように説明できる。数粒の白い豆（若干の性質）がこぼれている。この豆は、どこからこぼれたのかわからない。こぼれた豆には、大きさ、形、色と諸特徴があるが、白い色という「若干の性質」に着目してみると、「ある事物」である近くにある袋には、この「若干の性質」を持つ豆が入っていることに気づいた。袋

156 第Ⅱ部 プラグマティズムと反省的思考

の豆全体からすると「部分」であると思われるこぼれていた白い豆も、この近くの袋（「事物」）に属していると考えてもよいだろう。こうして「この豆は、この袋からこぼれたものであろう」という仮説が設定されることになる。このような、日常生活から理論の発見まで広範に使われる仮説生成的推論がアブダクションである。

　アブダクションの現代社会での活用のされ方は興味深い。現代のインターネット社会では、ビッグデータを瞬時に処理して結論を提示することが日常的に行われている。この処理過程で使われている推論には、帰納もアブダクションも含まれる。したがって、「例外もあり」「間違い」もあることを踏まえて、情報を活用しなければならないといわれている[48]。

　インターネットの検索サイトであるグーグルは、インターネット上の「咳止め薬」「解熱剤」の検索キーワードの増加から、いち早くインフルエンザの流行を予測したことで知られる[*8]。この予測にもアブダクションが使われている。ここで用いられた推論について考えてみる。

・（B：個別事実・驚くべき事実）地域Xにおいて、咳止め薬や解熱剤の検索頻度が増加した
・（A：一般ルール・規則、当然の事柄）インフルエンザの流行地域では、咳止め薬や解熱剤の検索頻度が増加する
・（C：個別条件・結果）地域Xでインフルエンザが流行している

　このインフルエンザ流行予測の推論は、次のように整理できる。Bが観察された。もしAが妥当なら、Bの事実が起きると推論するのは順当といえる。したがって、Cが、事実ではないかと考える根拠がある[49]。

　パースは、アブダクションは「常に、仮説が主題とする事柄に関連した多くの観察事実を総括することから出発する」[50]と述べているが、これはAの一般ルールが、多数の地域におけるBの個別事実の帰納から得られた仮説であることを指す。この一般ルールAからCを導き出す推論がアブダクションである。このように、グーグルのインフルエンザ流行予測は、インターネット上のビッグデータから、帰納やアブダクションの推論を駆使して導き出されている。Aが成立するのは、インターネットによる薬物の発注

が一般的となっている地域であり、そうでない地域も当然ありうる。Aが帰納から導き出された一般ルールである以上、どうしても不確実性は免れない。また、Aから導き出されたCは、咳止めや解熱剤はインフルエンザだけでなく、呼吸器感染症一般に使用されるのであるから、「あて推量」であり、間違っている可能性はある。このように演繹のような確実性は期待できないのが、アブダクションや帰納による推論である。より確実であるためには、前提となっていることを吟味し、新たな仮説を設定して、その検証を繰り返す必要が出てくる。医学の診断一般がまさにそうである。肺の陰影を細菌性の肺炎だと診断（仮説）して、抗菌剤を処方する。しかし、むしろ悪化傾向となった。仮説としての診断を見直し、新たな仮説（診断）を立て、薬物を変更して、結果をモニターする。このような診断仮説の設定、その検証としての治療を経て、疾患の診断や治療が行われることがある。このプロセスで主に使われるのは、「厳密でない推論」としての帰納やアブダクションである。

パースは、「説明仮説を形成する方法（process）」としてアブダクションを提唱し、「アブダクションこそ科学の諸観念や理論を生み出す唯一の論理的操作」であり、「もっともすぐれた科学的発見の方法である」と主張した[51]。ニュートンの万有引力の発見はどのような推論に基づいてなされたかは諸説あるようだが、米盛は、この発見は「創造的な仮説形成的思惟または推論」、すなわちパースのいうアブダクションによるものだとしている。物は何の支えもないところでは、落下する。この経験的事実の帰納から、物体間に引力が働いているという重力の法則が導かれることはない。引力は直接知覚することはできないのであるから、仮説的方法によってしか引力は見い出しようがないのである。一方、木と木が擦り合わされて火が発生するという多数の直接的な観察から人類が火を手に入れたのは、帰納的一般化である。観察可能な火の発見と知覚できない引力の発見とは、異なる推論によると、米盛は考えているのである[52]。

パースはアブダクションについて、まとまった形での著書や論文を残していないようだ。そもそもパースは膨大な草稿を残しているが、出版されたものはごくわずかだという[53]。パースの推論の全体像を把握するのは、容易で

158　第Ⅱ部　プラグマティズムと反省的思考

表1　パースの探究の論理学における3つの推論の対比*4)

	演繹	帰納	アブダクション
必然、蓋然	形式的必然的推論	経験に基づく蓋然的推論	蓋然的推論
論証力	強い	弱い	最も弱い（可謬性高い）
推論の態様	静的推論 (the statics reasoning)	動的推論 (the dynamic reasoning)	動的推論 (the dynamic reasoning)
目的による区分 (提唱者)	論証の論理学 (古代ギリシア：アリストテレス)	帰納の論理学 (イギリス：F. ベーコン、J.S. ミル)	探究の論理学 (アメリカ：チャールズ, S. パース)
特性	分析的推論 推論の形式的妥当性を追求 論理的必然性を重視	拡張の推論 経験を一般化	拡張的（発見的）推論 科学的発見の方法
推論の形式・内容との関連	推論の形式のみに依拠 経験から独立して成り立つ 厳密に形式化可能	経験的実質内容に関わる推論	経験的実質内容に関わる推論 説明仮説を導入
科学的探究における役割	仮説・理論の分析解明 仮説・理論を実証的事実に結びつける	（アブダクションによって提案された）仮説や理論を実験的にテストし、検証する	仮説、理論の提案
自己修正機能	ほとんどない？	自己モニタリング機能を持ち、自己規制的、自己修正的に働く（誤謬の是正）	ある程度自己修正的

はない。パースのアブダクションの概要を理解するのに最も参考になるのは、米盛の『アブダクション——仮説と発見の論理』である。以下、この著書の内容をダイジェストする形で、パースの提唱したアブダクションについて述べていく。演繹、帰納、アブダクションの3つの推論の特徴、相違については、表1として整理した。

〈拡張的推論〉54)

　アブダクションと呼ばれる推論の理解を深めるために、米盛の著書をもとに主な論点を整理しておく。

第2章　パースの可謬主義と三つの推論　159

　演繹が分析的推論であるのに対し、帰納、アブダクションは拡張的推論である。分析的推論である演繹は、経験から独立に成り立つ。演繹は、前提に密かに含まれている情報を分析解明し、明確な結論をえる必然的推論であり、前提を超える知識の拡張はない。それに対し、拡張的推論である帰納とアブダクションはともに前提を超え、新しい知識をもたらす蓋然的推論である。「引力」のような直接観察が不可能なことを説明するために、「創造的想像力、仮説的思惟」を駆使して仮説や理論を生み出すのが、アブダクションである。帰納法、アブダクション、どちらも「新しい知識の創造」に関する推論（拡張的推論）なのだが、観察結果やデータとの関係に違いがある。帰納法では、「与えられたデータだけを使い、立証されていない仮定や先入観はいっさい使っていない」。一方、アブダクションでは、「データに基づくことなしに、まったくの直観や想像力のひらめきによって」、新しい知識や理論が生み出される[55]。一般的には、帰納法とアブダクションの違いはこのように認識されている。両者の拡張的機能を整理すると、以下のようになる。

・帰納的推論の拡張的機能：「部分から全体へ、特殊から普遍へと知識を拡張」「経験から一般化を行う」
・アブダクションの拡張的機能：「科学的仮説や理論を発案し発見を行う」

〈遡及推論（retroduction）〉[56]

　パースは、アブダクションと同じ意味で、リトロダクション「遡及推論」という用語も使っている。「観察データからその観察データを説明しうると考えられる法則や理論へ」遡って推論を展開するので、このように呼ばれるのである。パースは、ケプラーの惑星の軌道についての推論は、リトロダクションの典型だと考えた。ケプラーは、ティコ・ブラーエが蓄積した膨大な観察データから、惑星の軌道は楕円だという法則を打ち立てる。観察データから仮説を立て、それを観察データに照らして検討する。仮説と観察データの齟齬があれば、さらに新たな仮説を立てる。このようなことを繰り返して、それまで信じられていた円運動という強固な説を捨て、楕円軌道説に至った。この惑星軌道の法則の発見過程で使われているのが、観察結果から仮説へと

遡及していく推論「リトロダクション」である。

説明仮説の生成と分類[57]

パースは、思想や観念の主な機能は「信念の生産・形成」にあると考えた。それまでの安定していた信念がゆらぎ、疑念が生じたとき探究が開始され、新たな信念形成へと歩を進める。この信念を立て直す探究の過程で、疑念がなぜ生じたかに説明を与える「説明仮説」（explanatory hypothesis）を提起するのも、アブダクションである。

アブダクションによる仮説の形成は、示唆的段階（仮説を思いつく）と熟考的推論の段階（仮説を選ぶ）の、二つの段階から成り立っている[58]。前者の、偶然や閃きによる「アブダクティブな示唆」[*9]の段階では、ブレーンストーミング的に「心に思い浮かぶ仮説を思いつくままに列挙する」。そして次の段階として、諸仮説の中から、熟慮を重ねて最適な理にかなった仮説を選ぶ[59]。この仮説の選択について、パースは以下のような4条件（基準）を示している[60]。

「もっともらしさ（plausibility）」：もっとも理にかなった仮説であること
「検証可能性（verifiability）」：実験的に検証可能であること
「単純性（simplicity）」：より単純な仮説を選択すること
「経済性（economy）」：検証するのに費用、時間、思考やエネルギーが節約できること

このようにさまざまな仮説を思いつき、そこから最適な仮説を選択するのは、看護過程でいえば、看護計画の立案に相当する。頭に浮かんだいろいろなアイデアから、最適な計画を絞り込んでいく過程は、ほぼこの4条件（基準）を満たしているはずである。通常は意識していないかもしれないが、日常生活での仮説の選択（見通しに基づく行為の選択）も同様だろう。

なお、アブダクションは仮説を生み出す推論であるが、パースは、生み出された仮説を概ね次の4つに分類している[61]。

・直接観察可能な事実の発見に関する仮説：海王星の存在を理論的に予言
・直接には観察不可能な事実に関する仮説：魚の化石が見つかった陸地は、

かつて海であったとする仮説。

・法則の発見に関する仮説：帰納法的一般化の前になされた、着目した事象についての仮説。

・仮説が提案された時点では直接観察不可能な理論的な対象と考えられていた仮説：万有引力原理の発見

帰納とアブダクションにおける連続性と差異[62]

第1章で述べたようにパースは、帰納と仮説生成的な推論であるアブダクションとを連続的なものと見ている。帰納的な推論を「観察の限界を超えて」押し進めていけば、そこに生成するのは仮説の性質を帯びた推論となる。

一般的には、帰納的推論は「観察データに基づく新しい知識の創造」[63]とされている。観察された過去のデータから未来のことを予測するのである。帰納的推論では、データから得られた知を超えた予測は許されないと考えるのが一般的である。しかし、パースは、帰納からアブダクション（仮説生成）への発展を、ありうる推論として容認する。「観察の限界をはるかに越えて帰納を広げて行くと、推論は仮説の性質を帯びるようになる」というのである[*10]。帰納を越えてアブダクティブな推論の傾向が強まれば、論証力は弱くなるが、帰納と仮説（アブダクション）は支え合い、連続し混合しあう側面があるとパースは考えているのである。このように、両者は拡張的機能を持っているという点では類似している。しかし、以下のように、推論の前提から結論への飛躍（leap）の仕方は異なるとされる[64]。

・帰納的飛躍（inductive leap）：サンプルのなかに観察したことが、母集団全体にも観察できるとする、既知から未知の母集団全体への飛躍。「同種の観察可能な事象のクラス内における一般化の飛躍」

・仮説的飛躍（abductive leap）：観察していない、あるいは直接には観察不可能な何かを仮定する飛躍。「創造的想像力による推測の飛躍」

すでに述べたように米盛は、アブダクションの例としてニュートンの引力の発見をあげている。この引力の発見は、仮説的飛躍としてのアブダクションによると米盛は考えている。ニュートンが直接観察したのは、落下する物

162　第Ⅱ部　プラグマティズムと反省的思考

体である。その現象を超えて目に見えない「引力」の概念を提示するのは、経験からの一般化である帰納とは基本的に異なる推論の働きが必要とされる。目に見えない「引力」の発見には、観察から帰納的に一般化して法則とすること（inductive leap）とは異なる、「飛躍」である仮説的飛躍（abductive leap）が働いている。パースは、帰納とアブダクションとを区別する理由の一つとして、引力の発見にみられるような、推論の中の「飛躍」の違いをあげる[64]。そして、それ以外に、帰納はアブダクションより論証力が強いことを理由としている。さらに「仮説は感覚的要素を生じさせ、帰納は習慣的要素を生み出す」とも述べている。仮説（アブダクション）が「感覚的要素を生み出す」というのは、オーケストラの各種の楽器が調和して、単なる個々の楽器の寄せ集めではないハーモニーを奏でるように、「経験の諸要素を結合統一し、まったく新しい観念を生み出す」ことを指す。また、帰納が「習慣的要素を生み出す」というのは、帰納が個別の経験を一般化して規則を生み出すことである。習慣は、その一般化された規則が信念として機能している状態といえる。

科学的探究の三つの段階と推論

　パースは、疑念が生じ、その解消を図るための信念（自分がそれに依拠して行為する用意のある命題）[65] に到達しようとする努力を「探究」とした。そして、我々がどう推論し、ある考えに達するかという信念を確定する方法について、「固執の方法」「権威の方法」「先天的方法」「科学の方法」という4つの方法を検討し、科学の方法が最も優れていると評価する。「事実」によって仮説を検証しうるのは、この方法のみだからである（第1章参照）。

　この疑念から信念へという科学的探究のプロセスのなかで、演繹、帰納、アブダクションの3つの推論はどのような役割を果たすと考えられているのか。パースは、科学的探究のプロセスで使われる推論を、第一段階〈アブダクション〉、第二段階〈演繹〉、第三段階〈帰納〉としている。[66][67][68]

　　［第一段階（アブダクション）］

・期待に反した事態、あるいは習慣が通じない「驚くべき現象」を経験する。

・「驚くべき現象」を多面的に考察する。

・その現象が起こったことを説明できる可能性のある仮説を推測し、提示する。

　　〔第二段階（演繹　ディダクション）〕

・アブダクションによって提示された仮説の内容を明確にする。

・その仮説に含まれている「実験観察可能な諸予測」、全ての帰結を導き出す。

・仮説から「必然的にかつ確率的に」導き出した予測を、実験にかけられるように明確に示す。

　　〔第三段階（帰納　インダクション）〕

・ディダクションによって得られた帰結はどれだけ経験と一致するかを確かめる。

・仮説は、経験的に正しいか、何らかの修正が必要かを判断する。

　上記のパースの「探究の３つの段階」は、次のように要約できる。

　「現象を理解するために、私たちはまずアブダクションによってそれを説明する仮説をつくり、ディダクションによってその仮説を最もテストしやすい形に変形し、テストから結果する有限個の事実に基づき、インダクションによってその仮説が正しいことを推定する。」[67]

　看護過程でいえば、仮説の設定としてのアセスメントはアブダクションによって行われ、実行可能な現実的なプランを策定するのは演繹ということになる。演繹によって多くの仮説が絞り込まれてプランが策定され、プラン（仮説）は実施という検証にかけられる。検証作業では、集められた事実（データ）を帰納することによって、プラン（仮説）の確からしさを検討する。看護過程では、３つの推論はこのように使われている。

　上山は、デューイの探究（反省的思考）とパースの探究を表２のように対比させている[68]。デューイは探究のプロセスを６つの段階に分け、パースは３つの段階に分けている。しかし、対応関係に無理は感じられない。パース

164　第Ⅱ部　プラグマティズムと反省的思考

表2　パースの探究の3段階とデューイの6段階の対応関係[68]

パース	デューイ
①アブダクション	①問題状況
（ⅰ）現象の観察	②問題設定
（ⅱ）仮説の発見	③仮説
（ⅲ）仮説の定立	
②ディダクション	④推論
（ⅰ）仮説の解明	
（ⅱ）論証	
③インダクション	⑤実験
（ⅰ）分類	⑥保証付きの言明
（ⅱ）試験	
（ⅲ）判定	

のディダクションは、デューイの探究では「推論」となっている。これは次の章で述べる「デューイの探究の5つの局面」の、「推論による可能的解決策の検証」における推論を指している。ここで検証されるのは、「可能的解決策（実施可能な解決策）」と呼ばれている現実的な解決策としての仮説である。演繹的な推論を使って、仮説を実施可能な実験計画（看護過程では看護計画）に練りあげるのがこの段階である。

　デューイの探究の最終段階は、「保証つきの言明」と表現されている（次章参照）[69]。

　これはパースでいえば、「信念」ないし「習慣」ということになる。

　探究によって、仮説は事実によって保証されたものとなったとはいえ、この保証は絶対的なものとは言えず、こう言える可能性があるというだけである。さらに探究が続くことによって修正される可能性を残している。このような、探究から導き出された知識、法則、理論等を絶対的なものと考えない「保証つき言明可能性」という控えめな表現は、いうまでもなく可謬主義が背景となっている。

なお上山は、パースの最も重要な論理学上の貢献は、「『ディダクション』（演繹過程）や『インダクション』（帰納過程）を、『探究』過程もしくは問題解決の過程の一環として統一的に捉えようとした点にある」と評している。それまでの論理学は、演繹、帰納の推論について個別に論じられるのみで、パースのように、「探究（問題解決）過程」でどのような推論が、どのように機能しているのかを位置づける試みはなかったようだ[70]。しかし、これは、（科学）哲学史的にはパース以前のことである。科学的探究に用いられる推論についての議論は、パース以後、多様に展開されている。

例えば、問題解決反証可能性の理論で知られるポパーは、帰納法の妥当性、境界設定の問題（科学と科学でないものを区別する基準）に革新的見解を示している。「帰納、すなわち多数の観測例に基づいた推論、などというものは神話である」と、ポパーは科学的探究における帰納の役割を全否定する。そして、「科学の成功は、帰納規則に基づくものではなく、幸運と創意と、批判的論議の純粋に演繹的な規則に依存している」と、自然科学の方法において用いられる推論は演繹のみであるとしている[71]。

アブダクションと仮説演繹法

現在、自然科学の領域において用いられているオーソドックスな推論（研究方法）はどのようなものだろうか。近代科学は、「まず未知の自然現象を説明する仮説を立て、その仮説から観察可能な帰結を導き出し、その帰結を実験的に検証するという一連の手続き」を方法としている、というのが野家の見解である。この方法論は、「仮説演繹法 hypothetico-deductive method」と呼ばれている。仮説演繹法は、19世紀には明確な形で定式化され、現在では、以下のような段階を踏むとされている[72]。

(1) 観察に基づいた問題の発見
(2) 問題を解決する仮説の提起
(3) 仮説からのテスト命題（予測）の演繹
(4) テスト命題の実験的検証または反証
(5) テスト結果に基づく仮説の受容、修正または放棄

166　第Ⅱ部　プラグマティズムと反省的思考

　仮説演繹法で用いられている推論は帰納と演繹である。（1）から（2）へは帰納、（2）から（3）へは演繹が用いられていると、野家は説明する[73]。（4）は、実験を繰り返して一般化することで検証すると考えると、この段階で使われているのは帰納的な推論である。この仮説演繹法の（1）から（5）の段階は、パースの探究の3段階、あるいはデューイの探究の5つの局面、それと「保証付き言明可能性」のある仮説の生成に対応している、と考えられる。

　しかし、仮説演繹法とパースの科学的探究の過程についての考え方には、根本的な違いがある。仮説演繹法は、仮説を提起するアブダクションを想定していない点である。仮説演繹法論者とされるポパーは、仮説の設定を心理的なものとして片づけ、論理の問題として取り上げない。ポパーは、仮説は既に与えられたものと考え、その後の推論の在り方を議論するのである。ポパーは前述の通り、演繹的推論で導き出され、テスト可能となった仮説が、どれだけ経験的事実と一致するかを確かめる帰納的推論も認めていない。このようにポパーは、仮説演繹論者のなかでも、独自の主張を展開していることで知られている。

　野家が述べるように、一般的な仮説演繹法では、仮説の提起は帰納的推論からなされ、仮説からどのような現実的な実験が可能かを導き出すのに演繹的推論が用いられる、と考えられている。そして、「テスト命題の実験的検証または反証」もまた、帰納によってなされる。このように観察からの仮説の発見と、（演繹によって実験可能となった）仮説の検証の両方に帰納的推論が用いられると考えるのが、帰納主義（inductivism）としての仮説演繹法である。

　このような一般的な仮説演繹法における推論の働きについての考え方に対し、パース研究者の米盛は異を唱える。「観察データは仮説にもとづいて集められなければならない」[74]のであり、そうでなければ「問題を解決する」ためのデータの収集は果てしない試行錯誤となる。何らかの仮説を思いめぐらせるのでなければ、何に着目して観察データを集めればいいかわからない。したがって仮説を観察の指針として、観察範囲を絞り込んでいく必要がある。観察から仮説が生成するのではなく、効率のよい観察のためには、観察に先

立って仮説が必要なのである。その仮説を用意するのはアブダクションであり、帰納ではないとパースは考えていた、と米盛は述べる。パースにとって帰納の基本的機能は、「仮説から導かれる諸予測がどれだけ経験的事実と一致するかを確かめることによって、仮説の確証または反証を行う操作」[75]なのであり、仮説の生成ではないからである。

　しかし、パースは前に述べたとおり、帰納とアブダクションを連続的なものとも考えていた。帰納的な推論を「観察の限界を超えて」展開すると、推論は仮説の性質を帯びたものになる。仮説演繹法において仮説を提起する帰納的推論は、このような観察から観察の限界を超えて「仮説的飛躍」を遂げた帰納と理解することも可能だろう。また、同じ問題が繰り返し起こる場合は、問題を設定するための観察で帰納的に問題が発見され、それは同時に仮説を生じさせることでもあるといった状況も想定できる。パースは、このように帰納的推論と仮説の設定は連続している場合もある、としている。一般的な仮説演繹法を完全否定するわけではなく、仮説生成のためにはアブダクションを想定したほうがより論理的だというのが、パース的立場ともいえそうだ。ただ、仮説演繹法は現代科学の方法として最も有力な方法とされているが、「仮説演繹法は新しい仮説を発想するための方法、すなわち『発見法（heuristics）』とはなりえない」[76]ともいわれる。

　「仮説をテストする演繹的方法」が仮説演繹法であり、既に与えられた仮説からテスト可能な命題（実験プラン）を演繹し、それらを検証する。仮説演繹法は、仮説の設定について何も説明していない。論理的に整合性のとれた議論が行える演繹の範囲に留まることで、「発見」問題を忌避しているのがポパー等の仮説演繹論者だと、米盛は批判する。パースの探究が仮説演繹法と大きく異なるのは、理論を導き出す発見の過程を重視したことである。パースの探究の論理学は、仮説生成の過程をアブダクションとして科学的推論のなかに位置づけ、その解明にあたった点に意義があるといわれている[77]。

脚注（＊）

＊１）　鶴見は、解釈項をトキクチ（interpretant）と訳し、それは、「文章（命題）

168　第Ⅱ部　プラグマティズムと反省的思考

の意味を判断するイトグチとなる」と述べている。心に連続的に現れた記号を解釈する後続の別の記号が解釈項であるから、言葉の意味を明確にするその第一歩はこの解釈項から始まるということであろう。①その考え（記号）の対象としていることが行動にどう影響するか、②その考えの中で、行動を変化させる効果を持つものは何か、③だれでもが認めるものであるか——これらを基準にして、その言葉の意味を明確にしていこうというのがパースの提言であった、と鶴見は述べている。（鶴見俊輔『アメリカ哲学』講談社学術文庫、pp. 62-63、pp. 67-74、1986）

＊2）　記号と解釈項の関係から分類すると、以下のような3分類となる。

　　　　①直接的解釈項（immediate interpretant）：記号に伴う必然的な解釈。原初的であり、明示的あるいは暗黙的に表現される。表現的（expressed）解釈項。

　　　　②力動的解釈項（dynamic interpretant）：さまざまな環境下で、その影響を受けて現実的になされる解釈。虫の知らせ、あてずっぽう、希望的観測の場合もある。影響的（affected）解釈項。

　　　　③最終的解釈項（final interpretant）：十分に考え抜かれることによって到達する理想的な解釈。表象的（representative）解釈項。

　　　　（コーネリス・ドヴァール『パースの哲学について本当のことを知りたい人のために』大沢秀介訳、勁草書房、pp. 126-128、2017）

＊3）　日常言語とは自然言語のことで、エスペラント語やプログラミング言語、記号論理学言語等の人工言語の対をなす言語。ここでいう日常言語には、厳密に数学的論理学で推論可能な科学を除く、確率論的推論を用いる一般的な科学で使われる言語も含まれると考えられる。

＊4）　米盛裕二『アブダクション　仮説と発見の論理』勁草書房、pp. 2-13、2007、から作成

＊5）　命題：通俗的には文と同じとみなせる。「文によって表現され、真または偽と判定できるもの」。一般的なこと（すべての人間は死ぬ）を表していれば一般命題、そうではない命題は特殊命題という。（『思想の科学事典』論理とは、p. 361、脚注）

＊6）　パースは abduction を、retroduction（遡及推論）、hypothesis（仮説）と表現することもあり、同じ意味で使っている（パース『論文集』〈責任編集上山春平：世界の名著59、パース　ジェイムズ　デューイ）中公バックス所収、脚注、p. 135、中央公論社、1980）。abduction には「推定」（上山春平『弁証法の系譜』）、「仮説形成」（パース、伊藤邦武訳『連続性の哲学』）、「仮説的推

論」「構想」（鶴見俊輔『アメリカ哲学』）等、多くの訳語がある。近年では、アブダクションと表記されることが多い。

＊7） 統計学者C. R. ラオは、推論を次のように区別している。

　　　帰納法：観察データに基づく新しい知識の創造

　　　アブダクション：データに基づくことのない、直観による新しい知識の創造

　　　演繹法：提案された定理の証明

　　（C. R. ラオ『統計学とは何か　偶然を生かす』藤越康祝、柳井晴夫、田栗正章訳、ちくま学芸文庫、pp. 84-85、2010）

＊8） この予測は、人工知能（AI）がアブダクションを駆使して行っていて、アメリカの公衆衛生当局よりも早かったために話題になったようである。（西垣通『ビッグデータと人工知能──可能性と罠を見極める』中公新書、2016）

＊9） アブダクティブな示唆は、進化論的に発展してきた人間の本能に由来する。「人類進化の過程のなかで自然に適応するために必要な能力として発展してきた」と、パースは生物学的な説明をしている。（米盛裕二『アブダクション　仮説と発見の論理』勁草書房、pp. 73-75、2007）

＊10） 天気予報について、こういうジョークがある。「信頼できる予報官とは、公的な予報を使うべきか、または、窓の外を見て自分自身の判断を補うべきかについて判断できるくらい十分に、窓の近くにマイクロホンを備えつけている人である」。（C. R. ラオ、前掲書、p. 245）

　　　ふと窓の外を見て、データからの予測に何かをつけ加える気まぐれは許されない。それは、「データに基づくことのない、直感による新しい知識の創造」であるアブダクションの範疇に踏み込んでいるからである。過去の天気の厳密な統計処理から出てきた明日の天気予報（帰納的推論）を、予報官はこの頃の異常気象を考えると、これまでの情報の集積からの判断では誤ることも少なくない。自分自身の感触を加えて予報した方がむしろ的確な予報になると、窓の外の空を眺めつつ考えている。帰納的推論を駆使した過去のデータに基づく予報は、尊重しなければならないのは当然としても、予報管自身の判断を付け加えたくなっている。ジョークからは、このようなシーンが頭に浮かぶ。帰納的推論は、例外を認める推論でもある。「自分自身の判断を補うべきか」という葛藤は、予報官がアブダクションの領域に踏み込んだ推論を行うべきかどうかをめぐっての葛藤である。パースのいう帰納的推論とアブダクションの連続性とは、このような事態として想定されているのであろう。

文献

1） 伊藤邦武『パースのプラグマティズム　可謬主義的知識論の展開』勁草書房、p. 6 、1985

2） パース『連続主義の哲学・解説』伊藤邦武編訳、岩波文庫、pp. 318-319、2001

3） デューイ『パースのプラグマティズム』（植木豊編訳：プラグマティズム古典集成　パース、ジェイムズ、デューイ）所収、作品社、pp. 16-17、2014

4） 吉浜文洋「看護技術論の新たな展開に向けて」佛教大学保健医療技術学部論集第10号、pp. 73-84、2016

5） パース、前掲書、p. 169

6） 同書、pp. 169-170、pp. 206-207

7） パース『論文集』（責任編集上山春平：世界の名著59、パース　ジェイムズ　デューイ）上山春平、山下正男訳、中公バックス所収、p. 181、1980

8） パース『プラグマティズム』（植木豊編訳：プラグマティズム古典集成　パース、ジェイムズ、デューイ）所収、作品社、p. 300、2014

9） 同書、p. 201

10） 鶴見俊輔『アメリカ哲学』講談社学術文庫、p. 40、1986

11） 同書、p. 42

12） 笠松幸一、江川晃『プラグマティズムと記号学』勁草書房、p. 16、2002

13） 前掲書、7 ）、p. 121

14） 魚津郁夫『プラグマティズムと現代』放送大学振興会、pp. 35-36、1997

15） 前掲書、2 ）、p. 122、pp. 130-131

16） 前掲書、7 ）、pp. 128-130

17） デューイ『論理学──探究の理論』（責任編集上山春平：世界の名著59、パース　ジェイムズ　デューイ）魚津郁夫訳、中公バックス所収、pp. 526-527、1980

18） 伊藤邦武『物語　哲学の歴史』中公新書、pp. 143-146、p. 193、2012

19） 一ノ瀬正樹『英米哲学史講義』ちくま学芸文庫、2016

20） 前掲書、1 ）、pp. 138-151

21） 前掲書、12）、pp. 8 -10

22） 同書、p. 19

23） 前掲書、7 ）、pp. 39-40

24） リチャード, J. バーンスタイン『哲学のプラグマティズム的転回』広瀬覚、佐藤俊訳、岩波書店、pp. 65-69、2017

25） 前掲書、7 ）、pp. 42-43

第2章　パースの可謬主義と三つの推論　171

26）　コーネリス・ドヴァール『パースの哲学について本当のことを知りたい人のために』大沢秀介訳、勁草書房、pp. 128-129、2017

27）　米盛裕二『アブダクション　仮説と発見の論理』（まえがき ii‐v）、勁草書房、2007

28）　鶴見俊輔、前掲書、p. 43

29）　山下正男『論理的に考えること』岩波ジュニア新書、p. 93、1985

30）　久野収、鶴見俊輔編『思想の科学事典』勁草書房、p. 361、1969

31）　野矢茂樹『入門！論理学』中公新書、pp. 16-19、2006

32）　鶴見俊輔、前掲書、p. 70

33）　前掲書、7）、pp. 132-133

34）　久野収、鶴見俊輔編、前掲書、p. 365

35）　梅原猛、橋本峰雄、藤沢令夫編『哲学のすすめ』筑摩書房、pp. 101-109、1969

36）　米盛裕二、前掲書、pp. 31-32

37）　澤田允茂『考え方の論理』講談社学術文庫、pp. 58-62、1976

38）　前掲書、7）、pp. 135-136

39）　鶴見俊輔、前掲書、pp. 70-71

40）　パース『4つの能力の否定から導かれる諸々の帰結』（植木豊編訳：プラグマティズム古典集成　パース、ジェイムズ、デューイ）所収、作品社、p. 103、p. 136、2014

41）　前掲書、2）、p. 73、2001

42）　米盛裕二、前掲書、p. 119

43）　C. R. ラオ『統計学とは何か　偶然を生かす』ちくま学芸文庫、pp. 78-85、2010

44）　米盛裕二、前掲書、p. 7

45）　川喜田二郎『発想法　創造性の開発のために』中公新書、pp. 4‐6、1967

46）　T. A. シービオク、J. ユミカー＝シービオク『シャーロック・ホームズの記号論　C. S. パースとホームズの比較研究』富山太佳夫訳、岩波同時代ライブラリー、1994

47）　前掲書、7）、p. 136

48）　西垣通『ビッグデータと人工知能――可能性と罠を見極める』中公新書、p. 44、2016

49）　コーネリス・ドヴァール、前掲書、pp. 94-99

50）　前掲書、2）、p. 58

51）　米盛裕二、前掲書、pp. 7‐13

52）　同書、pp. 36-40

172　第Ⅱ部　プラグマティズムと反省的思考

53）　コーネリス・ドヴァール、前掲書、pp. 1 - 3

54）　米盛裕二、前掲書、pp. 33-35

55）　C. R. ラオ、前掲書、pp. 84-85

56）　米盛裕二、前掲書、pp. 41-45

57）　同書、pp. 53-60

58）　同書、pp. 45-50

59）　同書、pp. 67-70

60）　同書、pp. 70-72

61）　同書、pp. 98-100

62）　C. R. ラオ、前掲書、p. 85

63）　米盛裕二、前掲書、p. 85

64）　同書、pp. 90-94

65）　前掲書、2)、p. 24

66）　米盛裕二、前掲書、p. 103

67）　魚津郁夫、前掲書、pp. 50-51

68）　上山春平『弁証法の系譜　マルクス主義とプラグマティズム』こぶし書房、p. 114、2005

69）　前掲書、17)、p. 399

70）　上山春平、前掲書、pp. 192-197

71）　カール, R. ポパー『推測と反駁』藤本隆志、石垣壽郎、森博訳、法政大学出版局、p. 91、1980

72）　野家啓一『科学哲学への招待』ちくま学芸文庫、pp. 112-113、pp. 118-125、2015

73）　同書、p. 120

74）　米盛裕二、前掲書、p. 130

75）　同書、p. 133

76）　野家啓一、前掲書、p. 122

77）　米盛裕二、前掲書、pp. 111-118

第3章
デューイの反省的思考

デューイの探究の5つの局面

パースの「探究（科学の方法）」の影響を受けて、デューイは探究＝反省的思考＝問題解決法を展開する。デューイには、反省的思考を詳細に述べた著書『論理学──探究の論理（Logic：The Theory of Inquiry）』『思考の方法──いかに我々は思考するか（How We Think）』がある。「デューイ哲学の主題は、探究の論理」といわれるように、これらの著書のテーマである「探究」や反省的思考は、デューイ哲学の基本的モチーフといえるだろう[1]。デューイは反省的思考（reflective thinking）を、反省的経験（reflective experience）、反省的活動（reflective activity）、反省（reflection）、探究（inquiry）とも呼ぶ。また、厳密にいえば、「思考」と呼ばれる心理学的な概念が成立するかどうか疑っている、とも述べている[2]。デューイは、思考と行為を連続したものと考えるプラグマティストとして、「思考」を内的体験の範囲に閉じこめてしまうことに躊躇を覚えるのであろう。「思考」という言葉は「『探究』の同義語であって、その意味は、探究とは何かによって決定される。探究は、思考にかわる合理的な言葉である」[2]とも述べている。デューイは、『思考の方法』[*1]においては、「反省的（思考、活動）」という言葉を使い、ほぼ同内容を『論理学』では、「探究」に置き換えて使っている。これは前述のように、「思考」という言葉を使うことへの躊躇、論理学と銘打ったため、などが理由となっていると考えられる。

174 第Ⅱ部 プラグマティズムと反省的思考

デューイは『思考の方法』において、「反省的思惟の側面（phases）あるいは局面（aspects）」として次の5つをあげている。[3)][4)]

(1) 暗示（suggestions）：行為を阻害する要因があると、行為の継続をはかろうとする傾向が強まり、そこから「行為」の代理として暗示や観念が自動的に発生する。

(2) 困難・当惑の知性的整理（intellectualization）：混沌とした状態に知的処理を施し、困難のありか、性質などを明確にする。問題の設定、解釈。

(3) 仮説によるガイド（guiding of idea, hypothesis）：問題についての洞察が暗示を仮説に成長させる。その仮説に導かれて観察し、データを集め、仮説の有効性を確かめる。

(4) 推論（reasoning: in the narrower sense）：暗示は、推論作用で彫琢、変形される。推論は、蓄積された知識や時代の文化などに影響される。推論と観察は、問題解決に同様な効果をもつ。

(5) 仮説の検証（testing the hypothesis by action）：観察や実験といった具体的な行為によって仮説を検証する。推論は、仮説的、条件的な結論に終わるから、行為による検証が必要である。

(1)(2)が問題の設定に関わることで、(3)(4)(5)が仮説の策定からその検証である。次に紹介する杉浦による反省的思考の5つの段階においても、この5局面は踏襲されている。

デューイの反省的思考（探究）の進行を、杉浦は5つの段階と先行条件、最終結果に定式化する[5)]。まず先行条件として、曖昧、疑問、混乱、葛藤などの不確定的状況がある。これらの問題状況におかれた人間は、この5段階を経て問題解決を図る。解決がもたらされると状況は変化し、知識がもたらされるのである。杉浦の定式化を、その表現を現代風にするとともに若干言葉を補って整理し直すと、次のようになる[*2)]。

　　〈探究の先行条件〉……不確定状況

(1) 困難感の自覚

(2) 問題の設定

（3）実施可能な解決策（＝仮説）の策定

（4）推論による実施可能な解決策（＝仮説）の検証

（5）実験による実施可能な解決策（＝仮説）の検証

〈探究の最終結果〉……状況の変容と知識の産出＝確定的状況と真理

デューイは「探究」を、「不確定な状況を、確定した状況に、すなわちもとの状況の諸要素をひとつの統一された全体に変えてしまうほど、状況を構成している区別や関係が確定した状況にコントロールされ、方向づけられた仕方で転化させること」[6]と定義している。この定義からすると、探究において解決、解消されるのは問題ではなく、不確定な状況ということになる。不確定状況を「前」反省的（pre-reflective）とすると、疑念の払拭された確定状況は「後」反省的（post-reflective）である。「探究＝反省的思考」は、この pre-reflective な事態から post-reflective な事態への転換過程での問題解決のことである[7]。したがって、「状況の変容」を目指すのが探究ということになる。状況変容が問題解決という結果を生じさせている、ともいえる。「思考作用の起源は或る当惑 perplexity、或る昏迷 confusion、或る疑問 doubt である」と、デューイは述べる。そして、このような「思考を誘発し触発する」悩みや混乱を、自ら実際に経験していることを顧慮せず、「普遍的原則に従って」思考を引き起こさせようとするのは愚劣である、と強く戒めている[8]。これは、パース同様、デカルトへの批判である。観念的に疑いえないことは何かと、思考実験として哲学的に考えること（方法的懐疑）と、生活世界での当惑、混乱、疑問等の揺らぎを起点として考え始めるデューイの探究とは、異なるのである。

パースの「疑念」とデューイの「不確定状況」

パースにおいては、探究の先行条件と最終結果は「疑念から信念へ」であった。デューイはこれを、「不確定状況から確定的状況へ」と表現する。パースは信念の揺らぎ、デューイは不確定状況を、問題解決へと向かう目的意識的思考の出発点においている。人間は、信念の揺らぎ、状況の不安定さに耐

176　第Ⅱ部　プラグマティズムと反省的思考

えられない。それゆえ、自ずと信念を確立して状況を安定したものにしよう
とする志向が働くのである。この探究の起始と終結を表した「疑念から信念
へ」「不確定状況から確定的状況へ」という表現に着目すると、パースが個
の中の思考／行為の揺らぎに焦点を当てているのに対し、デューイは個と個
の置かれている環境との関係（経験）の揺らぎを強調しているという点に、
違いがある。

　パースの「疑念」「信念」は、個に閉じられた思考を思わせる。これに対
しデューイの場合は、個と環境との関わり（トランザクション）としての「状
況」がまずあり、その個を超えた関わり（行為）の中の思考という、ひらか
れた表現となっている。両者を比べると、デューイのほうに、プラグマティ
ズムの「思考は行為の一環」という思想がより明瞭に示されていると言える
だろう。人は、個別の対象や出来事を経験しているのではなく、繋がり、脈
絡のある全体としての状況を経験するのである。それゆえ、環境との関わり
のない生活はありえないし、人は環境と関わりなく生きることはできない、
とデューイは述べている9)。

　パースの「疑念から信念の生産・形成」へ、デューイの「不確定状況から
確定的状況」へという「探究」の議論を、看護過程との関連で考えてみよう。
まず、看護者が考え始める起点をどう捉えるか、思考の契機となる「疑念」
とは何か、ということが論点となる。看護計画は、看護診断から機械的に導
きだされる場合もある。クリニカルパスの活用によるケアでは、バリアンス
がなければ、予定され、定型化した治療・看護がプログラム通りに進行して
いく。臨床現場でのルーチン化した実践の多くは、そのようなものだろう。
これらのプロセスには探究がない。それは、パースのいう「行動の規則、す
なわち習慣」が確立されているからである。疑念を起始とする探究は、信念
に達することで休止する10)。この「強固な信念」に至り、「探究の休止した」
状態でなされるのが、臨床でのルーチン化したケアだろう。このように考え
てくると、日々のルーチン化したケアをこなすだけでは、推論能力（探究す
る力）は育たないことになる。

　疑念から信念へというパースの「探究」の視点からすると、看護学生ない

し新人看護師に、どのように「探究」を体験してもらうかが課題として浮かび上がる。探究の起始点がパースの疑念、デューイの不確定状況だとすれば、揺らぎがない学生への対処がまず問われよう。集めた情報を前に、学生に「ゆらぎ」を体験させることはできるのだろうか。

　「哲学は、驚愕から始まる」（アリストテレス）といわれることがある[11]。探究の起始点であるデューイの不確定状況は、「驚愕」を含むさまざまな感情状態をともなって先が見通せない状態である。何事かに直面して驚くのであるから、あくまで受動的体験である。したがって、環境からの刺激によって個人の中に何らかの揺らぎが生じない限り探究は始まらない。パースの「疑念」も同様に、何らかの問いを発したくなる、落ち着かない状態として想定されていて、この「疑念」もまた、刺激によって受動的に生じると考えられている。驚くことは受動的であり、能動的に自ら驚くことはありえない[*3]。しかし、疑うことは、自ら意志して行える能動的な行為である。患者を前にして、収集した情報の批判的な吟味ができず、揺らぎが生じない学生には、「疑ってみる」ことを勧めることが考えられよう。「疑念が刺激となって、信念に到達しようとする努力」が探究であるというパースの考え方からすると、そういった対応がまず頭に浮かぶ。

　こう考えてくると、パースとデューイの探究の定義をめぐる相違が見えてくる。「疑念」は、起こっていることを吟味し、自ら能動的に問うことでも生まれるが、環境との相互作用からも受動的に生じてくる。直面している事態を吟味する（＝疑ってみる）ことは、多角的視点から注意深く分析する思考「態度」としての、クリティカルシンキングである[12]。環境との摩擦から生じた疑念は、「こういうように行えば目的が達せられると思ったのだが……」といった、ルーチンとなった思考／行為が通用しない事態で生じる。主体と環境との間に生じる摩擦としての「疑念」は、行為の進行を妨げ、探究を開始させる。パースの「疑念」を起点とする探究は、能動的に疑う姿勢（クリティカルに情報を吟味しようとする態度）からも始まるが、受動的に疑いが生じるという場合にも始まるのである。

　デューイの不確定状況ではどうだろうか。「状況」は、主体と環境との関

わりで創り出される。ここでは能動、受動といった主体の在り方は問題にされない。主体が環境に働きかけて出現した「状況」が、「不確定」なものなのか、「確定」したものなのかを問題にしているだけである。

それでは、収集した情報を前にして「不確定状況」を感じ取れない看護学生は、「探究」へと歩み出すことはないのかということになる。そうであれば、関わる教員や実習指導者の側には、学生が不確定状況に直面する工夫が求められることになる。それは主に、学生への問いかけや、協働した探究などを通してなされることになろう。

なおパースは、探究のキーワードである「信念」と「疑念」について、次のように述べている。

「信念とは心の習慣であり、したがって本質的に一定期間継続する。それは、(少なくとも)たいていは意識されない習慣である。他の習慣と同様に、信念は、信念を揺るがす予期せぬ出来事に出会うまでは、完全に自己充足的である。疑念の方はこれとまったく逆の性質を有する。疑念は習慣ではなく、習慣を欠いた状態である。しかし、ある習慣を欠いた状態というのは、いやしくもそれが何か重大なものであるかぎりは、活動が不安定な状態であり、やがては何らかの方法である習慣に取ってかわらねばならない」[13]。

信念は意識されない習慣であり、安定している。疑念は不安定であり、いずれ安定した信念に移行する傾向をもつ。不安定な疑念から「習慣」としての信念への移行過程が、探究なのである。

医療・看護の世界でいえば、栄養学の基本的考え方(5種類の食品をバランスよく摂る⇒糖質制限食)、褥瘡処置の方法(抗生剤、イソジンシュガー等の使用、乾燥⇒ドレッシング材の使用、湿潤の保持)等が、「信念」⇒「疑念」⇒「信念」ともいうべき転換を繰り返している。それは、一定の支持を経て「習慣化」していた考え方に「疑念」がもたれ、「探究」がなされることで新たな「信念」となり、「習慣」として支持を得ていく、というプロセスである。この例のように、医療・看護の世界のエビデンスと呼ばれる「習慣」も、変異、変動し、不安定となることを免れない。

クーンの社会学的定義として知られる「パラダイム(paradigm)」、すな

わち「ある集団の成員によって共通して持たれる信念、価値、テクニック等の全体的構成」[14] という概念がある。この概念は定義からすると、ほぼパースの「意識されない習慣」としての信念に相当する。そしてパラダイムの転換とは、ある学問分野の社会集団が依拠していた信念（意識されない習慣）に疑念が生じて、新たな信念が模索され提唱されることを意味している。

デューイの探究のパターン

　デューイの『論理学』の第6章「探究のパターン」を手がかりに、探究すなわち反省的思考の局面、プロセスを整理してみる。

　デューイは「人が現にどのように考えるかは、私の解釈では、ある時期に人がどのように探究を行うかということにほかならない。……目ざす目的に達することができないことが、過去の探究からわかっているような探究方法を取っている人は、そうすべきではない考え方をしている」[15] という。ここで述べられているのは、これまでの探究の結果、有効性が確かめられ、「こうすべき」といった規範や基準がある場合には、まず、その方法で探究を始めるはずだ、ということである。医療・看護でいうと、「過去の探究から分かっている」方法は、種々のガイドラインやマニュアル化された標準的なケアを指す。それらの知識に加えて、個人的な経験から得られた知識（これもまた「過去の探究から分かっている」方法）を活用した問題解決（探究）を、まず行うはずである。その過程で当惑、混乱、疑問等の不確定状況が生じることで、自覚的な探究が開始される。過去の探究から得られた方法で、思考行為が支障なく進行する場面（ルーチン業務）では、不確定状況は生じない。したがって、探究はなされないことになる。

不確定状況

　「『探究』と疑問は、ある程度まで同じ意味の言葉である。我々は疑問をもつとき探究する。すなわち疑問にたいする答えを求めるときに探究する。……不確かであり未決定であり混乱しているということは、探究をひきおこ

す不確定な状況の性格そのものである」。「かき乱された、困った、あいまいな、混乱した、矛盾する傾向にみちた、不明瞭な状況」[16]と、デューイは未決定の状況をいろいろな言葉で表現している。

　なぜ、デューイは探究の起点を「問題的状況」ではなく、「不確定状況」を感じ取るところとするのか。不確定状況は「前」意識的である。「問題状況」は、探究の開始によって意識にのぼった不確定状況である。この二つの状況を区別するのは、このように意識の関与をめぐる違いがあるからだ。探究開始をはさんで、その前の状況が不確定状況であり、その後の状況が問題状況となる。一連のプロセスは〈不確定状況→探究の開始→問題状況〉のように進行すると、想定されている。このようにデューイは、不確定状況が意識化されることによって探究が開始されることを強調するために、問題状況の前に不確定状況を設定していると考えられる。デューイの「探究」は、言語化が困難な暗黙知を含む不確定状況を想定しながら、あくまで事実（客観）と観察にこだわり、暗黙知的な部分を切り離すところから出発するといえる。すなわち混沌とした不確定状況から、問題が意識化され、言語化されて浮かび上がってくる、というイメージである。このことは、技能の技術化や、暗黙知から形式知への転換を考えるときに重要な意味を持つといえよう[17]。

　この不確定状況と問題状況の関係を理解するには、次の2点を抑えておくことが重要である。

　(1) 探究の起点は、問題状況ではなく不確定状況である。

　　　　探究とは、不確定状況の確定的状況への変容と定義されている。探究にはまず、問題状況ではなくて、不確定状況が変容することが必要とされる。

　(2) 不確定状況の客観性

　　　　状況の不確かさが、その個人の錯覚や幻想・空想といった心理的、主観的なものでないことの確認がなされなければならない。探究は、観念と事実とのやり取りである観察を通じて展開されるからである。

困難感の自覚

「不確定な状況は、探究を行う過程そのもののなかで問題状況となる」[18]と、デューイは述べる。杉浦は、「これまで通り活動することへのためらい」「活動の延期」が、その人に「困難感」として自覚されることが、不確定状況の問題状況への転換を示す指標であるとしている[19]。この問題状況は、習慣化したステレオタイプな思考、行動が通用しない事態である。

〈不確定な状況→探究の開始→問題状況〉の流れで探究の端緒を整理できるとすると、探究の開始を告げるのが「困難感の自覚」ということになる。したがって、この流れは、〈不確定な状況→困難感の自覚→問題状況〉と置き換えることができる。

不確定な状況は、例えば「空腹」のように、生物としての生理的欲求とその充足をめぐる状態のこともある。この場合の不確定状況は、まず生理的違和感として感受される。どうやって食べ物を入手するかといった洞察、すなわち知的なものの関与は、「困難感の自覚」と同時的である。空腹だからといってすぐに食物が得られるわけではなさそうだとの問題状況が、意識に登ってはじめて、人はどうするかを考え始める。このように、知性が働くことで問題が認識されるのが問題状況である、とデューイは定義する。それ以前の「不確定状況」は、いまだ生理的段階の感覚であり、不安、怒りなどの情動としてしか感じられないので、知性が関与しない状況として区別されている。不確定な状況を即問題状況としていないのは、知性の関与の有無で両者を区別することに意義を認めているからである。

「不確定状況」は探究の必要条件ではあるが、それだけでは探究は開始されない。知性が問題を捉え始める「困難感の自覚」という条件が加わってはじめて、探究は動き出す、とデューイは考えている。問題状況の意識化、つまり人が考え始めるその端緒となるのが「困難感の自覚」であり、状況の困難さが認識されてはじめて、問題設定の一歩が踏み出されるのである。ここから、探究という知的な営みが開始される。

不確定状況が確定した状況に転化するのが、探究である。したがって探究は、不確定状況のもつ疑念、当惑、悩みといった不全感や、生理的感覚とか

情動などを解消、ないし調和させ、「統一した全体」を知性の媒介によって取り戻し、「確定した状況」を回復すること、といえる。

以上をまとめると次のようになる。

(1) 「不確定状況」は、知的作用が働いていない状況であり、探究の必要条件ではあるが十分条件ではない

(2) 探究は、「不確定状況」が問題状況として認識される「困難感の自覚」を経て、開始される。

問題の設定

不確定状況が問題状況として意識され、その状況の中から問題をうまく取り出せると、それだけで問題状況は部分的に「確定状況」に転化する。「問題を明確に表現することは、ともすると問題を解決することよりもはるかに重要なことである」、「式をうまくたてれば解決したも同然」という格言は、このことを言っている。その状況が要求している「問題の設定」は何かが明瞭になれば、それだけで問題は解決ルートに乗り、解決へと進行することもある。問題が明確になることは、全体状況の中の問題の位置が明らかになり、問題の性質などが規定されることである。「うまく設定された問題は、解決と結びついている」のである。逆に、「問題の設定」に失敗すると探究は「的外れとなり」、「暗中模索」を余儀なくされかねない。問題の立て方で、どの仮説を採用するかが決まるし、解決にはどのようなデータが必要なのかも明らかになる。

問題の設定は、このようにその後の探究の行方を左右する。適切に問題を設定するには、何に気をつければよいか。デューイは、混み合っている建物火災から逃げることを例に出して、次のように問題設定の要点を述べている[20]。

(1) 状況を構成している要素のなかで、完全に不確定な要素と、ある程度確定できる要素（火災の発生場所、通路、出口）とをわける。

(2) 解決を構成する要素を探しだす（火災では通路、出口）。

(3) 観察で確定できる要素を確認する（その場の事実）。

デューイは、問題設定の段階で重要なこととして観察をあげる。「観察に

よって確認される事実条件を決定すれば、可能で適切な解決が暗示される」からである。観察で確認された諸要素は、問題解決を図る上で考慮されなければならない条件となる。問題は、これらの条件を勘案し、解決と結びつくように設定しなければ、探究にとっては意味をなさないのである。問題の設定は、「その場の事実」を確認するための観察から始まる。そして観察によって明らかとなったことと、観察から「暗示された意味すなわち観念」とは、相互に関係し合って発展する。観念は観察すべき事実を明確にし、観察は問題解決の方略を明瞭にさせるというように相互作用しつつ、問題解決へ近づいていくのである。

　以上のプロセスは、次のようになる。

〈不確定な状況→困難感の自覚＝問題状況→問題の設定〉

実施可能な解決策の策定（生成）【第一次仮説】

　観察から問題が確定されれば、「可能な解決策がひとつの観念としてあらわれる」。デューイは、「観念は、初めのうちはただ暗示として生じる。暗示はまさに涌きでる、あるいはひらめく、あるいは浮かびあがる」[21] と、観念の原初形態としての暗示の生成を表現している。暗示が洗練されて、最終的には観念・仮説となる。観念は暗示として浮かび上がり、論理性をもった観念に成長していく。しかし、「暗示はすべて観念となるわけではない」。暗示が観念と呼ばれるためには、仮説形成に「適切な機能を果たすかどうか」「与えられた情況を打開する手段としての能力をもつかどうか」が検討されなければならない[21]。涌き出てきた暗示の中で、これらの機能・能力をもつもののみが観念と呼ばれるにふさわしい。このようにデューイは、暗示からの発展として観念を考えているが、両者を、その仮説形成の機能、能力を基準に選り分けているのである。ここでいう観念は、観察を解釈する中から出てきた、結果や予想・予測のことである。一般的には、看護でアセスメントと呼ばれる局面と同じと考えていいだろう。

　杉浦によれば「問題の設定と可能的解決策の生起は同時的である」[22] という。「観察の事実と、暗示された意味、すなわち観念は、互いに対応して生

じ発展する」[21] からである。そして、実施可能な解決策という示唆や暗示から発展した観念を生みだすのは、「推断」であるとする。観察によって確かめられたそこにある事実から、そこに存在しない観念に到達する過程が「推断」だとされる。「事実から観念への飛躍」である。[22] *4)

(1) 暗示と観念：暗示は、問題の設定と同時にひらめき、浮かびあがるものを指す。暗示が洗練され、論理性をもつことで観念に成長する。

(2) すべての暗示が観念になるのではない。暗示と区別され観念と呼ばれるには、仮説形成に役立つ、あるいは問題解決に有用であることが条件となる*5)。

推論による「実施可能な解決策」の検証【第二次仮説】

探究には二つの操作が関係する。一つは観念的、概念的な操作であり、もう一つは観察や行為による現実とのやりとりである。前者は、問題の解決へ向けて新たな観察を促し、新たな視点を提供する。後者は、あいまいさを明確にし、現実を変化させて問題の輪郭をより鮮明にする。探究における暗示、観念、仮説などの観念的、概念的な面は、観察や実験（行為を含む）によって事実に根ざすよう要求される。これが暗示、観念、仮説の検証である。暗示、観念、仮説は精神の内部に生じ、どのようにでも発展するので、事実とのすり合わせが必要となる。

観察からもたらされた内容豊かな暗示は、推論によって洗練され、「優れた仮説」に成長していく。このような働きをする推論の質を決めるのは、その人が持っている経験、知識の蓄積であり、時代の文化、科学の状況である。推論は、既存の知識に依拠して問題解決にあたり、その結果は知識の拡大に役立つものとなる。例えば、医療における生化学検査の数値、種々の画像などは、単なるデータである。それは、医師や看護師の「推論」によって読み込まれてはじめて、診断に役立つものとなる。推論は、観察が問題の明確化に対して持つ効果と同じように、より優れた仮説を設定するのに必要とされている。

推断によって涌き出てくる「実施可能な解決策（第一次仮説）」は、一つと

は限らない。しかし、すべての仮説を試行錯誤的に「実験」してみるわけにはいかない。湧き出てきた仮説をふるいにかけ、より優れた仮説を絞り込む必要がある。「観察された事実によって示唆された観念を既有の知識と関係づけ、……理論的に検証することによって、そこにより優れた仮説を生み出す——これが推論の過程である」[23] と、杉浦は述べる。この局面では、「推論」を推進力として、より優れた仮説を絞り込み、設定する探究がなされていく。問題の設定と同時になされる可能的解決策の生成を第一次仮説とすると、この仮説が推論による検証を受けて、第二次仮説となる（思いつき的な仮説が洗練される）。仮説の検証は、この第二次仮説の設定のように推論によってもなされるし、実験によってもなされる。

(1) 推論は、観察と経験・知識の相互作用によって、より優れた意味のある仮説を生み出していく過程の推進力である。

(2) 推論の質は、蓄積された経験・知識、時代の文化、科学の状況によって決まる。

(3) 湧き出てきた第一次仮説は、推論による検証を経て絞り込まれ、実験可能な第二次仮説となる。

実験による仮説の検証

実験による検証のためには、仮説は実際に試せるような形となっている必要がある。杉浦は、デューイの探究の段階に、暗示、観念から生み出された仮説（第一次仮説）を、検証可能な仮説へ変換する段階を追加することを提案している。それが前項の第二次仮説である[24]。この推論による仮説の検証は、もしその仮説が試されるなら、どのような結果が得られそうかを示すだけであり、「仮説的あるいは条件的」である。推論によって推敲され洗練された第二次仮説は、実際に理論どおりの結果となるかどうか、仮説の諸条件を組み込んだ実験（行動）によって検証される（ときには、直接的観察が検証となり、観察結果が確実さを保証することもある）。

実験の結果が仮説を否定するものであっても、それから学ぶこともできる。失敗は単なる失敗ではないことが、反省的思考の有用なところである。失敗

186　第Ⅱ部　プラグマティズムと反省的思考

の示唆しているものは何かを考え、仮説の修正を図ることによって、新しい
問題提起がなされる。日常生活における具体的行動による仮説の検証は、科
学の実験室における検証とは異なり、知識の産出を目的とはしていない。そ
のため日常の思考では、仮説の検証としての行為は延期されがちであり、慎
重に行われる。一旦なされた行為は取り消しようがないからである。

(1) 暗示、観念を母体とする第一次仮説は、実行可能性を検討して絞り込
　　まれ、新たな第二次仮説として設定される必要がある。

(2) 洗練された第二次仮説は、実験（行為）によって検証される。たとえ
　　仮説が否定されても、新たな仮説の設定に発展することで、経験から
　　の学びは深化する。

探究の最終結果——確定的状況

　先述の５つの段階を経て、不確定状況は確定状況へと変容する。しかし、
デューイは探究の過程を柔軟に考えている。「この五つのうち二つは折重な
るかも知れず、五つのうちの若干は蒼卒のうちに通りすぎるかも知れず、ひ
とつの結論に到達するという責任は主として唯一個の側面に関係づけられ、
その時この側面が不均衡な発展を求めることになるかも知れない」のであり、
五つの段階はこの通りの順序で進行するとは限らず、「五つという数には何
ら神聖な意味は含まれていない」[25]。仮説の検討は任意の時期に行われるし、
そのたびに新しい観察へと進む。実験による検証の結果如何では、やはり観
察が必要になり、暗示が導きだされることにもなる。この五つの段階は、何
ら規則性をもって時系列で並んでいるわけではないこと、また各段階の重要
さも常に均等ではなく、何が探究の課題となっているかによって軽重がある
ことに留意するよう、デューイは求めている。ここはキルパトリックのプロ
ジェクト法と大きく異なるところである。プロジェクト法の学習の過程は、
①目的立て→②計画→③遂行→④判断、の４つの段階からなる。この流
れは固定したものと考えられているようで、キルパトリックの著書には、こ
の順序を柔軟に考えていいと解釈できるような記述は見当たらない。

保証つき言明可能性（warranted assertibility）

　探究の結果、疑念をもたらしていた状況が解消されることで、探究はやむ。一般的には、その状態は信念とか知識という言葉で示される。しかし、デューイは「信念とか知識」に代えて、「保証つき言明可能性」という言葉を使う。「信念」は、探究の結果、不安としての疑念が消失し、行為する準備としての「固定した信念」に達したという意味に使われる。これはパース、デューイ的な論理学での使われ方であり、普通には、あることを受け入れる、主張するといった心理状態を示す言葉として使われている。知識は探究の目的であり、探究から生成してくると論理学では考えているが、知識とは何かをめぐって諸々の対立する見解もある。このように、信念や知識という言葉は多義的である。それに、信念も知識も固定したものであり続けることは不可能であり、次の探究にさらされ、改訂を受けなければならない。

　このように考えると、「信念とか知識」よりも「保証つき言明可能性」という言葉のほうが、「探究が言明を保証するという含み」もあり、多義性を免れていて適切である。また、「現実性よりもむしろ可能性を示す言葉」のほうが、「個々の探究の結果がすべてたえず新たに始められ進行中の企ての一部に過ぎない」という意味を示すにも、適切である。デューイは、あえて「保証つき言明可能性」という言葉を使う自らの立場を、このように説明する[26]。研究論文では、考察の末尾に「研究の限界」について記述することがある。それは、まさにデューイのいう「保証つき言明可能性」についての言及といえよう。

デューイの探究と「自己モニタリング」

　認知心理学では、「認知活動そのものを認知の対象とする」こと、すなわち、自分の心の状態、動きについての認知をメタ認知と呼んでいる。メタ認知には、知識的側面（認知についての知識）と活動的側面（認知のプロセスや状態のモニタリングおよびコントロール）の2つの側面がある。心の中で進行中の「知覚する、記憶する、理解する、問題を解くなどを客体化」して状態

188 第Ⅱ部 プラグマティズムと反省的思考

をモニタリングするメタ認知の活動的側面は、「自己モニタリング」といわれる。[27][28]

自己モニタリング（メタ認知的活動）の過程は、以下のように分類されることがある[29]。これらの各過程は、看護過程における問題の設定、プランの策定、実施・評価の局面に対応している。自己モニタリングは、看護過程のどの局面にも働いているといえるだろう。

(1) 問題や情況を分析し、その特徴を把握する過程

(2) 問題解決に必要な知識について熟考する過程

(3) 問題解決のためのプランを考案する過程

(4) 行為の展開、それに伴う状況の変化をモニターする過程

看護の重要な機能としてモニタリングがある。看護者は、患者の状態をモニターし、治療の進行をモニターし、ヘルスケア実践をモニターする*6)。ここでいうモニタリングは、対象のモニタリングである。いうまでもなく、これらの対象のモニタリングには、自己モニタリングもまた働いている。患者の状態にしろ、治療の進行にしろ、自己モニタリングが働いて「いつもと違う、何か変だ」という違和感、揺らぎを感じとることで、臨床の場における探究（省察的実践＝看護過程）が始まる。ショーンの「行為の中の省察」*7)、そして、G. ロルフが強調している「再帰的実践」*8) においては、「自己モニタリング」がキーワードとなっている。ここではデューイの探究、そして看護過程を、自己モニタリングという観点から考えてみる。

「心の中の自分自身によるスーパービジョン」「微視的評価プロセス」といわれる自己モニタリングは、看護過程のアセスメントから計画・実施・評価に至るどの段階にも働いている。看護計画の段階では、評価の基準となる目標が設定される。そして実施の段階では、常に評価のための情報収集が行われる。ここでの情報収集はアセスメント段階での情報収集と異なり、プランが実行されることで目標が達成されたかどうかを判断するためになされる。それをもとに看護行為と、患者の身体的・精神的反応、社会関係の改善などとの関係について、解釈・判断・評価がなされる。このように看護過程には、目的、目標を評価する観点が組み込まれている。それは同時に、自らの思考

を対象化していく評価的な視点（＝自己モニタリング）が機能しているということでもある。デューイの反省的思考の各局面における自己モニタリングについて考えてみる。

計画立案までの自己モニタリング

問題解決過程には、頭に浮かんだ様々な仮説を実施可能性、有効性、経済性等を検討して実際に使うプランを絞り込み、洗練していく段階がある。この洗練過程は、自己モニタリングによる微視的評価プロセスともいえる。この計画立案までの自己モニタリングをデューイの反省的思考（探究）の局面で考えてみる。

自己モニタリングは、自分の思考や行為の展開を見守り、読みとることである。いわば自分自身を客体化し、自分が自分に行うスーパービジョンともいえる[30]。デューイの反省的思考における「推論による実施可能な解決策（仮説）」の検証過程（ブレーンストーミングからのプランの絞り込み）の自己モニタリングは、これから展開される計画、実施、評価を心に思い浮かべて仮想的な試行錯誤を行う思考実験の形をとる。これは、自分自身を対象にスーパービジョンしながら進行していくメンタル・シミュレーションである。実施しようと考えているケアプランをその通り実行すると、状況はどう推移し、看護上の問題はどう変化するのかを、あらかじめシミュレーションして予測してみるのである。

推論による「実施可能な解決策」の立案過程は、看護過程でいえば、アセスメントからプランの立案に至るプロセスということになる。この過程では思いこみによるエラーが発生しがちである。これを防ぐために必要なのは、思考実験の一部を記述や討論によって検討することである。短期記憶には容量や注意時間等の制約がある。個人による思考実験はその制約を受けるので限界がある。情報を箇条書きにして整理し、意識化、明確化したり、構造図として書いてみて全体状況を俯瞰する。ケース・カンファレンス等の話し合いで、プランの妥当性を検討する。あるいは、個人的なスーパービジョンを受ける。看護基礎教育や臨床現場で日常的に行われているこれらの作業には、

個人の思考実験の限界を補う意味がある。

　実施に移る前に、自己の中の他者の目という自己モニタリングで検討するだけでなく、他者そのものの視点による仮説の点検、評価を取り込んで行うことで完成度の高いプランが策定できる。このような自他の目による妥当性の検討がなされれば、観察からもたらされた豊かな示唆は、洗練されて優れた仮説へと成長していくだろう。中西のいう問題解決過程の仮説の洗練のプロセス——「いろいろな仮説を立てる。あるいは可能な解決法を考える」→「その仮説または解決法のうち、ありそうにないもの、できそうにないものから捨てる」→「いちばん可能性のありそうな仮説、または解決法を吟味にかけ、最善のものを選ぶ」——の実際を、自己モニタリングの観点から描くとこのようになる（第Ⅰ部、第4章参照）。看護計画の立案過程では、情報の視覚化や多様な視点からの検討のための討論など、メタ認知をより有効に働かせ、自己モニタリングをよりよく機能させる方策が必要といえそうだ。

プランの実施・評価における自己モニタリング

　デューイの反省的思考の「実験による実施可能な解決策の検証＝仮説の検証」という局面は、看護過程でいえば、ケアの実施、評価の段階に相当する。この局面での自己モニタリングは、次のように考えることができる[30]。

　人が主体的に考えて計画したことを実現しようと努力している過程には、自己モニタリングが機能している。しかしこの機能は、人の思考や行為が順調に展開しているときには潜在していて、意識されることはない。問題が生じ、事がうまく運ばなくなったとき（デューイの反省的思考で言えば「困難感の自覚」に相当する）に意識の中に現れて、行為や思考をより適切な方向へと軌道修正する。パースの疑念、デューイの不確定状況の出現は、行為の進行をためらわせ、中断させる。そこに顕在化するのが自己モニタリングである。いわゆるルーチンワークとして「ふだんの作業」が行われている間も、自己モニタリングは機能しているはずだが、まず意識されることはないだろう。プランの実施（実験）による検証では、「困難感の自覚」に引き続いて行われる問題の設定に至ってはじめて、自己との対話を通して自己モニタリ

ングが意識されるようになると考えられる。

　看護計画の実施＝仮説の検証は、このような自己モニタリングによる絶え
ざる修正を組み込んだ、柔軟でダイナミックな過程といえる。自己モニタリ
ングは、自己の思考や行為を対象化し、それにさまざまな観点から検討を加
える能力（メタ認知）を基盤としている。この能力は、デューイの反省的思
考に必要とされる能力と重なる。反省的思考は、過去の知識や経験による状
況の吟味、行為の結果の予測、実施したことの評価など、絶えず自己を対象
化しつつ進行していくプロセスである。そこには仮説検証的に自己の思考／
行為を省察する自己モニタリングが機能している。状況に適切な働きかけを
するために計画を実施し、見直し、修正のために調整する。このようなプラ
ン・実行・評価の過程を緻密に描き出そうとするのが、認知心理学の自己モ
ニタリングである。

デューイの探究と倫理的意思決定過程

　1980年代のアメリカ作業療法士協会の研究では、臨床推論のなかで基礎教
育が扱ってきたのは主に科学的推論と倫理的推論であり、実践的推論やナラ
ティブな推論を学ぶ機会はないことが示唆される、と結論されている（第1
部、第2章参照）。看護では、科学的推論として看護過程の教育がなされて
いる。もう一方の、基礎教育のなかで学ぶ機会があるとされる倫理的推論に
ついて、その教育はどのように可能なのかを考えてみたい。

　D. ミカ・ヘスターは、「倫理教育は、理にかなった活動を実行する習慣を
作り上げることをめざす。このような活動を通じて、我々は自分の道徳的な
洞察力の大きさだけでなく、その力の欠如をも判断するようになる」という。
誰でも倫理的な能力を持っているが、完全ではないのだから、倫理教育は無
益ではない。少なくとも、倫理的に反省する時間を持つことは有益だと、ミ
カは述べている。倫理教育は、自分自身の倫理的判断能力の肯定的側面や不
十分な点を明らかにし、自覚を促すことで、倫理的に考える力を育むと考え
ている。以下のようなミカの提唱する「倫理的反省の基本的側面」は、看護

192　第Ⅱ部　プラグマティズムと反省的思考

過程と同様、仮説検証的に五つの局面を循環しながら倫理的意思決定へ至る
プロセスである。「医療上の問題一般に関して我々が考える方法とも一致す
る」ことを意図して作成したというのであるから、当然といえる[31]。

　倫理的反省の五つの側面

　1．問題と直面する（どのような問題が生じているか）

　2．問題を確定する（中心的な問題は何か）

　3．解決策となりうる、いろいろな試案を提示する（回答、主張を数多く）

　4．解決策を練り上げる（何が最善の解決策なのか、なぜ最善なのか）

　5．提案された解決策を試す・実行する（どのように実行すべきか、どの
　　　ような制限、例外を考慮に入れなければならないか）

　また小西は、国際看護師協会（ICN）の提唱する倫理的意思決定モデルを
一部修正した「4ステップモデル」の検討用紙を考案し、看護倫理教育への
活用を勧めている。このモデルでは、以下のような各ステップの検討事項を
記録用紙に記載することで、倫理的意思決定へ至る過程を整理する[32]。

　ステップ1：全体状況の把握と問題の明確化

　ステップ2：関係者の思い、関係する法や制度、ルールの整理・分析

　ステップ3：行動の選択肢の列挙と、各選択肢の利点・欠点の検討

　ステップ4：とるべき行動の最終判断

　これら4つのステップは順序を踏んで使う必要はなく、「ステップを行き
来して状況をよく掘り下げることが大事」だと、小西は述べている。ステッ
プ4で、倫理的な「最終判断」がなされる。そして実施された倫理的な対処
行動は「振り返り」を経て、次の実践に活かされる。ミカの「倫理的反省の
五つの側面」、ICNや小西の「4ステップモデル」は、看護過程と同様な仮
説－検証的な問題解決過程であることは容易に見て取れる。

　伝統的な倫理についての考え方は、義務論、徳の倫理、そして功利主義に
大別できる。義務論は、行為の動機を問題にする。「そうするのが正しいと
いう理由で選ばれた行為のみが倫理的である」とされる。徳の倫理も動機を

重視する。カントの倫理理論に代表される義務論と徳の倫理が異なるのは、徳の倫理では「正当な動機」に加え、「正当な欲求」も重視する点である。「正当な欲求」とは、「高潔な行為に喜びを感じる（アリストテレス）」ような感情や情緒を指す。そのため徳の倫理は、「行為者の人格に重点を置く」倫理とも言われる。カントは、このような感性を倫理の基礎とすることに懐疑的だったようである[33]。

　義務論や徳の倫理と異なり功利主義倫理では、行為の結果を重視する。「ある行為がどのような結果をもたらすか」で、倫理的行為であるかどうかを判断しようというのである。「行為の目的や結果がその手段を正当化する」と、功利主義倫理では考える。なお功利主義倫理においては、次のような3段階を経て行動を選択する[34]。

1．さまざまな知識や情報に基づいて、それぞれの選択肢（作為あるいは不作為）を選んだ場合の結果を予想する。
2．それぞれの作為あるいは不作為がもたらすはずの幸福と不幸の割合を測る。
3．そのうち、最大多数の人々に最大の幸福をもたらす行為を選ぶ。

　ミカの「倫理的反省の五つの側面」、ICNや小西の「4ステップモデル」は、この功利主義倫理の3段階を発展させたものだと考えられる[*9]。徳の倫理、義務論、功利主義倫理の3つの伝統的倫理理論は、対立しているのではなく、補い合うものとして考えられるべきだといわれる。現代の倫理理論は、これらの理論を時代の要求に合わせて「生命を吹き込む」形で現れた。それが原則主義の倫理、ナラティブ倫理学、ケアの倫理、フェミニズム倫理学等である。これらの倫理理論が登場したのは、現実の倫理問題に取り組むには、伝統的な倫理の考え方を組み換える必要があったからである。

　医療・看護の領域で最も知られている原則主義の倫理は、ビーチャム・チルドレスの「生命倫理4原則」だろう。この原則主義の倫理とプラグマティズムとの関係、特にデューイの探究（問題解決法）との関係について考えてみる。この原則主義の倫理は、自立尊重、無危害、仁恵、正義を4つの基本原則としている。この4原則を用いた倫理的意思決定の検討は、まず具体的

194 第Ⅱ部 プラグマティズムと反省的思考

な状況が各々の原則に合致したものかどうかを比較、吟味することからなされる。しかし、「アプリオリに優先される原則はない」とされるので、原則どうしの衝突が起こってジレンマに陥り、「諸原則や判断のあいだの妥当な均衡を図る」必要が出てくることも多い。この均衡を図る過程は、「反省的均衡のプロセス」と呼ばれ、終わることなく続く。

　原則主義の倫理では、倫理的行為を検討する枠組みは、「反省的均衡のプロセスによってたえず修正される必要がある」と考えられている。「反省と経験に基づいて、妥当と思われる考え方と起こりうる結果を想定し、受け入れ、退け、修正するのである。また、科学が理論的一貫性と統一性を目指すように、反省的均衡も、個人の様々な考え方と本体にある考え方を統合することを目指す」[35]ということになる。この仮説−検証に基礎をおいた原則主義の倫理の考え方は、プラグマティズムの可謬主義と同じとみなせる。

　「道徳的検討のプロセスは科学的プロセスに似ている」[35]。倫理的意思決定がこのように捉えられるとしたら、「反省的均衡のプロセス」は看護過程と同じ枠組み、推論のプロセスと理解していいだろう。この項の初めに紹介したミカの「倫理的反省の五つの側面」、ICN や小西の「４ステップモデル」も、看護過程的、あるいはクリティカルシンキングと同様な、仮説−検証的な問題解決のためのツールなのである。したがって看護倫理を学んで、倫理的意思決定プロセスを吟味する能力を育むには、一般的な看護過程の活用をしっかり学ぶ必要がある。少なくとも、原則主義の倫理の理解には、看護過程的な問題解決法の知識が必要となろう。

　脚注（＊）

＊１）　1909年版と1933年版がある。引用・参考にしたのは1933年版。翻訳があるのは1933年版のみ。

＊２）　困難の感得（a felt difficulty）、可能的解決策（possible solution）は、『思考の方法』初版で使われている用語の杉浦訳である。この漢文的、文語的訳を、本書では現代的に、各々「困難感の自覚」、「実施可能な解決策」という言葉をあてている。（杉浦美朗『デューイにおける探究としての学習』風間書房、p. 208、1984）

＊3） 驚きには、「びっくり（surprise）」、「驚嘆（wander、admiration）」があり、古代ギリシア哲学が取り上げる驚きは、後者である。プラトンは、「世界の真の姿は、驚きとして与えられる」と考えたという。アリストテレスは、疑念をもち驚異を感じる者は知恵の愛求者（哲学者）であるとした。「探究を促すものとして」驚嘆を捉えているといえる。17世紀の哲学者デカルトは、感情を分類し、感情と感情の関係を論じている。その論議の中で、「驚きを最も根源的で基本的・普遍的な感情」として位置づけた。「驚き」は最初の出会いで意表を突き、想定していたことと異なると感じたときに起きる感情である。また、対象と出会うとき、それが自分にとってどのような好悪、価値を持つか等が判然としないうちに起こる感情である。デカルトはこのような理由から、「驚き」を特別な感情と考えたといわれる。このように哲学の伝統のなかで、感情は、知を求める「探究」のきっかけとなる感情として論じられている。

　　　（清水真木『感情とは何か──プラトンからアーレントまで』ちくま新書、pp. 72-112、2014）

＊4） 推断（inference）は、『思考の方法』（植田訳）では「推理」と訳されている。反省的活動（reflective activity）は、観察（observation）と推理（inference）によって推進される。推理は、予想（anticipation）、仮定（supposition）、推測（conjecture）、構想（imagination）によって、現実的なものから可能的なものへと逸出するように働く。

　　　（ジョン・デュウイー『思考の方法──いかに我々は思考するか──』植田清次訳、春秋社、pp. 106-107、1955）（杉浦美朗、前掲書、pp. 314-325）

＊5） 「暗示」は、認知行動療法の自動思考を思わせる。自動思考を自覚できた状態が、「観念」への成長といえるかもしれない。

＊6） 臨床のナースにインタビュー調査し、ケアのエピソードを集め分析したベナーは、看護実践の中のモニタリング機能として、「診断機能と患者モニタリング機能」「治療的介入と療法のモニター」「質の高いヘルスケア実践を保証するためのモニター」をあげている。（パトリシア・ベナー『ベナー看護論新訳版』井部俊子監訳、医学書院、pp. 37-39、2005）

＊7） ドナルド・ショーンの「行為の中の省察」：ショーンは、「自分が今していることをその過程で考え、自分のやり方を変化させていく」実践を、「行為の中の省察」という概念を使って説明している。これは観点を変えてみると、行為中の自己との対話であり、自己モニタリングにほかならない。（ドナルド・ショーン『専門家の知恵』佐藤学、秋田喜代美訳、ゆみる出版、pp. 87-92、2001）

196 第Ⅱ部 プラグマティズムと反省的思考

＊8） ゲーリー・ロルフの「再帰的実践」：意識的な「行為内省察」（行為の中の省察）を実践する者は、ベナーの熟達者を超えていく、とロルフはいう。ベナーは、熟達者は直観的に状況を把握するというのみで、直観の内容は不可知としている。それに対し、実践の場で意識的に仮説－検証的なプロセスをたどって自らの実践を修正していく再帰的実践者（ナースプラクティショナー）は、実践から学ぶことができる能動的学習者である。再帰的実践モデルでは、状況や対象を変化させると同時に、自分自身も変化していくという《実践の自己－再帰性》を強調する。これは、デューイの「トランザクション（交流）」の考え方とも重なる。その実践においては、自己モニタリングが重要な役割を果たすことになる。（G. ロルフ『看護実践のアポリア』塚本明子訳、pp. 131-147　ゆみる出版、2017）

＊9） 小西編集のテキスト『看護倫理』（南江堂）には、功利主義倫理の項はない。「原則の倫理」に含まれるとしているのであろう。

文献

1） 鶴見俊輔『鶴見俊輔集2　先行者たち』筑摩書房、pp. 210、1991

2） 上山春平編『世界の名著59　パース、ジェイムズ、デューイ』中央公論社、p. 412、1980

3） John Dewey: HOW WE THINK a restatement of the relation of reflective thinking to the educative process: D. C. HEATH AND COMPANY, 1960, pp. 106-107

4） ジョン・デュウイー『思考の方法——いかに我々は思考するか——』植田清次訳、春秋社、pp. 109-121、1955

5） 杉浦美朗『デューイ教育学の展開』八千代出版、pp. 80-100、1995

6） 前掲書、2）、pp. 491-492

7） 前掲書、4）、p. 109

8） 同書、pp. 16-17

9） 前掲書、2）、pp. 455-458

10） ジョン・マーフィー、リチャード・ローティ『プラグマティズム入門　パースからディビドソンまで』高頭直樹訳、勁草書房、pp. 43-45、2014

11） 甲田純生『哲学的思考の論理　常識を反転させるダイナミズム』ミネルヴァ書房、p. 2、2012

12） 鈴木健、大井恭子、竹前文夫編『クリティカルシンキングと教育』世界思想社、p. 8、2006

13) パース『プラグマティズムとは何か』（編訳植木豊：パース、ジェイムズ、デューイ　プラグマティズム古典集成）所収、作品社、p. 209、2014

14) トーマス・クーン『科学革命の構造』中山茂訳、みすず書房、p. 198、1971

15) 前掲書、2）、p. 490

16) 同書、p. 492

17) 吉浜文洋「看護技術論の新たな展開に向けて」佛教大学保健医療技術学部論集第10号、pp. 73-84、2016

18) 前掲書、2）p. 494

19) 杉浦美朗、前掲書、p. 85、1995

20) 前掲書、2）、pp. 495-498

21) 同書、pp. 496-497

22) 杉浦美朗、前掲書、pp. 89-90

23) 同書、p. 94

24) 同書、pp. 96-98

25) 前掲書、4）、pp. 118-119

26) 前掲書、2）、pp. 397-399

27) 市川伸一編『認知心理学4　思考』東京大学出版会、pp. 157-159、1996

28) 丸野俊一「概説　心を司る『内なる目』としてのメタ認知」現代のエスプリ（497）、pp. 5 -17、2008

29) 海保博之「ヒューマン・エラーとセルフ・モニタリング」現代のエスプリ（314）、pp. 55-64、1993

30) 丸野俊一「概説/心の中のスーパービジョン」現代のエスプリ（314）、pp. 9 -24、1993

31) D. ミカ・ヘスター編『病院倫理委員会と倫理コンサルテーション』前田正一・児玉聡監訳、勁草書房、pp. 23-29、2009

32) 小西恵美子編『看護倫理』南江堂、pp. 125-136、2014

33) ドローレス・ドゥーリー、ジョーン・マッカーシー『看護倫理』坂川雅子訳、みすず書房、pp. 400-429、2006

34) 同書、p. 407

35) 同書、p. 435

第4章
デューイ哲学で読み解く「臨床の思考」

　クリティカルシンキングの歴史的起源を述べようとすると、デューイを無視するわけにはいかない。看護職の間にリフレクションという言葉が浸透していき、現在では日常的に使われるようになった。このリフレクションという言葉は、デューイの後継者を自任するショーンの省察的実践家（reflective practitioner）についての著作が紹介されることによって、広まっていった。このように、看護関係者になじみのある言葉の背景には、デューイの教育哲学がある。以前から看護教育関係者のなかには、デューイの教育哲学を理論的よりどころに看護教育の在り方を論じる者もいた。しかし、デューイの経験概念や探究（反省的思考）について、看護界で十分な検討がなされてきたとはいえないだろう。

　以下に紹介するのは、デューイ哲学を理解する上で踏まえておきたいキーワード群である。デューイの経験概念、道具としての思考、観察、プラグマティズム的な姿勢等について、臨床実践への示唆という観点から読み解いてみる。

「探究」と「リフレクション」

　看護界では、近年、日常的にリフレクションという言葉が使われている。リフレクションする、リフレクション研修会、リフレクティブサイクル、リフレクティブジャーナル、等々。また、reflective practice（反省的実践）、

reflection-in-action（行為内省察）、reflection-on-action（行為についての省察）といったショーンの概念もよく知られている。では reflection、reflective とは、そもそも何を表現しているのか。

　reflection は、辞書では①映像、②反射、③熟考、④影響、⑤（熟慮して得た）考え、意見という訳語があてられている（ジーニアス英和辞典）。reflective、reflection をどう日本語に置き換えるかは、議論の余地があるだろう。反省（的）と訳すと、「みずからを省みて、悪い点がなかったかどうかを考えること」「みずからを省みて、自分が悪いことをしたとはっきり認めること」（明鏡国語辞典）といった価値判断的ニュアンスが入り込む。原義は価値中立的なはずである。とすれば、日本語に置き換えず、リフレクションと表記する方が好ましいかもしれない。この頃は、「省察」と訳されているようである。

　現代の教育学や認識論等での「リフレクション」という用語の使用は、デューイの反省的思考（reflective thinking）、反省的経験（reflective experience）、反省（reflection）にその源流があるといわれる＊1)。デューイは、『思考の方法――いかに我々は思考するか（How We Think）』（初版1910年、改訂版1933年）においては、「反省的思考 reflective thinking」「反省的経験 reflective experience」という言葉を使い、ほぼ同内容を『論理学――探究の理論』（1938年）では、「探究 inquiry」に置き換えて使っている。1) 2)

　デューイは「思考」を、認知過程として精神機能の中に閉じ込めることについて疑義を表明する。デューイが「反省的（思考、経験）」、あるいは「探究」という用語をあえて使うのは、この問題意識のゆえである2)。人間が問題を解決し、環境に適応していく過程で使われる道具としての「思考」は、行為があってはじめて意味を持つ。行為は、頭に浮かんだ仮説を検証する実験なのである。したがって「思考」と呼ばれる認知活動は、思考－行為の一連のプロセスである「探究」の構成要素として位置づけられなければならない。思考は行為の一環であると考えるデューイにとって、思考は「探究」の同義語である。「探究」とは何かを明らかにするには、「探究」を探究することだと、デューイはいう2)。そうすれば、自ずとその意味も明瞭になると。

reflective（反省的）と形容詞を付けて思考や経験を説明するより、思考−行為の過程を、inquiry（探究）と表現してそれに代えるほうが理に適っていると、デューイは考えているのである。

第一次的経験と第二次的経験（反省的経験）

　安酸は、「経験型実習教育」における「実習場面の教材化モデル」「経験型実習教育」の概念は、デューイの経験概念を基礎としていることを明らかにしている[3]。ここでは、この安酸の実習教育論で言及されているデューイの経験概念について検討する。経験についてのデューイの考え方の大枠は、まず「直接的経験と間接的経験」「第一次的経験と第二次的経験」という対概念として整理しておく必要がある。デューイの著書『民主主義と教育』には、「直接的体験（direct experience, immediate experience）」[*2]、間接的体験（indirect experience, representative experience）」という用語が出てくる。[4][5] 一方、『経験と自然』には「第一次的経験（primary experience）」と「第二次的経験（反省的経験）secondary or reflective experience」という用語が出てくる[6]。これらの概念は、いずれも対として提示されている。

　『経験と自然』では、「第一次的経験」と「第二次的経験」は循環する関係として設定されている。第一次的経験は、「粗雑で、巨視的で、生硬な主題」を持ち、「第二次的対象（secondary objects）を構成する反省（reflection）の最初の資料を供給する」。そして、反省的経験によって一定の確実性が明らかになっている「第二次的対象」は、「経験された事物」すなわち第一次的経験に立ち返って検証を受けることで、その有効性が確かめられる。第一次、第二次と区別された経験は、このような関係として論じられている。ここで第二次的対象とされているのは、言語や記号などとして表現される仮説、理論、方法論などである[7]。第一次的経験から第二次的経験への循環を整理すると、以下のようになる。

　・第一次的経験⇒第二次的経験（反省的経験）⇒第二次的対象（言語、仮説、理論等）⇒第一次的経験との整合性、問題解決の有効性の検証＝第

二次的経験……。

反省的経験は、第一次的経験が設定した問題を、「反省の洗練された対象」によって解決する、とデューイはいう。この「反省の洗練された対象」は、「日常の事物の統制の手段になり、その拡大された使用と享受の手段になる」のであるから、確からしさの証明された仮説、効果が確認された方法（第二次的対象）のことを指している[8]。動揺や不安を誘うような生の体験である第一次的経験から提供された素材は、反省的経験（第二次的経験）という「考える」過程を経ることで、経験したことを言語化し、問題解決のための仮説（プラン、見通し）である第二次対象を生み出す。そして、この仮説である第二次対象が実施され、その有効性を確かめるのもまた第二次的経験である。

人が考え始める（リフレクション）のは、生の現実から問題を課されたからである。したがって、反省的思考が結実したものとしての「第二次的対象」は、問題の源である生の経験、すなわち直接的経験に立ち返って確かめられる必要がある。そして、立ち戻った直接的経験はまた、新たな問題を提起してくる。このような循環を経ることによって、環境と主体が渾然一体となった感覚的なものとしての第一次的経験は、説明し、理解、把握することが可能となり、第二次的経験として洗練されていく。

デューイは、「自然科学は第一次的経験からその素材を引き出すだけでなく、検証のために再びそこに立ち返って参照する」[9]と説明している。これは、「物理学は自然に始まって自然に終わるもので、その両端を橋渡しするものが『物理学における理論』」[10]というフレーズを思い起こさせる。デューイは、理論は生の現実に根ざした理論であることを指向すべきであり、そして常に現実によって検証される必要性がある、としている。生の体験は、考える契機を提供し、考えるための材料となるが、その体験が対象化されれば用済みということにはならない。そこに生じている問題、目指すべき目標、解決策等が果たして妥当であるかどうか、常に生の経験（第一次的経験）に立ち返って検討されなければならないのである。

安酸は、教えたい看護技術や価値観を学生に一方的に教え込むことになりがちな「指導型実習教育」を批判し、「経験型実習教育」を提唱している[3]。

202　第Ⅱ部　プラグマティズムと反省的思考

学生が何を経験しているかに沿った教師の関わりを大切にするのが、「経験型実習教育」である。経験型実習教育では、「教師は学生が豊かな直接的経験ができるように学習環境を整え、反省的経験の過程が促進されるような学習の場を準備し、学生による探究が進むように援助する」と、安酸は経験からの主体的学びを強調している。

　安酸の「実習場面の教材化モデル」は、直接的経験⇒教材化⇒反省的経験という流れで示されている。直接的経験から提供された素材が教材化され、その教材が反省的経験に活用されて、経験の意味付けがなされる。学生が直接的経験を振り返り、表出し、それを教師が把握し明確化することで教材化がひと段落すれば、後は経験の意味を探究する段階へ移る。教師は「学生が自分で経験した事実あるいは現象のなかから、典型的で具体的なものを素材として切り取り、教材化して教授＝学習課程を展開していく」こととなる8)。

　実習での、情動的側面を含む直接的経験の振り返りは、プロセスレコード（再構成）を活用することで可能である。この直接的経験の明確化は、教材化＝第二次的対象化を意味する。この仮説としての第二次的対象の確からしさは、さらなる観察、データの収集として、仮説－検証的にフィードバックを繰り返すことで見極められる。この過程が反省的経験である。言語化、仮説（看護計画、見通し）の立案である教材化から後のプロセスは、本来の看護過程を活用して深めていくことができる。このようにプロセスレコードに看護過程を組み合わせ、各ツールの特性に合わせた活用を図ることができれば、無理なく「経験型実習教育」は成立するだろう。

直接的経験と間接的経験

　安酸はデューイ教育哲学から、「豊かな直接的体験ができるように学習環境を整える」11)ことの意義についても示唆を受けたという。デューイは『民主主義と教育』において、「我々の経験の多くは、間接的（indirect）である。それは、事物と我々自身との間に介在する記号、すなわち、事物の代わりをするか、または事物を表す記号に依存している」と述べ、経験の多くが言語

や現実を象徴した仲介物に媒介されている、と述べる。この間接的体験（in-direct experience, representative experience）は、「直接的体験（direct experience, immediate experience）」と対照的である。「意味を実感する」「しみじみ感じられる」「真に理解する」と表現されるような、感動や興奮を伴う経験が直接的経験である。

デューイの『民主主義と教育』では、直接的経験と間接的経験は、生の体験なのか、言葉などの記号ないし、何らかのメディアを介しての経験なのかを指標にして区別されている。文明の進歩は間接的経験を増加させたが、質量ともに充実した直接的経験は、「記号を用いての教授を理解するのに必要な教材を供給する手段でもあり、また記号によって伝達される教材についての、心の広い態度と関心を喚起する手段でもある」と、デューイは述べる。これは小学校教育のみならず、高校・大学教育の入門的段階の教育にも言えることだというのが、デューイの強調するところである[12]。

さまざまな擬似体験を可能にする教育機器が発達しても、生の現実を十分経験しなければ、現実に心をひらき関心を持つのは困難だろう。看護教育に引き寄せて考えると、「直接的経験」としての実習経験の重要さということになる。講義という間接的体験に先立って、何らかの直接体験の場が用意できれば、その体験を講義の教材として活用でき、講義への関心を喚起することもできる。なおデューイは、「記号や象徴によってしか表示されない間接経験をどのように人間にとって『直接的』にするか」を重視した、ともいわれている[13]。教育的価値を持つ経験には、直接、間接を問わず、学ぶ者に意味や問題を実感させる「直接性」が必要だということである。個人と環境（教材）が相互作用する際に働く想像力が「直接性」をもたらす、とデューイは考えていたようだ[*3]。直接的体験には生の現実に触れることが必要だとしても、それで十分とはいえないのである。

「直接的経験」は、デューイの反省的思考（探究）の一つの局面として捉えることも可能だろう。「直接的経験」は、反省的思考（探究）の最初期、すなわち、これまでの問題解決の方法が通用せず、行為が中断する「揺らぎ」の局面と考えることができる。まだ知的な活動が始まらず、何か変だ、困っ

た、混乱しているといった感情が自覚されている局面（不確定状況）である。経験としては「渾然一体で洗練されていない」この状況は、感動や興奮を伴う直接的経験といえる。

学生のこのような直接的経験を素材に、学生と教員、双方の共同作業としてなされるのが安酸のいう「教材化」[1]、すなわち二次的対象としての仮説の策定である。学生が体験している「何か変だ、困った、混乱している」といったことの自覚に始まり、そこに潜んでいる問題を浮かび上がらせ、解決のための仮説を設定していく。学生が何を経験しているのか、その経験の何に焦点を当てるのかを教員が考えつつ関わっていくことで、直接的経験は「教材化」される。

安酸は、デューイの「反省的思考（reflective thinking）」と呼ばれる『探究』」に着目し、「デューイの探究論を理論的基盤とし、学生の主体的な経験の意味の探究を支援する実習教育の方法論を『経験型実習教育』として提唱してきた」と述べている[12]。安酸のいう「直接的経験」は、デューイが探究の前提としている「不確定状況」あるいは「困難感の自覚」の局面と捉えることができる。そしてそれは、学生の「揺らぎ」に始まる「探究」としての問題解決のプロセス＝看護過程に丁寧に関わることに他ならない。

経験の連続性と相互作用、相互交渉

学ぶこと、知ること、考えることは、経験を通してなされる。これらは経験をどの側面から理解するかであって、同一の概念として理解されるべきであると、デューイは考えた。経験は環境と相互交渉するプロセスであり、「経験の不断の再構築」が学ぶことである。学ぶことは、問題解決過程すなわち「探究」を経験することである。臨床における看護過程を活用した問題解決が「経験の不断の再構築（reconstruction）」[13][14]となっていれば、それは看護者が学び、熟練していくプロセスに他ならない。

デューイは著書『経験と教育』において、「経験の連続性」「相互作用」を主要なテーマとしながら、伝統的教育への批判、および進歩的教育への注文

を展開している。「経験の連続性」とは、ある経験が意味を持つのは、それが次の活動に活かされるからであるとする考え方である。この言葉は、循環しつつ深まっていく経験/学習過程を表現している。

デューイが、教育は「経験の不断の再構築」であるとするのは、「経験の連続性」に着目しているからである。看護過程でいえば、アセスメントから計画、実施、評価までの一連のプロセスから何らかの学びを得て、さらに工夫を重ねながら2巡目、3巡目とサイクルが回ることで、ある問題についての対処技法が習慣化する——そういうイメージで捉えられる。その絶え間ない循環、「連続性」のなかで、看護実践はより洗練されるとともに、臨床からの学びが生まれる。それが「経験の不断の再構築」としての学びである。ただ、経験は環境と相互交渉する過程であるから、それが学びとなるためには、「経験は真空のなかで生起するものではない」ので、「どのような環境が成長を導くような経験をするうえで役立つか」を検討しなければならない[15]。経験は、客観的条件である学習環境と、個人の内的要素との相互作用のことである。「経験の不断の再構築」としての学びには、直接的経験が生じやすい主体と渾然一体となった環境が必要である。実習場面を想定すると、それは「ゆらぎ」や「気づき」の起きやすい環境ということになるだろう。（第Ⅲ部、第1章、第2章参照）

デューイの経験概念を理解するには、環境と個人の「相互作用」について、デューイがどのようにイメージしていたかに留意しておく必要がある。経験は、外的な事実としての環境と、個人の内的な要素とが一つのセットとして起きる作用である。この関係の表現は、インタラクションからトランザクション*4)へと変遷していて、そこにデューイの経験概念のユニークさがある。

デューイは『哲学の回復の必要』で、「経験とは、間違いなく、生命体が自らの物理的社会的環境と取り結ぶ相互交渉という問題として現れてくる」と述べ、「何かに働きかけること、何かを被ること、この両者の同時作用」が経験である、としている[16]。

また『哲学の改造』では、有機体は環境に働きかけるが、その結果、環境は変化し、有機体に反作用を及ぼす、と述べている。そして、「自分の行動

206　第Ⅱ部　プラグマティズムと反省的思考

が生んだ結果に出会い、その結果を受ける。この能動と受動との密接な結合が、経験と呼ばれるものを形作っている」と、経験の「取引」、あるいは「相互交渉」的側面を強調している[17]。このようにデューイは、1910年代後半には、経験をトランザクションとして捉えていた。なお1938年発行の『経験と教育』には、「経験は、常に、個人とそのときの個人の環境を構成するものとの間に生じる取引的な業務である」との記述がある[18]。デューイは経験を、環境と有機体あるいは個人との間に起きる、適応をめぐる現象と捉える。そこで起きる現象は、相互作用にとどまらず、関係しあう双方が何かを受け渡して、双方が変化していく「取引」「相互交渉」と呼ぶべきだと考えていたのである。

　鶴見の解説によると、「『相互作用』（インタラクション）と呼ばれていたことは、やがて晩年になって、『取引』（トランザクション）と呼び換えられる。『相互』の『インター』という語感は、別々に存在するものの間に何かが起こりなお、その別々の性格が保たれていることを示唆する。そこがデューイの気に入らなかった。」のだという[19]。インタラクションは、相互に関係し合うというニュアンスしかない。それに対しトランザクションは、境界を超えた（トランス）「取引」がなされ、双方が変化していくというニュアンスがある。

　「有機体の生命は、とにかくひとつの活動過程であって、一つの環境をふくんでいる。その活動過程は、有機体の空間的限界を超えた取引である。有機体は環境のなかでいきているのではない。それは環境を手段として生きている」[20]。

　デューイは、このように生きていくこと、すなわち経験は、環境を取り込み一体となった活動過程であるという。また、環境は「有機体あるいは自我（あるいは言葉は何でもよい）との相互作用に入ったときのみ環境となる」のであるから、有機体と区別され、静的に確定した環境というものはありえない、とも述べている[21]。生命あるものとしての有機体と環境は、その境界を越えたどちらともいえない状態としてあること、そして常に変化していることを強調して、デューイは「トランザクション」と表現しているのである。

問題解決の道具としての思考

　デューイの哲学は、「反省的生物学」といえる面があるといわれる[22]。人間の思考と行動に関するデューイの論議は、環境に適応した生物のみが生き延び得るとする、ダーウィンの進化論から発想を得て展開されているからである。進化論からすると、有機体が環境との相互作用を繰り返すなかで適応を果たすプロセスで使われるのが、思考や認識ということになる。思考と行為を区別せず、連続したものと見るデューイの着想が、ここにある。デューイにおいては、「考えること」と「実践すること」は、一連の「適応」のプロセスと捉えられているのである。

　人間は、一方的に環境への適応を強いられるのではなく、環境を作り変え、コントロールして適応する。環境に能動的に働きかけるのが行為であるが、行為に至るまでには、その環境について観察し、情報収集を行い、情報の意義を考え、評価する（アセスメント）。そして、問題解決の計画である仮説の設定等の一連のプロセスを経て、実践による仮説の評価となる。このようなプロセスで使われるのが、後に探究と呼ばれるようになった反省的思考である。このプロセスに働く認識や知性、思考といった心的／認知的なものは、環境との相互作用→適応の過程において、問題を解決し、安定を得るための「道具」の役割を果たす。

　デューイは「概念、理論、思想体系は、道具である。すべての道具の場合と同じように、その価値は、それ自身のうちにあるのでなく、その使用の結果に現れる作業能力のうちにある」[22] とする。デューイのこのような「思考／行為」についての考え方は、「道具主義（instrumentalism）」といわれる[23]。空腹の動物が本能的に試行錯誤を繰り返して餌を手に入れるのに対し、人間は頭の中でイメージを組み立て、あるいは言語という記号を操作して、欲求を満たす方法を見つける。人間は、思考／行為（探究）を道具として使い、効率よく問題の解決にあたるのである。

　第Ⅰ部、第１章で先取りして述べておいたが、看護過程は、よりよい患者

ケアを行うための道具の一つである。看護過程が「道具」であるとは、問題解決のプロセスに動員される「思考」が、問題解決にとって「道具」的な役割を果たしているということである。その価値は、臨床の問題解決にどれだけ効果的であるかによって決まる。看護過程のみならず、クリティカルシンキング、リフレクション等、考えること、経験することがテーマとなる多くの場合、デューイの経験概念——考えることは行為の一段階であり、このプロセスは同時に学ぶことでもある——が持ち出される。これらの諸概念もまた、看護実践を説明し理解するのにどれだけ有効であるかが問われている。このように、デューイ的な道具主義のスタンスをとるということは、概念の有効性に自覚的であろうとすることを意味する。

　看護過程を「使う」という表現にこだわりたいのは、クリティカルシンキング、リフレクションのみならず、看護過程もまた、デューイの問題解決のための反省的思考（探究）に基礎を置いていると考えるからである。リフレクションという用語を使う際、我々は共通認識としてどのような「知的プロセス」をイメージしているだろうか。問題解決法としての看護過程やクリティカルシンキングの源流が、デューイの経験概念や道具主義にあるとするなら、リフレクティブ・プロセスやリフレクティブ・ジャーナルを含め、同じイメージを思い描くのでなければ噛み合わない議論となる。これらの用語のコアにあるのは、デューイの「探究」である。現在、看護の領域で活用されているリフレクションに関連する用語は、デューイの「探究」から派生した概念であることが、もっと強く意識されてしかるべきであろう。

功利主義、実証主義

　デューイは「哲学の回復」と題した論文で、哲学が現実の問題解決にいかに役立ちうるかと問題提起している。これは、いわば現在の臨床哲学の先駆けであり、現実の問題解決に関わる哲学の構想ともいえよう。

　「人間は差し迫った困難、根の深い困難に直面している。これらは、訓練を積んだ内省によって明確にされるかもしれないし、その解決も、様々な仮

説を注意深く展開することで促進されるかもしれない。哲学的思惟は、現実に生じる出来事の成り行きに関わっており、しかも、出来事を豊かな帰結へ導く機能を持っている。このことが理解されれば、様々な問題が、次から次へと姿を現すだろう。だが、哲学自体が、こうした問題を解決しうるわけではない。というのも、哲学とはヴィジョンであり、想像力であり、反省だからである。これらの機能は、行為と切り離されてしまえば、何事も変えられないし、したがってまた、何事も解決できない」[24]。

　いわれていることは、以下のように整理できよう。

- ・人間の抱える解決困難な問題は、内省によって問題のありか、その態様が明確にされ、熟慮された仮説の展開で解決が促進される。
- ・哲学は直接問題を解決しないが、問題へのアプローチの仕方や豊かな発想で、解決への展望を示してくれる。
- ・哲学は、実践と結びつくことではじめて問題解決の役に立つ。

「訓練を積んだ内省」する力とは、熟練した反省的思考（探究）と考えてよいだろう。それは、「様々な仮説を注意深く展開する」能力である。デューイは、この探究する力を発揮して現実の課題に取り組むことを、哲学の役割と考えていた。デューイ哲学は、体系をつくるような哲学ではなく、方法としての哲学だといわれる。取り組む問題ごとに、そこでの経験から出発し、新しく考え直す努力＝「探究」を重ねていくのが、デューイ哲学の流儀である。探究の結果、問題が解決したとしても、それは、その時その場のことであって、どこまで普遍性を持つかはわからない。とりあえず、こう言える可能性がある（保証つき明言可能性）、だけである。生きることは、「おわることのない探究（endless investigation）」である。このようにデューイは、現場性、実践性を第一に考えた哲学者であった[25]。デューイ自身、教育改革（デューイスクール）、大学教授全国組織の結成、社会活動等に関わっていた。

　プラグマティズムの特徴として、功利主義的であることと、実証主義的傾向があることがあげられる[26]。功利主義的であるとは、行為の一段階としての考えることの良し悪しは、人間の利益に帰結するという倫理基準によらなければならない、ということである。実証主義的傾向というのは、何らかの

行為に導く言葉だけが意味があるのであり、行為に結びつかない言葉は、その意義を認めないことをいう。「What good is it? 何の得になるのか」「So what? だからどうしたというんだ」というアメリカ人の常套句は、日常の中のプラグマティズム的反応を表した言葉である[27]。

　個人の生活であれ、社会生活や政治であれ、困難な事態を切り抜けるのに役立つ行為や考え方であれば評価する、というのがプラグマティズムである。鶴見は、アメリカの大恐慌（1929年）からの立ち直りを図ったルーズベルト大統領のニューディール政策について、「プラグマティズムの理念と方法に支えられた大規模な政治実験」だったという。ルーズベルトの「先入見ぬき、結果本位の政治」は、大恐慌からの脱却に有用と思われる計画なら、その発想の起源、系譜を問わず「実験してみる。そうして効果がなければやめる」との方針で一貫していた。したがって、哲学的な議論以上に、プラグマティズム哲学の短所、長所がニューディール政策の歴史に現れている。鶴見は、プラグマティズム哲学の有効性が国策として検証されたのがニューディール政策であるという*5)。

　「プラグマティズムは、言葉になった原理に対して信用をあまりおかない」し、「原理的に世界をとらえるこれまでの学問体系にたいするうたがい」を持つ点に、哲学としての活力がある。他方、この「その場限り性と、原理軽視」がニューディールを短命に終わらせた。しかし、「いかなる理論からでもまなぼうとしたその開かれた態度、いいと思った考えをすぐに実験してみて駄目だったらやめるというしなやかな態度」は、政治的方法として独自の長所であったことは否定できないと、鶴見は評価する[28]。

　この鶴見のニューディール政策を題材としたプラグマティズム的方法に対する見解は、看護現場を考える上で示唆に富むものがある。プラグマティズムの弱点は、原理軽視⇒開かれた態度、その場限り性⇒しなやかな態度と、ポジティブな視点から捉え返すことができよう。理論やガイドライン、マニュアルを過信せずに、臨床のリアリティを出発点として、「開かれた態度」「しなやかさ」で臨床の問題に取り組む。そのような努力を重ねていくことが、プラグマティズム的な姿勢と言えるだろう。何が問題解決に有効なのかは、

第4章　デューイ哲学で読み解く「臨床の思考」　211

「実験」してみなければ分からないのだから。

「傍観観察」批判

　経験する、問題を解決する、学ぶことの基盤に、環境との相互交流を想定するデューイは、伝統的な「主体」「客体」モデルによって、知ること（認識）の過程を説明することに異議を唱えた[29]。この主体－客体モデルは、外の世界にある客体、それを見る主体といった視覚の比喩で、人間の認識を捉えている。このモデルでは、知る人は、客体からデータを受け取るだけの「傍観者 spectator」である。これに対してデューイは、「（環境と主体の）相互作用に支配されている生活世界 life-world」では、そこで為されていること自体が検討されなければならない「主体」であり、その過程を通して何ごとかを実現することを目指した目標が「客体」であるとした。

　環境と人間が「相互作用」している生活世界では、知る人は「探究者 inquirers」なのである。探究は、「手と操作」として行われる。探究者は、「題材を加工して変化を生み出している実験家」である。手で対象に働きかけ、対象に変化をもたらすことで知る「手と操作」による探究、それは、距離をおいて視覚的に観察し、対象の詳細を見極めようとする「傍観」とは異なる。我々が生きている生活世界は、多様な相互作用に満ちている。知ろうとする者は、仮説を立てて環境に働きかけ（＝実験）、その結果を検討する。探究者は実験家であり、相互作用に巻き込まれざるを得ない観察者なのである。

　物理学の主観－客観モデルは、科学的なものの考え方の基本ということになっている。天体の運行の「傍観観察」を起源とするこのモデルは、各学問分野の方法論として広がっていった。天体観測という「視覚の比喩」、すなわち眺めるイメージで思い描けるのが自然科学である。生きるという環境との相互作用の只中にいる対象は、「視覚の比喩」では十全に把握できない。手で触れ、その感触を基に、何らかの見通し（仮説）をもって対象に働きかけ、見通しどおりの結果が得られたかを検討して、また働きかける。そのような「手と操作による探究」のイメージでしか対象を理解できないのが、医

療、教育、福祉等の対人援助職の世界である。「視覚の比喩」を基礎とした物理学。物理学を範とした自然科学。そして、自然科学的方法を導入して学問体系を築きあげようとしている諸学問分野。この潮流と異なる立場に立ち、臨床実践における「手と操作による探究」を通して、対人援助職に有用な方法論を提示しているのが、デューイやショーンである。

アリストテレスのテクネー（技術）とフロネーシス（行為の知、思慮）の概念から看護技術論を展開する池川も、「触れる手」を看護的患者理解の象徴であるとして、次のように述べている[30]。

「我々は物事を理解することを〈把握〉すると表現する。〈把握〉とは、言うまでもなく手で〈取る・掴む・持つ〉ことである。理解するという人間の総合的能力は、手で触れるとともに把握するという触覚と運動とが結びついた感覚であるといえる。触覚、すなわちものを手で捉えるということが、我々が物や人を知覚したり理解したりすることの原型となっていることがわかる。……実践知としての技術は、何よりも触れると同時に触れられる手として、すなわち物や人を相互的に把握し理解することにおいて、その技術性を発揮するものと考えられる」[30]。

中村雄二郎の「臨床の知」も、科学の知は冷ややかなまなざしの「視覚の知」であるとして、「身体的、体性感覚的な知」であるパトスの知を、科学の知に対置している。パトスの知は、「受動、受苦、痛み、病いなど、人間の弱さの自覚の上に立つ知」である。パトスの知では、視覚も体性感覚の内に統合されて働くとされている[31]。事物を対象化してとらえる科学の知は、「見るものと見られるもの」を分裂させ、「冷ややかな対立がもたらされる」としている中村の「臨床の知」もまた、傍観観察批判と言える。

菱沼は、さまざまな測定機器を使って客観的なデータをとり、看護技術を検証した経験から、「看護実践の効果は、看護技術が人間関係に修飾されたうえでもたらされる」と考えるに至った経緯を、次のように述べている[32]。

足浴を行った時の生体変化は、バイタルサインで測定することは不可能だが、皮膚血流を測ると変化を捉えることができる。下肢の皮膚血流は、足浴後も上昇した状態を保つが、寒さ、便意・尿意の我慢に加え、「人」の要素

でも低下に転じる。足浴の効果には人間関係も影響するのである。看護技術は、人間関係と「セット」になっている場合が多い。この人間関係の要素を排除して、看護技術そのものの効果を測るために、菱沼は温罨法の研究では、研究対象者に自分自身で温罨法をしてもらったという。しかし、これでは、対人関係を伴った技術である看護の研究にならないのではないかと、自己批判的に振り返っている。対象者に、足浴のような看護技術を適用する研究では、人間関係をコントロールすることは不可能なので、それを研究の限界として考えておく必要がある、と菱沼はいう。

　看護技術研究では、常に、薬物の治験でいうプラシーボ効果と同様の、人的な要素による効果の修飾が起こりうる。看護の効果を傍観観察で証明しようとする研究の限界といえる。看護の領域では、複雑な因果関係から単一の因果関係（看護実践⇒患者の苦痛の緩和、安楽、回復等）を取り出すのは困難である*6)。看護実践には、多様な相互作用が働いている。菱沼が述べるように、足浴や温罨法のようなシンプルな看護行為でさえ、条件をコントロールして因果関係を見極めることは容易ではない。看護者は、その相互作用に巻き込まれざるを得ない観察者である。看護の象徴的表現が「手当て」であるように、看護における問題解決や知識の獲得の過程は、「手と操作による探究」としてイメージするほうが理に適っているといえるだろう。「傍観観察」では、生きた看護はとらえ難いのではないか。看護者は、対象者に影響を与え、かつ影響される相互関係の中にいる「参加観察者」であり、「探究者」である。臨床看護研究では、看護職がこのような立ち位置を基本として看護を実践していることを、理解しておかなければならないだろう。

「手と操作による探究」の未来志向

　哲学者ドレイファスの技能獲得の理論を看護師に適用して、看護における熟達化の問題を実証的に研究した看護理論家にパトリシア・ベナーがいる。ベナーは、ショーンの「行為の中の省察 reflecting-in-action」に対し、「行動しつつ考える thinking-in-action」を対置している。ベナーがショーンのリフ

214 第Ⅱ部 プラグマティズムと反省的思考

レクションという言葉を避け、あえて「(行動しつつ)考える」としているのは、リフレクションに「後退」「状況の外部にいる」というニュアンスがあるからだという[33]。

G. ロルフも述べているように、デューイの反省的思考(探究)からショーンの反省的実践へという系譜で考えると、この批判は全くの誤解である[34]。デューイは傍観観察の項で述べた通り、経験を説明する概念であるリフレクションは未来志向であること、そして状況の外から傍観観察するのでなく、「手と操作のイメージ」で対象(環境)と相互作用しつつ状況のなかにいる、そうした立ち位置であることを強調している。デューイは、「世界の外部にある傍観者」として対象を観察する視点から「経験」を理解しようとするそれまでの経験概念を批判して、次のように述べている。

「経験は、頭脳の活動と等しいというわけではない。経験とは、社会的・物理的環境に対して相互作用を取り結ぶ、すべての有機的能動者−受動者の総体なのである。頭脳というものは、第一義的には、ある種の行動を司る器官であって、世界を認識する器官ではない。そして、既に述べてきたことを繰り返していえば、有機体というものを、いわば、たまたま一つの対象として含んでいる諸々の自然的対象が相互に作用し合い、相互に関連し合う、ある種の様式、これが経験するということなのである。同じく説得的に示すなら、経験とは第一次的には認識することではなく、何かに働きかけ、何かを被る諸々の様式であるということになる」[35]。

「経験」においては、頭で考えることは二次的なことであり、第一次的には環境との「相互作用」という実践(実験)なのだ、としている。デューイはこれほど徹底して、生物が環境に「働きかけ何かを被る」ことを原初的なイメージとして「経験」を捉えており、それゆえデューイの経験概念は、現実に距離を置き、「状況の外部にいる」傍観者を想定してはいないといえる。

経験は認識(知識)の問題ではなく、「生命体が自らの物理的社会的環境と取り結ぶ相互交渉の問題として現れてくる」と考えるデューイは、以下のようにそれまでの経験観を批判する[36]。

・経験は、第一義的には心的事象であって主観的なものとされているが、

経験が経験として自覚できるのは、人間が働きかけ、必要によっては変更される客観的世界である。

・経験は、「既に起こったことを記録すること、つまり先例への言及、これが経験の本質だと思われている」。しかし、「経験にとって最大の関心事は、やがて到来する（つまり、単に到来しうるということではなく、今到来しつつある）事物である」。

このようにデューイは、既に過ぎ去った過去の経験から学ぶという「過去だけが重要」という考え方を否定する。経験について、「実験的であって、与えられているものを変えていく努力である。経験を特徴づけるものは、未来を視野に入れること、つまり、未知のものへと到達することである。未来との結びつきこそ、経験の顕著な特徴である」とデューイは述べる[37]。デューイが、未来を指向するものとして経験を捉えているのは明白である。

経験の一つの態様であるショーンの「行為の中の省察（＝行為内省察）reflection-in-action」は、まさにこのような「不確かで疑わしい困惑した」未知の状況における、今到来しつつある、未来を指向した問題解決の只中のリフレクションである。デューイは、「経験するということは生きるということだ」と述べ、生物学の比喩で考えることを勧める。生命は、環境のエネルギーを取り入れることで自分自身の活動を維持する。生命現象は、自然エネルギーに依存しているが、それは生命活動を促進する（成長、健康）こともあれば、阻止するように働く（衰退、病）こともある。この相違は、現在生じていることが、未来とどういう関係であるかによる区分である[38]。

ショーンの「行為の中の省察」は、衰退、病と同じように、未来へ向かうことが阻止された状態においてこそ発動される。環境に適合的となるように事態が推移していれば成長し、健康を維持していることになる。その場合は、それと意識することなしに「行為の中の知（行為知）」のみで対処できるので、「省察」を要さない。ショーンの「行為の中の省察」は、以下に説明するように、状況に「巻き込まれている」状態から先を見通す「省察」である[39]。

気持ちよくスムーズに演奏できたり、キーボードを打つことができれば、それと意識されない「行為の中の知」に支えられて行為は進行していく。し

かし、行為の真っ只中で「不確かで、疑わしい、困惑した状態」が出現すると、「行為の中の省察」が働き出す。行為の際中に、自分が何をしているのか、考え出すのである。一般的には言葉を使わないが、ときには振り返って考え、言葉で意味づけして進行していく。「バスケットボール選手が、対戦相手の予期しない動きに反応してとる瞬時の行動や、ジャズピアニストが、たった今聞いたばかりのトランペット演奏のメロディを即興で演奏する」場合のイメージだと、ショーンはいう。看護行為でいえば、採血や導尿等の場面が頭に浮かぶ。うまく血管に針が入っていない感触、膀胱までカテーテルが入っているはずだが、排尿が見られない場合などに、一瞬何が起っているか考えて、手技を修正する。このような「行為の中の省察」を、看護職は日常的に、さまざまな場面で行っている。

　「行為の中の省察」は、専門家の実践能力の中核をなす重要な能力であるといわれる。ただ、「『行為の中の省察』は、探究のはかない短命的なエピソードに過ぎず、行為の流れの中で一瞬生じて、新しい出来事に何らかの道筋を与え、状況についてのより安定した見方を残すと、すぐに消えてしまう」[40]といわれていることもあって、即興的なものとして理解されがちである。しかし、ショーンはこの省察の時間が、物理的な時間の長短ではなく、「行為の現在（action-present）」を軸に捉えられた時間であることも強調している。

　「行為の中の（in）省察」の時間は、患者との会話のような秒単位のこともあれば、一時間におよぶ、実習での学生カンファレンスということもある。あるいは2週間に及ぶ実習であれば、その期間全体を「行為の中」と考えることもできる。「ある行為が状況に適切な変化を及ぼすことができる」時間が、その「行為の中」を意味し、その時間幅は多様である。このように、ショーンは「中（in）」の意味を、探究者がその行為の只中にいる時間、巻き込まれている時間として捉えているのである[41]。

　「行為の中（in）の省察」と「行為について（on）の省察」とに区分して議論されることが多いが、デューイやショーンが主要に論じているのは、行為の中における当事者としての「探究」や「省察」である。プラグマティズムの系譜に連なるショーンにとって、行為と思考は相互補完的であり、渾然

第4章　デューイ哲学で読み解く「臨床の思考」　217

一体となっているので、対象に距離をおいて、傍観観察的に「行為」につい
て（on）「省察」することにはほとんど言及していない。想定されているのは、
対象に働きかけ、その結果を評価する、実験としての専門家の行為である。
瞬時の判断で応答する患者への働きかけの「只中」、アセスメント情報を得
るための数十分の面接という「只中」、退院までの見通しを考えた長期にわ
たって実施するケアの「只中」。臨床では、このように多様な「行為の中の
省察」が同時に進行している。専門職が行う、その時その場で直面している
問題への対処、まさにその行為の只中で、「行為の中の省察」がダイナミッ
クに展開しているのである。

　以上述べたように、デューイの経験概念（これを引き継いだショーンの省
察的実践論）からすると、リフレクションには、ベナーのいう「後退」のニ
ュアンスはない。「反省」という言葉を「後ろ向き」とイメージしたとしても、
「湖に浮かべたボートをこぐように、人は後ろ向きに未来に入っていく」（フ
ランスの詩人　ポール・ヴァレリー）と考えるべきだろう。車輪が空回りし
て車が泥濘のなかで立往生した時、一旦バックして前進を試みるように。
「我々に立ちはだかる障害は、実は変化を促進し新しい反応を促す、したが
って、前進への好機である」「経験とは、現在に関与している未来でなくして、
何であろうか」[42]と、デューイは苦境を経験している人間を鼓舞する。

　脚注（＊）

　＊1）　反省的思考（reflective thinking）は、古代ギリシアのソクラテスの「産婆術」、
　　　　アリストテレスの「レトリック（説得のためのスキル）」、ピュロンの「懐疑
　　　　主義」にまで遡る。しかし、20世紀以後の批判的思考研究の「父」は、プラ
　　　　グマティズムの哲学者デューイと考えることができるといわれている。（楠見
　　　　孝、子安増生、道田康司編『批判的思考を育む』有斐閣、p. 4、2011）。また、
　　　　アメリカの教育界では、デューイのリフレクティブ・シンキングが、クリティ
　　　　カルシンキングのルーツの一つであると考えられている。（鈴木健、大井恭子、
　　　　竹前文夫編『クリティカル・シンキングと教育』世界思想社、pp. 10-14、
　　　　2006）。「アメリカにおける批判的思考研究の端緒となったのはデューイである」
　　　　（樋口直宏『批判的思考指導の理論と実践』学文社、pp. 70-74、pp. 137-155、

218　第Ⅱ部　プラグマティズムと反省的思考

2013)。

＊2）　早川は、primary experience の訳語に「直接的経験」を当てている。安酸は、それを踏襲して、「反省的経験」の対を「直接的経験」としていると思われる。（早川操『デューイの探究教育哲学』名古屋大学出版会、pp. 26-30、1996）

＊3）　デューイはシカゴ大学時代、後に「デューイ・スクール」と称されることになる大学の付属小学校を開設している。デューイはそこを「哲学の実験室」と考えていたという。伝統的な教育では、知識は具体性から切り離された情報として伝達される。情報は意味の源である活動から切り離されるため、「虚偽の抽象」となる。「デューイ・スクール」では、料理を作る、小さな溶鉱炉をつくるといったグループ活動を重視したカリキュラムを編成している。「知ること」と「行うこと」は不可分であるとする「直接的経験」を核にした教育を模索したのである。デューイは、それまでの教員の話を聞くための机はデューイ・スクールにはふさわしくないと考えて、活動の場にふさわしい机を探したというエピソードがある。直接的経験ができる環境を整えるために、学習机にまでこだわったのであろう。（ルイ・メナンド『メタフィジカル・クラブ』野口良平、那須耕介、石井素子訳、みすず書房、pp. 320-324、2011)、（鶴見俊輔『先行者たち』〈鶴見俊輔集2〉筑摩書房、p. 251、1991）

＊4）　トランザクションは、cash transaction（現金取引）の用例にみられるように、単なる相互的な関わりではなく、双方向的に何かが受け渡され、双方が変化していくというニュアンスがある。

＊5）　「デューイはフランクリン, D. ルーズベルトを嫌い、信用しなかったが、デューイの考え方の多くはニューディール政策の中で活用された」（リチャード・ローティ『アメリカ　未完のプロジェクト』小澤照彦訳、晃洋書房、pp. 27-28、2000）

＊6）　近代科学は、物理学をモデルとしてその方法論を踏襲している。物理学では対象を数学的に扱う。それは対象を極端に抽象化することであり、物体の落下ならそれで因果関係を表せるかもしれないが、生物学などでは、個別性があり過ぎて法則化するのは困難である。薬物療法における副作用も、誰にでも均一に出現するわけではなく、事前に予測するのは困難なことが多い。医療・看護領域では、数学的抽象化だけでは対象に迫れない現実がある。実践してみなければわからない、実行しつつ修正を加えていかねばならない、そうした不確実性を抱えているのが医療・看護である。（長谷川眞理子『科学の目科学のこころ』岩波新書、pp. 28-48、1999）

文献

1）　ジョン・デュウイー『思考の方法――いかに我々は思考するか――』植田清次訳、春秋社、1955

2）　デューイ『論理学――探究の理論』（世界の名著59　パース　ジェイムズ　デューイ　中公バックス所収）魚津郁夫訳、中央公論社、p. 412、1980

3）　安酸史子編『経験型実習教育』医学書院、pp. 52-53、2015

4）　デューイ『民主主義と教育』金丸弘幸訳、pp. 318-341、玉川大学出版部、1984

5）　John Dewey: Democracy And Education A Divison of Macmillan Publishing Co., Inc, pp. 232-233, 1916

6）　デューイ『経験と自然』（デューイ＝ミード著作集4）河村望訳、pp. 22-28、pp. 52-57、人間の科学社、1997

7）　杵淵俊夫「デューイ教育理論への実践的関心の本格的高まりを迎えて」（日本デューイ学会編『日本のデューイ研究と21世紀の課題』所収）pp. 190-203

8）　前掲書、6）pp. 16-57

9）　前掲書、6）p. 23

10）　竹内均『物理学の歴史』講談社学術文庫、p. 21、1987

11）　黒柳修一「経験とテクノロジーに関する一考察――デューイ教育理論の視点から――」、市村尚久、早川操、松浦良充、広石英記編『経験の意味世界をひらく』所収、東信堂、p. 152、2003

12）　安酸史子「教育的ケアリングモデル・経験型実習教育」、グレッグ美鈴、池西悦子編『看護教育学』所収、南江堂、p. 181、2009

13）　デューイ『民主主義と教育』（デューイ＝ミード著作集9）、河村望訳、人間の科学新社、p. 108、2000

14）　ジョン・マーフィー、リチャード・ローティ『プラグマティズム入門』高頭直樹訳、勁草書房、p. 113、2014

15）　デューイ『経験と教育』市村尚久訳、講談社学術文庫、pp. 56-57、2004

16）　ジョン・デューイ『哲学の回復の必要』（植木豊編訳：プラグマティズム古典集成）所収、作品社、p. 490、2014

17）　ジョン・デューーウィ『哲学の改造』清水幾太郎、清水禮子訳、岩波文庫、p. 79、1968

18）　前掲書、15）、p. 64

19）　鶴見俊輔『先行者たち（鶴見俊輔集2）』筑摩書房、p. 156、1991

20）　前掲書、2）、p. 415、

21）　同書、p. 493

220 第Ⅱ部 プラグマティズムと反省的思考

22) 鶴見俊輔、前掲書、p. 147

23) 前掲書、17)、p. 128

24) 魚津郁夫『プラグマティズムと現代』日本放送出版協会、pp. 132-139、1997

25) 前掲書、16)、p. 536

26) 鶴見俊輔、前掲書、p. 147

27) 鶴見俊輔『アメリカ哲学』講談社学術文庫、p. 196、1986

28) 鶴見俊輔「解説　約束の歴史」(鶴見俊輔編集『現代革命の思想5、アメリカ革命』所収) 筑摩書房、pp. 9 -18、1969

29) レイモンド『ジョン・デューイ──現代を問い直す』藤井千春訳、晃洋書房、pp. 48-53、2015

30) 池川清子「看護における実践知：為すことに含まれる知の意味」インターナショナルナーシングレビュー (Vol. 32, No. 7)、pp. 16、2009

31) 中村雄二郎『術語集』岩波新書、pp. 186-190、1984

32) 菱沼典子『看護学への招待』ライフサポート社、pp. 50-61、2015

33) ベナー、フーパー-キラキディス『看護ケアの臨床知　行動しつつ考えること、第2版』井上智子監訳、pp. 13-14、p. 33、医学書院、2012

34) ゲーリー・ロルフ『看護実践のアポリア』塚本明子訳、ゆみる出版、pp. 177-197、2017

35) 前掲書、16)、pp. 512-513

36) 同書、pp. 485-491

37) 同書、p. 480

38) 同書、p. 487

39) Donald A. Schon The Theory of Inquiry: Dewey's Legacy to Education Curiculum Inquiry 22-2, pp. 119-139, 1992

40) ドナルド・ショーン『省察的実践とは何か』柳沢昌一、三輪健二訳、鳳書房、pp. 294-302、2007

41) 同書、p. 297

42) 前掲書、16)、pp. 490-492

第Ⅲ部

デューイからショーンへ

「思考と行為の連続性」を基底に

第1章
反省的思考と看護教育

　第二次世界大戦の最中、アメリカのハーバード大学で哲学を学び、戦後最初期に、プラグマティズムの哲学者の業績を紹介する著作『アメリカ哲学』を世に送り出した鶴見俊輔は、デューイの哲学について次のように概括している。「デューイ哲学の主題は、探究の論理であり」、「生きるという行動の中に常に探究がある」とデューイは考えていた[1]。

　学ぶこと、知ること、考えることは、その始まりも終りも同様な知的プロセス、すなわち問題解決過程としての「探究」である。このプロセスは始まりに不確定状況があり、仮説検証過程を経て確定状況に至り、「保証つきの言明可能性」を獲得する。これがデューイの探究であり、問題解決のプロセスである。

　第Ⅱ部で述べたように、問題を解決すること、経験することは、この探究のプロセスを経ることである。そして、そこに「絶えざる経験の再構築」としての学びが生じる。第Ⅲ部では、このようなデューイの探究（反省的思考・経験）を参照しながら、看護教育、看護実践のあり方を検討していきたい。

看護教育の中の探究型思考——看護学生の3つの思考パターン

　看護学生は、演習や実習の場面でどのような「探究」を行っているのか。先行研究を検討し、デューイの探究の5つの局面から再解釈してみる。看護

過程をたどろうとする臨床の看護者や看護学生のインセンティブが問題となるとき、デューイの反省的思考でいう「不確定状況」に彼らが身を置いているかどうかが、吟味されなければならない。以下の藤本の研究は、そのことを示している[2]。

　藤本は、講義と学内演習で構成されている「生活援助教育」の単元終了時の記録を分析し、看護学生の次の３つの思考パターンを取り出す。

(1) 知識獲得型思考：獲得した知識内容を並列に記述。「清拭では、気化熱が奪われるので、すぐ乾いたタオルで拭くことが大切。温湯も高めに準備しておく」→学生の考える今後の課題〔理解した内容を練習し、身につける〕

(2) 知識対応型思考：疑問から、調べる、人に聞くなどして、試みて確認する。「なぜウォッシュタオルを手に巻いて清拭するのか。巻かなくても面が平らになればよいのでは。やってみて、そのほうがタオルが冷めない分、気持ちがよいことを確認」→学生の考える今後の課題〔根拠を理解し実施できるようになりたい〕

(3) 仮説探究型思考：疑問や問題を感じたことに着目、仮説を立て、実施し検証する。「自分で胸を拭いてもらう間、スクリーンの外に出た。自分もみられるのはイヤだから。だけど緊張した雰囲気になってしまったし、観察できないのには困った」「(次の演習で) 話しながら行うことで緊張が和らいだ。更衣時などの観察もできた」→学生の考える今後の課題〔方法は他にもあると思うので、状況に合わせて考えていきたい〕

　この３つの思考過程の違いは、(1) には問いがなくて、(2)(3) は問いの生じる思考がある点だと、藤本は分析している。そして問いを生む思考は、「新たな経験をしたとき振り返り思考ができるかどうか」によって決まる、と述べている。

　問いの生じる思考は、講義場面ではまず現れず、ほとんどが演習場面であった。また、(1) の思考をする学生と (2)(3) の思考をする学生は、単元の初めから分かれており、(1) から (2)(3) へ移行した学生は一部に過ぎ

224　第Ⅲ部　デューイからショーンへ

なかった。最初の単元で (2) (3) の思考パターンを示した学生は、以後の
どの単元でも同様の思考パターンであった。これらのことから、学生の思考
パターンは (2) (3) の探究型と、(1) の非探究型（知識獲得型）に類型化
できる。この二つの型は、思考の癖、習慣として定着していて、相互に移行
することは少ないと考えていいだろう、と藤本は考察する。

　なお藤本は、何を基準に (2) (3) を区別するかは明確にしていない。藤
本の区分で疑問なのは、(2) も「仮説検証」型の思考になっているとも考え
られるのではないかという点である。(2) においても、「手にウォッシュタ
オルを巻かなくても面が平らになればよいのでは」という「問い（仮説）」
が頭に浮かび、「やってみて、そのほうが気持ちのよいことを確認」と、仮
説の検証がなされているからである。この学生は、それまでの「手にウォッ
シュタオルを巻いて」という、教授する側からいえば「確定状況」にあった
清拭の基本技術に、疑いをもったのである。「不確定状況」の出現である。
そこから仮説（問い）が生まれ、「振り返り思考」（探究）が展開されている
と考えることも可能である。(2) と (3) の違いをあえてあげるなら、(2)
の思考が、演習場面のなかで完結した実験室的な思考であるのに対し、(3)
は「自分も恥ずかしいので」のように、日常の生活場面と照らし合わされ、
そこから仮説が設定されている点であろう。

　デューイの探究の局面に照らして考えると、(2) (3) の「問いの生じる思
考」は、《不確定状況→問題状況→問題の設定》のプロセスで生じた思考と
いえる。(1) も現実から学んでいることは確かだが、(2) (3) のように、知
識（思考）と現実のやり取りが仮説−検証として展開されていない点で、環
境との相互作用が淡白といえる。一方的に、演習という環境で使われた知識
を確認するだけであり、不確定状況が生まれていないのである。

　どの思考パターンの学生にも、それぞれ清拭の実習という同一の環境が用
意されている。しかし、反省的思考の始まる学生と、知識の獲得だけに終わ
る学生がいるのはなぜなのか。これには不確定状況の出現が関係している。
(1) の学生の思考には、「涌き出る、あるいはひらめく、あるいは浮かびあ
がる」ように発生する暗示がないから、状況は不確定にならないのである[3]。

そのため、体験は第一次的（直接的）経験に止まり、反省的思考が開始されないといえる。

　問題は、学生に感じとられた「状況の質」である。状況を不確定であると感じとる学生と、そう感じない学生とがいる。それは学生の思考の癖のようなもので、「問いの生じる思考」をする学生は、どの単元でも探究的であると、藤本は指摘する。一方、そのような思考をしない学生は、どの単元でも、ただ知識を確認するだけである。学生の思考が、このように二つに分かれていて固定的であるというのは興味深い。

　以上のように、デューイの反省的思考でこの研究を解釈し直してみると、「不確定状況」の局面に着目する必要があることがわかる。「問いの生じる思考」、つまり反省的思考（探究）が生じるかどうかは、学生が、学習場面を「不確定状況」として感受したかどうかに関連しているからである。演習場面で「不確定状況」を出現させるには、どういう工夫が必要なのか。それが次の実践的課題となろう。

「気がかり」をめぐる３つの思考パターン

　藤本の「問いの生じる思考」は、看護学生の演習場面での思考であったが、この項では、実際の看護場面での看護者の推論を取り上げる。臨床場面での推論に関する平木らの研究は、「気がかり」の有無、「気がかり」から推論へどのようにつなげていくかによって、看護の展開が異なることを明らかにしている[4]。平木らの研究は、臨床における看護者と患者の対応場面を参加観察し、半構成的面接で、その場面での看護者の思考、感情、意図などを確認するという質的研究である。研究は、４人の看護者の８ケース、13場面の分析を行い、３つの思考過程のパターンを取り出している。この分類の基準は、「気がかりが生じるか」「気がかりから次の思考に進むか」である。

　看護者は、患者との対応の前に何らかの情報を得ていて、その情報から働きかけの目標（見通し、仮説）を想定してベッドサイドへいく。その後のケアは、患者を前にしたときに生じた「気がかり」をどう展開するかで異なっ

226　第Ⅲ部　デューイからショーンへ

てくる。平木らは、参加観察によって明らかにされた「気がかり」をめぐる
3つの思考過程のパターンは、次の通りであったとしている。

　　[目標固執型]　当初の目標に固執し、その場面で生起したことから看護
　　を展開しない。気がかりとして感じることがない。
　　[気がかり保留型]　気がかりとはなるが、起こっている問題を確かめる
　　だけである。解決を急ぐ必要があるかどうか等、気がかりの内容を確認
　　するだけにとどまる。
　　[仮説生成型]　気がかりから出てきた疑問を検討する。その内容を統合
　　して問題場面の再構成を行う。仮説が生成され、それに基づく関わりが
　　なされる。

　この研究での「気がかり」の定義は、「患者の言動に対して、戸惑いや疑
問が混在した感覚が生じること」である。この定義は、「『あれっ変だな』『お
や困ったな』という看護者の知覚を通して感じ、気づくというレベルのもの」
と解説されている。「なぜ……なのか」といった「問いの生じる思考」のレ
ベルには達していないのである。この研究で「気がかり」としているのは、
デューイの探究の局面でいえば、「問題の設定」以前の状態である。探究は、
《不確定状況→困難感の自覚→問題状況（問題の設定）》と進展していく。
「気がかり」は、「あれっ？」「おや？」といったゆらぎの感覚があるだけで
あり、状況を「問題」として明確に認識した「問題の設定」に至っていない。
それでは、「気がかり」は「困難感の自覚」の段階といえるかどうかという
ことになるが、それは微妙だ。知性的なものの関与していない「不確定状況」
の段階から、反省的思考が始動する「問題状況」への移行の途上にあるのが
「気がかり」とだけはいえるだろう。
　3つの思考プロセスのうちの[目標固執型][気がかり保留型]では、気
がかりさえ感じなかったり、あるいは気がかりのままにほっておかれたりで、
それ以上の展開はない。[仮説生成型]のみが、気がかりから「疑問の探索」
に移行する。この「疑問の探索」は、「困難感の自覚」から「問題の設定」
に至る段階に相当すると考えていいだろう。ここでは「気がかり」という不

第1章　反省的思考と看護教育　227

表1　デューイの反省的思考の局面と平木らの仮説生成型思考

デューイの反省的思考の局面	平木らの仮説生成型思考
（1）困難感の自覚	気がかり？
（2）問題の設定	疑問の探索
（3）実施可能な解決策（＝仮説）の策定	場面状況の再構成
（4）推論による実施可能な解決策の検証 　⇒実施可能な仮説の策定	場面状況の再構成の検証
（5）実験による実施可能な解決策の検証	仮説に基づく関わり

確定状況、ないし困難感の自覚以前の状況に知性が働き、「疑問」が生じている。反省的思考（探究）が開始され、「問題の設定」へと進行しているのである。

　この研究では、［仮説生成型］思考パターンは5つの要素、①気がかり、②疑問の探索、③場面状況の再構成、④仮説、⑤仮説に基づく関わり、から構成されるとしている。③場面状況の再構成の定義は、「疑問の探索で得た情報と既存の情報を統合して今ここでの問題の構造化を図ること」である。④仮説は、「『場面状況の再構成』から問題の原因を推論すること」と定義されている。

　この［仮説生成型思考］の5つの要素を、デューイの反省的思考の局面と対応させると、表1のようになる。この表からもわかるように、平木らの［仮説生成型思考］は、デューイの反省的思考の局面に対応させて理解することができる。以下、［仮説生成型思考］の5つの要素の定義を、どのようにデューイ的に読み換えて対応させているかについて説明する。

　平木らは、「本研究では仮説の評価や検証に関する思考が見られなかった」と述べている。しかし、デューイの反省的思考からすると、「場面状況の再構成」は、実施可能な解決策（仮説）の策定から、推論によるその検証（評価）にいたるプロセスに相当すると考えることができる。この研究では、前述の通り「場面状況の再構成」を、「疑問の探索で得た情報と既存の情報を

228 第Ⅲ部 デューイからショーンへ

統合して今ここでの問題の構造化を図る」と定義している。定義の根拠の一つは、せん妄、あるいは認知症状態にある老人のケア場面での、研究者による観察である。

看護者が、バルーンカテーテルを使用している老人のベッドサイドへ行く。採尿が目的である。そこで看護者は、カテーテルからの尿流出が悪いこと、患者が、がさがさ子どものように動くことに気づく。看護者は、「疑問の探索」を始める。カテーテル内の尿を観察し、混濁からカテーテルが閉塞している可能性があるとの仮説を立てる。そして老人患者への、場所を問う質問の答えから、失見当識と判断し、せん妄ないし認知症のBPSD（行動心理症状）の可能性を疑う。

「事前に得ていた情報である『発熱』『尿路感染』『痴呆症状の悪化』の程度を患者に確認しながら、事前に把握していた患者像との統合を行っていたことが後の面接で明らかになった」ことから、前述のような「場面状況の再構成」の定義がなされたのである。「事前に得ていた情報」を仮説として観察がなされ、その観察結果と看護師の知識との照らし合わせがなされることで、仮説としての事前情報の妥当性が検討される。それが、情報の「統合」であり、「看護状況の再構成」だろう。

表１のデューイの反省的思考における（4）《推論による実施可能な解決策（仮説）の検証⇒実施可能な仮説の策定》の段階は、「観念的、概念的な操作と観察や現実とのやり取り」で仮説が鍛えられていくプロセスである。そこには推論が働いている。平木らの「問題の構造化を図る」とは、「観察と経験・知識との相互作用によって意味のある仮説を生み出していく」推論の過程のことだといえる。これは、デューイの反省的思考の５つの局面のなかの「推論による仮説の検証（思考実験）」そのものである。一般的には、ブレーンストーミングのような拡散的思考で出てきた多数のアイディア（第一次仮説）を絞り込んで、「実施可能な仮説」（第二次仮説）を策定するのが、「推論による仮説の検証」である。多数のアイディアは、有効性、現実性、経済性などの観点から吟味され、一つの実施可能な仮説に結晶していく。このプロセスには、思考実験ともいうべき推論が働いている。

デューイの探究における「仮説」と、平木らの研究における「仮説」の意味の違いについても述べておきたい。平木らは「仮説」を、「『場面状況の再構成』から問題の原因を推論すること」と定義している。事前に得ていた情報とその看護場面で遭遇した新たな事態とを照らし合わせ、統合（再構成）して、何がそのような事態を生じさせていたかを考えることを「仮説」と定義しているのである。事前に得ていた情報でケアの見通しを立てる。しかし、見通しとしての仮説は否定され、新たな仮説が必要となる。提示された高齢者の事例における思考のプロセスは、このようなものだろう。デューイの探究（反省的思考）からすると、情報からケアの見通しを立てるのも、思考実験としての「仮説の検証」を通してであり、仮説を臨床場面での観察から修正し、再構成するのも、「仮説の検証」である。ある行為が選び取られる過程には常に「仮説の検証」があり、その結果として「実施可能な仮説（第2次仮説）」が策定される、と考えられているのである。

平木らの［仮説生成型思考］は、表1のようにデューイの反省的思考の局面に対応させることができる。［仮説生成型思考］は、ほぼ反省的思考（探究）の諸局面を満たしていると言っていいだろう。前述の通り、平木らの「気がかり」は、不確定状況から問題状況に移行する、探究の途上のことを指していると考えることができる。

探究の始まり──「困難感の自覚」

デューイの反省的思考（＝探究）と看護過程との関係を考えてみる。表2は、デューイの探究のプロセスに看護過程を対応させている。この対応をもとに考えたデューイの反省的思考と看護過程との差異は、次のように整理できる。

(1) 問題の明確化までの過程が、デューイの場合は〈困難感の自覚／問題の設定〉の2つのステップに分けられている。これに不確定状況を加えれば3つのステップとなる。

(2) デューイでは、アセスメントからプランの立案までは3つのステップ

230　第Ⅲ部　デューイからショーンへ

を経る。①思いつきのように出てきた解決策は、②一種の思考実験（メンタル・シミュレーション）によって検証され、③実施可能なプランに練り上げられる。

(3) 実施することはプランの検証（評価）であることが前提となっているため、デューイの反省的思考では、実施と評価は区別されていない。

　このように整理してみると、一般的に理解されている看護過程とデューイの反省的思考との最も大きな差異は、問題を自覚する前の段階に不確定状況を想定しているか否かという点である。状況が不安定になっていることを感じ取る「困難感の自覚」がなければ、探究は始まらないし、問題の設定に至らない。ただ「困難感の自覚」は、意識される間もなく「問題の設定」に移行することもあれば、何が問題なのか捉えどころがなく、事態の困難さを自覚したまま推移することもあると考えられる。初めから目標や課題が設定されていて、問題解決への作業過程だけを考えればよい場合もある。この場合、問題への着手は、困難さを自覚したことに起因しているとは言えないだろう。PDCA サイクルがその例である。このような場合の問題解決は、プロジェクト法的なプロセスとなる。キルパトリックが、学校教育をフィールドとして論じた学習の過程がプロジェクト法である。プロジェクト法の学習の過程は、①目的立て（purposing）　②計画（planning）　③遂行（execuing）　④判断（judging）の４つの段階からなる。目標設定から出発するプロジェクト法では、「困難感の自覚」を引き起こす不確定な状況は想定されていない。（表2参照）

　入院時に標準看護計画を使う場合は、プロジェクト法的な問題解決過程となるだろう。この場合は、一定のデータがあり、目標があって看護計画が立案されるので、「困難感の自覚」の揺れ幅は小さいと考えれば、スタティックな計画立案といえよう。これに対して、「不確定状況」や「困難感の自覚」を起点とするデューイ的な問題解決過程はダイナミックであり、臨床で看護者が対象者を前にして意思決定、判断過程を整理するのに適している。

　以下、デューイの探究を参照して、看護、ソーシャルワーク等の領域における問題解決過程の議論について検討していく。各領域で、不確定状況、困

表2　看護過程とデューイの反省的思考の対比

デューイの反省的思考	看護過程
(1) 困難感の自覚	
(2) 問題の設定	データ収集、問題の明確化
(3) 実施可能な解決策（＝仮説）の策定	アセスメント
(4) 推論による実施可能な解決策（＝仮説）の検証⇒実験可能な仮説の策定	プランの立案
(5) 実験による実施可能な解決策＝仮説の検証	実施、評価

難感の自覚、問題の設定をめぐる議論が多様に展開されている。その議論に通底する〈行為としての思考〉は、デューイの「探究」を参照することで、より明瞭に浮かび上がってくると考えられる。

外口の「気づき」──不確定状況と「事例検討」

　外口玉子は、1977年東京で開催された第16回国際看護婦大会学術集会において、「"Heuristic Approach" to Continuing Education（継続教育における"自己発見的アプローチ"）」と題した報告を行っている。その概要は以下の通りである[5]。
　・看護は、ケアする者とそれを受ける人との相互作用のプロセスである
　・看護は、看護師の「自己」に対する感じ方や、「他者」の受け止め方を基調に進行していく。
　・看護師は、看護師と患者が担い手となる看護情況のなかで、自分自身の反応を見つめることによって患者の反応を受け止めることができる。それは、看護師の自己発見の経験となる。
　・継続教育の新しいアプローチとして追及してきた「気づき」は、看護師の自己発見のプロセスである。
　外口は、「気づき」の概念をその一連のプロセスとして次のように説明する。「看護場面において看護婦は、患者の表情やしぐさや言葉などによって、

自分が患者についてあらかじめ考えたり思ったりしたこととの"ズレ"を感じるか、それほどはっきりはしないが、違和感や不安感などをもつことがしばしばあります。その時、それを見のがさずに意識化できていれば、相手とかかわっていったり、"なぜ、そう感じたのか"を相手と確かめあったりしていくための貴重な手がかりとなる」。

　看護者は患者ケアにおいて、「患者のイメージを描きつつ」関わっていく。このイメージは、関わっていく過程で「"アレッ"、"オヤッ"、"ハッ"と思ったことを手がかりにして」変容していくことになる。この変容したイメージで関わり、また変容を迫られるというプロセスを経て、より明瞭な患者像が生成してくるともいえる。「この"アレッ"、"オヤッ"という体験こそが、まさにひとつの"気づき"である」と外口はいう。

　「気づき」は、看護者の学びの源泉であり、継続学習へと動機づける。このように、看護者の成長は「気づき」に根ざしていることを、外口は強調する。外口の「気づき」概念は、デューイの反省的思考の局面の「困難感の自覚」に相当する。「あらかじめ考えたり思ったりしたこととの"ズレ"」とは、見通し通りケアが行えず、立ち止まらざるを得ない事態に遭遇したときの違和感である。看護場面の不確定状況を、外口は「気づき」概念として取り出しているといえる。自分自身に生じた「気づき」を手がかりに、「こういう側面もある人だったのか」と修正された患者イメージは、次の関わりに活かされることになる。そして、看護者自身の他者理解の傾向も問い返される。

　看護場面における看護者の「気づき」体験は、自分自身が患者と関わるときに持っていた仮説（見通し）が揺らいだことを表している。この体験を起点として、意図していたことや、自分自身の信条、価値観などを問い返す機会にできれば、その検証を通して学ぶことになり、看護者自身の成長につながるといえる。

　「気づき」を看護者の学びの機会と捉え、継続学習を動機づけると考えた外口は、1980年、「精神科看護事例検討会ゼミナール」を発足させる。そして４年後の1984年、その事例検討会の歩みを検証するシンポジウムで、「方法としての事例検討」と題した基調報告を行っている6)。この報告の問題意

識の１つは、なぜ看護固有の事例検討を発展させていかなければならないかということである。

　看護は、主に対象者の日常に関わる。活動・休息、食事、排泄、身体の清潔、環境の整備は、疾患や障害がなければ、本来、セルフケアで対処できていたはずの日常的な出来事である。看護は、そのような人間の日常性に関わる「一見ささいと思われるような、見のがされやすい事柄を通して互いの世界をつくり、分かちあっている面が強くある」。したがって、看護者自身が何を知覚し、どのように感じ考えて行為を選び取ったのか、何が行為に影響を与えたのかを意識化し、自覚するのは困難である。

　看護者は、日常的な生活場面を通して関わり、療養環境を整える。そのプロセスのなかで対象者の動きを見守る。看護は、「生活の場のリズムの"維持機能"」を担うのである。それゆえ、日常性を揺り動かし、破綻させるような出来事に出会った看護者は、その事態を自己否定的に受け止めがちである。多様な視点から、日常性を危うくさせた出来事を捉え返すことができなくなる。外口は、「看護の日常性をみつめ直す契機」としての事例検討がなぜ必要なのかを、次のように説明する。まず、破綻した日常に「気づく」ことであり、そのとき否定的にならず、患者、看護者、その相互関係、それらをとりまく臨床状況など、多様な切り口から状況を検討してみるために、事例検討が必要だというのである。

　事例検討では、「気づき」が事例提供の動機となる。それは、具体的には「行きづまりを感じる」「予測したようには事の成り行きがすすまない」「意表をつかれた場面」などである。日常的な臨床のなかで、それまで見過ごし、やり過ごしていたことにくさびが打たれ、立ち止まらざるを得ない事態といえる。看護者が対象者と関わるときに、相手の身になって考えた"つもり"で、"よかれ"と思って行ったはずのケアが、そのようには受けとられないことがある。そのような「思わぬ反応を返された場面を逆手にとって、いつものやり方をあぶりだし、"日常性"をとらえ返し、そこに渦巻いているさまざまな力をみつめていく方法」が、外口らの事例検討である。

　デューイの探究でいえば、事例検討会に事例提供しようと思案している状

態の「気づき」は、「不確定状況」「困難感の自覚」の局面と考えていいだろう。そして、「問題の明確化」「問題の設定」は、事例をまとめる段階に始まり、グループワークとして行われる事例検討を通して練られていく。

　看護は「日常的なできごと」に関わり、「生活の場の維持」をその役割とするために、状況のゆらぎ（不確定さ）を感じ取り、「困難感を自覚する」ことは容易ではないとの認識が、外口にはある。それが「気づき」の概念の提唱となり、事例検討会の取り組みとなったのであろう。外口の問題提起以後に登場した「異和感の対自化」「リフレクション」、それ以前から活用されていたプロセスレコード等もまた、デューイの探究でいう「不確定状況」「困難感の自覚」の局面における、対人関係を捉え返す技法といえる。（第Ⅲ部、第3章参照）

宮本の「異和感の対自化」

　デューイの探究の局面の一つである「困難感の自覚」は、宮本の「異和感の対自化」*1) を思わせる。7) 8) 対人場面での感情、感覚の違和として感じる「不確定状況」を、どう問題として自覚し、その解消をはかっていくかをシェーマにしたのが「異和感の対自化」である。この対人関係を振り返る技法は、「異和感」を入り口に、対人関係のなかで生じた主体性のゆらぎを、デューイの反省的思考（探究）を思わせる手法で取り扱っている。

　宮本は、「異和感」を「怒り、苛立ち、恨み、不信、疑い、無力感、屈辱感……」などのネガティブな感情と、「ムカムカ、胃が痛くなる、胸の圧迫感、息苦しさ……」などの不快な身体感覚とに分ける。このような不快な感情や身体感覚として自覚された宮本の「異和感」は、デューイの探究の前提である「不確定状況」に対応する。

　「異和感の対自化」は、アイデンティティの揺らぎ→「異和感の対自化（思考と感情と身体感覚の入り混じった8つの段階に分けられる自然の成り行きと意図的な自分への問い返しの混じったプロセス）」→アイデンティティの再編成による異和感の解消、という経過をたどる（表3参照）。これは、《不確定状況→探究→確定状況》というデューイの探究過程に沿ったものとな

第1章　反省的思考と看護教育　235

表3　異和感の対自化の8段階

テーマ	テーマを明らかにするための質問*2)
1．異和感の他者の言動との照合	誰のどういう言動から異和感が生じたか？
2．知覚した異和感の内容確認	異和感の中には、どのような感情や感覚が混じっているか？
3．相手の言動への批判の徹底	相手の言動のどこが気に入らなかったか？
4．相手の正当性や限界の発見	相手の側に正当性ややむをえない事情はなかったか？
5．自分の側の囚われと先入観の発見	自分の側に囚われや相手に対する先入観はなかったか？
6．自分の正当性や限界の発見	異和感が生じるのもやむをえない事情はなかったか？
7．自分と相手との差異と共通性の明確化	自分と相手はどこが共通し、どこが違っていたか？
8．異和感の解消と新たな関心の発生	異和感はどのように変化し、どのような関心が生じたか？

＊宮本真巳「臨床社会学の体験と方法——精神看護の実践・研究・教育を通して——」（野口裕二、大村英昭編『臨床社会学の実践』有斐閣、p. 36-37、2001　所収

っている。不確実であり、揺らいでいるのがアイデンティティか状況かの違いはあるが、それらが「異和感の対自化」や「探究」を経てある安定に達するプロセスを、両者は描き出している。

　デューイの「探究」における「不確定状況」は、「異和感」と呼ばれる感情・身体感覚のレベルの不快感に相当する。日常の言葉でいえば、「気がかり」あるいは「揺らぎ」にあたるだろう。後に述べることになるが、田村はリフレクションを、「看護実践の中で感じた不快な感情や違和感をきっかけに始まる経験の振り返り」と定義している[9]。田村のいう「不快な感情」「違和感」も、宮本の用語に置き換えれば「異和感」である。

　「異和感の対自化」は、この質問に順を追って答えていくことで「思考と感情と身体感覚の入り混じった流れ」を探り、異和感の解消と対人関係の改

善を図る。

「不確定状況」に知的なものが関与し始める端緒が「困難感の自覚」であり、「気づき」である。「なぜ……だろう」と疑問が呈される局面である「気づき」には、知性が働いている。この点で知性と関わりのない不確定状況にとどまる「気がかり」とは区別できる。「異和感の対自化」は、異和感を知的な操作で整理していくのであるから、その始まりは「困難感の自覚」に相当すると考えていいだろう。このように対人関係の緊張の解消であれ、問題解決であれ、知的関与があってはじめて「不確定状況」は、安定した「確定状況」へと移行するのである。

尾崎新の「ゆらぎ」

尾崎は、「社会福祉は『ゆらぎ』に直面することから始まる実践」だという。社会福祉実践の中で援助者、クライエント、家族などが経験する感情や思考などの不安定さ、揺れといった状態の総称として、尾崎は「ゆらぎ」という概念を使う。援助者の「ゆらぎ」とは、「援助者の感情や判断が動揺したり、迷う姿、あるいは援助の見通しのなさに直面したり、自らの無力さを感じたりする状態」のことである。尾崎は、「ゆらぎ」には次の3つの側面があるという[10]。

(1) システム、判断、感情が動揺し、葛藤する状態
(2) 混乱、危機状態
(3) 多面的な見方、複層的な視野、新たな発見、システムや人の変化・成長を導く契機

「ゆらぎ」はクライシスであると同時に、新たな視点を得て変化し、成長するチャンスでもある。援助関係以外にも、家族や国家政策の「ゆらぎ」についても論じられることがあるが、いずれも危機であると同時に、成長・変化を導く契機と説明されることが多い。なぜ援助者は「ゆらぐ」のか。それは、人の生活の仕方や生き方に「つねに正しい画一的な答え」が存在しないからである。ひとつの援助観や信念に固執しないからこそ「ゆらぐ」ともいえる。EBP（evidence based practice）的に正しい答えが文献の中にあるは

ずだと考えるのであれば、「ゆらぐ」こともないだろう。「ゆらぎ」を全く経験することのない実践、ゆらぎを許さないシステム、マニュアルはありえないと、尾崎は考えている。

なお、「看護実践の中で感じた不快な感情や違和感をきっかけに始まる経験の振り返り」[9]と定義されているリフレクション（田村）や、ベナーの「忘れがたい経験（何か新しいことを気づかせ、学んだ状況）」[11]をナラティブとして記述することによる学びも、「ゆらぎ」を起点としている。

「ゆらぎ」は幅の広い視点を生み、思考を多様なものに育てる可能性をもつ。問題を発見する視点をもたらし、新たな発見や創造、実践の改善を指向する発想も「ゆらぎ」が導く[12]。尾崎は、このように「ゆらぎ」の肯定的側面をあげる一方で、「ゆらぎ」は混乱、無力感を抱かせ、援助や教育を破綻させることもあると、負の側面にも注意を促す。

尾崎は、援助職者の「ゆらぎ」の意義として、次の4点をあげている[13]。

(1) 援助や教育における関わりを育て、深める力となる。

(2) 決めつけや偏見に支配されない、しなやかな視点、創造性を育てる出発点となる。援助の糸口を発見する基礎でもある。

(3) 関わりの他者性（自他の境界）を、自覚ないし再確認する契機である。

(4) クライエントの生活・人生を多面的に理解し、社会の仕組み、生活世界のリアリティにアプローチする基礎である。

尾崎は、「ゆらぎ」から始まる援助のプロセスをどのように考えているのか。このことを、デューイの探究の局面に照らして考えてみる。尾崎は、援助はまず、クライエントとの「関わりを育て、深める」ところから始まることを強調する。そのためには援助者が、自分の感情、経験、変化などを含む「ゆらぎ」に向き合う必要がある。「ゆらぎ」は、デューイのいう不確定状況と同一とは言えない。不確定状況は、知的な要素が働いていないとされているからである。この「ゆらぎの」状況は、安定した状態を求めて問題を明確にし、探究が開始される方向へと動き出す傾向をもつ。尾崎は、この動きをスローにし、丁寧に「ゆらぎ」を取り扱うことを求めている。「ゆらぎ」に耐えて「徹底して考えよ」というかのように。

238 第Ⅲ部 デューイからショーンへ

　問題設定的行動と問題解決的行動では、活用される思考が異なる。前者は、感情的思考であることが多く、後者は認識的思考である。この区別は、動物の学習実験等を根拠としているという議論がある*3）。この議論を借りると、「ゆらぎ」の中の思考は、「人を動かす」感情的思考であり、問題設定に関わる。尾崎は、冷静な「ものの意味を探り論理を展開する」認識的思考が働いて問題解決へと進むとしても、その準備としての問題設定に関わる感情的思考は、丁寧に吟味されなければならないとしている。「不確定状況」は前意識的で、知的な要素が働いていないという理解に立てば、「ゆらぎ」は、ある程度知的な要素も働き始めているとされるから、「不確定状況」から「問題の明確化」への途上にあるともいえる。そもそも、感情的思考と認識的思考は、知的な要素が働いているか否かで区別できるわけではなく、尾崎のいうように、感情的思考は認識的思考を含んでいると考えるのが妥当だろう。なお、尾崎は以下のように、「ゆらぎ」の特徴による基本的な対処を示している。

　・焦りを特徴とする「ゆらぎ」は、待つ

　・迷いや葛藤を特徴とする「ゆらぎ」の場合は、複数の選択肢を検討する

　・無力感・失敗感などを中心とする「ゆらぎ」は、肯定的側面を探してみる

脚注（＊）

＊1）　宮本は、異和感のなかの「頭にくる、むかつく、力がぬける」といった身体感覚を重視する。身体感覚は、人間の心理のベースにある生理的なものの表出に由来する。心理的な経験を明らかにするうえで、未分化ではあるが、豊富な情報をもっている身体感覚を入り口にすることを意識して、国語的には誤用とされる「異和感」という表記を使用している。（宮本真巳「臨床社会学の体験と方法——精神看護の実践・研究・教育を通して——」、野口裕二、大村英昭編『臨床社会学の実践』所収、有斐閣、pp. 34-35、2001）

＊2）　「異和感の対自化」は、この質問に順を追って答えていくことで「思考と感情と身体感覚の入り混じった流れ」を探り、異和感の解消と対人関係の改善を図ることを意図している。

＊3） 「（スティヴンスンによって）意味には認識論的意味〈物をシメスイミ〉と情動的意味〈人をウゴカスイミ〉の2種類の意味があることが明らかにされた。この両者の関係は、きりはなし得るものとして理解されず、情動的意味はつねに何かの認識的意味を中核としてふくんで、それにかんする好悪その他の情緒的判断として理解される。」（鶴見俊輔集『アメリカ哲学』筑摩書房、p. 314、1991）。「困難感の自覚」は、不確定状況に陥っていることを情動的に感じ取っている状態である。その『あれっ変だな』『おや困ったな』という情動の揺れは、情動的意味を伴っている。情動的意味の中核にはつねに認識的意味があるとすれば、困難感の自覚から問題の設定へのプロセスは連続したものであり、明確に区分するのは困難といえるだろう。

文献

1） 鶴見俊輔『先行者たち』（鶴見俊輔集2）筑摩書房、p. 210、1991
2） 藤本悦子「生活援助技術教育において"ふりかえり思考"を育成する意味」Quality Nursing（Vol. 5，No. 7）pp. 20-25、1999
3） デューイ『論理学——探究の論理』（上山春平編：世界の名著59 パース、ジェイムズ、デューイ）所収、中央公論社、pp. 496-497、1980
4） 平木民子「患者－看護者の相互作用場面における看護者の行為を導く思考過程」、黒田裕子研究代表『看護学生の論理的思考を育成する教育方法の研究』平成10年度～平成13年度科学研究費補助金基盤B（2）研究成果報告書所収、pp. 80-94、2002
5） 外口玉子「継続教育における"自己発見的アプローチ"」、『問われ問い続ける看護』所収、星和書店、pp. 224-231、1977
6） 外口玉子「introduction to Sympojium 事例検討がめざしていることと私たちのゼミナール5年間の歩み」ナースステーション（Vol. 14, No. 4）、pp. 318-325、1984
7） 宮本真巳『感性を磨く技法2「異和感」と援助者アイデンティティ』日本看護協会出版会、pp. 9 -20、1995
8） 宮本真巳「臨床社会学の体験と方法——精神看護の実践・研究・教育を通して——」、野口裕二、大村英昭編『臨床社会学の実践』所収、有斐閣、2001
9） 田村由美、池西悦子『看護の教育・実践にいかすリフレクション』南江堂、p. 27、2014
10） 尾崎新編『「ゆらぐ」ことのできる力』誠信書房、pp. 18-19、1999
11） パトリシア・ベナー『エキスパートナースとの対話——ベナー看護論・ナラ

240　第Ⅲ部　デューイからショーンへ

　　ティブス・看護倫理』早野真佐子訳、照林社、pp. 168-171、2004

12)　尾崎新編、前掲書、p. 8

13)　同書、pp. 292-306

第2章
実習における自己意識のゆらぎ

　臨地実習のあり方について、「大学における看護実践能力の育成の充実に向けて」（看護教育の在り方に関する検討会報告　平成14年3月）は次のように指摘している。

　「看護実践に不可欠な援助的人間関係形成能力や専門職者としての役割や責務を果たす能力は、看護サービスを受ける対象者と相対し、緊張しながら学生自ら看護行為を行うという過程で育まれていくものである。実習の場で学生は、現実の場面のみがつくり出す看護する喜びや難しさとともに、自己の新たな発見を実感しつつ、学生自身ができること・できないことを深く自覚させられ、対象者に対する責任を認識しつつ、看護の特質を理解し学習を深めていく。この過程を通して学生は成長していく。」

　看護実習は、達成目標を掲げて援助技術を体験する教育となりがちである。しかし、学生が体験している「看護することの喜びや難しさ」「自己の新たな発見」など、「援助的人間関係」に関わる内面への眼差しにも注目しなければ、看護は豊かなものにならない。「援助的人間関係」はあらゆる看護場面に存在し、これを抜きにした看護は考えられない。援助的人間関係の学習は、主要には臨地実習を通してなされる。私の専門領域である精神看護の実習は、目に見える看護技術がほとんどないだけに、対人的援助関係のあり方を検討することが大きな比重を占める。精神看護実習において、看護学生が対人的援助関係をどのように体験し、また自己意識が揺さぶられるのか。その様相を描き出したのが、以下に紹介する、我々が行った実習生へのインタ

242　第Ⅲ部　デューイからショーンへ

ビュー調査の報告である*1)。

　デューイは探究（反省的思考）の起点を、「不確定状況⇒困難感の自覚」としている。戸惑い、困惑し、行為の続行がためらわれるのが不確定状況である。この状況が意識にのぼり、困難さを自覚することで、探究は開始される。看護・福祉の分野においては、外口の「気づき」、宮本の「異和感」、尾崎の「ゆらぎ」が、それにあたるものといえよう。「自己意識のゆらぎ」は、精神看護実習に現れた「不確定状況⇒困難感の自覚」である。看護学生の体験している「看護することの喜びや難しさ」「自己の新たな発見」とはどのようなものか。精神看護実習での「自己意識のゆらぎ」体験を学生に語ってもらい、それに迫ってみた。

精神看護実習における学生の課題

　臨地実習において、学生は二つの課題に直面する。患者についての看護上の問題解決と、そのベースとなる対人関係である。学生は精神看護実習において、ぼんやりとした予断と偏見をもち、緊張して実習に臨む。何しろ精神科病院に足を踏み入れることや、精神障害者と関わること自体がほとんどの学生にとって初めての体験である。率直に不安であることを認める学生も多い。病棟にもよるが実習2日目頃までは、背後で足音がしてもびくっとしたというほど不安緊張の強い学生もいる。しかし数日で、ほとんどの学生の不安は解消する。そして、患者との対人関係の成立をめぐる葛藤に焦点が移る。学生は患者の沈黙にとまどい、拒否、拒絶に傷つき、意思疎通の取れなさにあきらめの心境となる。実習1週目は、この不安、対人関係の困難さをめぐって実習が展開されるといってもよい。この間、患者と実習生との関わり（患者－看護者関係）のプロセスは、問題解決過程とあざなえる縄のごとくからみあって進行するといえよう。

　ただ、不安、緊張に個人差はある。初日からスムーズに関わりがもてて、楽しめる実習だったという学生もいる。一方、コンタクトを取るのに難渋し、不全感を持ったまま実習を終える学生もいる。（実習後のレポートなどからすると）後者の場合、学生は自分を責めがちになる。患者との対人関係の困

難さは、学生の性格だけでなく、患者の病態、性格、対処行動が関係してい
て、一方的に学生の責に帰すわけにはいかない。

　この報告をまとめるきっかけは、実習病棟から、「学生観」を明確にして
実習指導に臨みたいので、個々の学生のプロフィール、性格等を記した資料
を提出してほしいと要請されたことであった。教員は、実習以前には講義で
関わるのみで、学生のことを十分把握しているわけではない。そのことを病
棟に伝え、学生の自己申告でどうだろうと打診したところ、了解を得られた
ので、学生の個人的な実習目標、性格、実習への不安などを、オリエンテー
ション時に自己申告してもらうことにした。

　実習が終わった段階で、学生が実習前の「自己申告」をどう振り返るかに
関心をもったので、実習最終日に自己申告した内容に目を通してもらいなが
ら、終了した時点で、振り返りを自由に書いてもらうことにした。その回答
のなかには、新たな自分を発見した、自分自身の性格や対人関係の傾向を再
認識したというものも相当数みられた。学生は、精神科病院の臨床実習で何
を体験するのか。この自分の性格等の自己申告と、実習後のその振り返りを
素材にすれば、精神看護実習の自己意識への影響を描き出すことができるか
もしれないと考えた。

　精神看護の臨地実習の経験からすると、実習前後における学生の自己意識
の変化、その要因の解明は興味深い。実習前後の学生の自己意識の変化を検
討すれば、実習で学生がどのような対人関係を経験したかが浮かび上がって
くるだろう。そして、何が自己意識の変化に関連しているかを明らかにでき
れば、実習における学習支援への示唆が得られる。このような問題意識で、
精神看護実習における学生の自己意識の変化に焦点を当てた面接調査に取り
組んだ。

　看護短大3年生、60人を対象としたこの調査（平成15年）の手順は、次の
通りである。まず精神看護実習の前に、「実習で学びたいこと」「実習に対す
る不安」「自分の性格」について、質問紙に自由に記載してもらい、実習最
終日に、「実習で何が学べたか」「不安はどうなったか」「実習を通して見え
てきた自分」を、実習前の自己申告と比較しながら書いてもらう。その回答

から、実習前後で自己意識に変化があったと思われる学生を、各実習グループごとに1〜3人選出した。そのなかで了解の得られた学生20名に、実習終了後すぐに話を聞いた。

学生20名へのインタビュー逐語録から、自己意識が変化した場面やエピソードを23ほど抽出することができた。その実習体験の様相を、若干のコメントを付して描き出してみる。23のエピソードは、以下のようなカテゴリーに分類した。

1．実習グループの中の自己意識のゆらぎ

2．二者関係の中の葛藤とサポート

3．自己と向き合う

  (1) ポジティブに自己を立て直す

  (2) 看護学生を演じている自分：仮面的自己呈示

  (3) 自分の感情に気づく

  (4) 触発された過去

  (5) その他

なお、ここでの「自己意識」「自己概念」は、下記の梶田の定義に準拠している[1]。

自己意識：人が、自らの身体的あるいは精神的特性、社会的な関係や役割などをめぐって自分自身に対して持つ、いま、ここでのイメージや気づき。時間とともに変化する。

自己概念：自己意識の背後にあって、個々人が自己に対して持っているイメージや認識、感情等の総体。その人の意識や行動に影響する。

1．実習グループの中の自己意識のゆらぎ

学生は、看護過程の活用を主に経験する5月の各論前実習に始まり、12月まで続く領域別の各論実習の間、6人の同一メンバーで構成されたグループで実習に取り組む。このなかで学生は、グループに映し出された自己を意識することになる。実習グループ内の対人関係はときに険悪となり、そのことが誘引となって実習から脱落する学生も現れる。このグループは、同一メン

バーでほぼ7ヵ月行動を共にするだけに、小さな行き違いが深刻な問題となることもある。

　実習グループ内での自分の役割を、どちらかというとリーダーシップを取るタイプであると考えていた学生が、学生企画の病棟レクレーションでは、メンバーとしての役割をとっている自分に気づいたエピソードを語ってくれた。―①―

　何らかのグループ力動の変化があったのだと思われる。

【①　役割が取れている自分】

　「自分が前に出てやる部分（が多く）、先頭を切ってやることが好きなタイプなのかなというのがあった」。しかし、学生企画の病棟レクでは「自分は先頭を切って周りの雰囲気づくりをやる」のではなく、「意外と皆の後からついていったり、……患者さんの参加ぐあいや皆の役割を見て、じゃ私は周りの呼びかけしようかなという風に患者さんを集めたり、自分が知らないうちにそういうふうな行動をとっていた……そういう一面もあるのかなと感じた」。

　精神看護実習には、「昼休みセッション」がある。昼食後の1時間、グループワークを主体とした活動を行なうプログラムである。「昼休みセッション」では、ポポポ（POPOPO：participant observer）形式のグループ討議を行っている[2]。このセッションでは、学生のグループ討議への参加態度をテーマにした振り返りを行う[3]。それに、毎日の実習の締めくくりとして行なわれる学生カンファレンス、全学生、教員、実習指導者が一同に会する実習最終日の合同カンファレンスもある。これらのグループ体験も、学生のグループ内での役割意識を刺激した可能性はあるだろう。①の学生は、グループ内の役割意識の変化のみならず、「臨床はマニュアルどおりにいかない」、あるいは立場によってものの見え方が違うなど、視野が広がる体験をしたという。多様な自己のありようを意識した自己意識のゆらぎと視野の拡大とは、連動しているのかもしれない。

246　第Ⅲ部　デューイからショーンへ

この学生の場合は、自己意識は揺らいでも、グループ内の自己の役割を見直すことで、肯定的な自己評価に落ち着いている。しかし、違和感をもつメンバーへの苛立ちを処理できず、緊張の高まったグループで、自己評価を低下させる場合もある。—②—

【②　気になるメンバーへの拒否感】

「グループをまとめようというふうにいつでも思っちゃうんで、そのなかで今回から新しいメンバーが入って、内心うまくいかないなとか、苦手だなとか思う部分があって、他のメンバーの子と話してみると、あまり気にならない人もいるし、気になる人もいて、気にしないようにしようと思っても、どうしても周りのことが気になって……」、それでいらいらが募った。

〖他人のことと放っておけない自分がいる、おせっかいな自分がいるなと感じたようだ。グループでの葛藤からイラつくことが多かったようで、「実習で心の中で大きかったのはグループのこと」だったという。しかし「患者様の前に行くととても穏やかな気持ちで、看護は楽しいと思えるようになってきた自分もいる」と、患者が救いだったと振り返っている。〗

「グループをまとめよう」という意識は、一種のグループへの依存とも考えられる。グループとの一体感を求め、グループの凝集性を高めていくと、異質なものを排除する圧力が高まる。それと同時に、メンバーはグループに呪縛されることにもなる。そういうグループの雰囲気があると、二者関係ですませられる患者さんとの関係のほうが気は楽ということになる。このようなグループでの役割の取り方、グループの一体感と異質性の排除など、実習でのグループ体験は、自己意識のゆらぎを誘う。このゆらぎを入り口に、グループと個の問題を学生自身に考えてもらうのも、精神看護実習の一つの課題である。「みんなちがって、みんないい」（金子みすず）というグループ感覚を持てる学生は、そう多くない。

2．二者関係の中の葛藤とサポート

　精神看護の実習で学生が困惑し、ときに傷つくのは、患者とのコミュニケーションがうまくいかないときである。他の領域の実習では、よく教員間で「患者さんに助けられて」と言われるように、学生は受け持ち患者からサポートされている面がある。コミュニケーションにしても、患者のほうが学生を気づかって円滑にいっている場合が多いようだ[4]。しかし精神看護実習では、そうはいかない。学生は患者の拒否にあい、それを乗り越えられないまま実習を終えることもある。―③―

【③　受け持ち患者に拒否されて不全感が残る】

　「患者さんにこう手でシッシッてやられるところ今でも頭に焼き付いている。何回も拒否され、それで精一杯になってしまった。……コミュニケーションが取れないっていう、それだけのことに（意識が）集中しちゃって……カルテからの情報だけじゃ足りない部分もあったのに、それを看護師さんに聞くこともあまりしなかったし……。視野が狭いな〜って感じ。……一歩下がるのは変わらず、積極性はなかった。引っ込み思案で、行動が遅く、人付き合いが苦手だと改めて感じた。行動して、事態を打開するより、時間・距離をおき、待つ。表面どおりに受け取り、思慮が浅い。」

　『ネガティブである。事態を打破しようと打って出るのではなく、状況が変わっていくのをじっと待っている。ただ、個人的にアドバイスをうける、カンファレンスで取り上げてもらうなどして「他の学生とのつながりがよくなった」実習だったという。』

　患者の拒否にあった学生には、わだかまりや不全感が残る。ときに心理的な傷となることもあるだろう。一方、グループメンバー、実習指導者、教員のサポートを受けて上手く対処できれば、自己効力感が高まる。学生には他者の援助を引き出す力が必要だが、これまでのようにグループメンバーに相談できず、「今回は、一人で考え込んだ」となることもある。―④―

【④　患者からの拒否で、対人関係能力についての自己評価が揺らぐ】

「（人と）接するのがすっごい得意」のはずが、「実習２日目で、朝、検温の時にしゃべったらすごい目つきで、昨日とは全然違う目つきで、昨日は穏やかだったんですけど。目つきが厳しくて口調もきつくてそれが気になっちゃって。しゃべりかけたら、ジェスチャーで……」、と予想を超えた拒否・拒絶にあう。これまで、困ったことがあると実習グループのメンバーに相談してきたが、今回は一人で考え込んだ。

〖かなり感情が揺さぶられ冷静になれない体験で、学生が自負していた対人関係能力が揺らいだようだ。状況によっては揺らいでやまない自分を確認したという意味で、自己意識の変化を通して「一貫性のない自分（自己の恒常性のゆらぎ）を発見」したといえるだろう。〗

「他人の力を借りるのも自分の力のうち」といった心境になれるかどうかだが、この学生のように自己意識の揺さぶられ方が大きいと、自尊心が傷つき、他者のサポートを要請できない。実習で自己意識が揺らぐ体験は、教員との二者関係でも起こる。―⑤―

【⑤　記録への、教員のコメント欄の空白を否定的に解釈】

実習記録の教員のコメント欄が空白。それが何を意味しているか「もうすごい気になって仕様がなくて、もう他のことが考えられない」。日々の記録に教員からの質問が書いてあって、それへの答えに教員が不満で腹立てたのか、ただ書く時間がなかったのかとも考えたが。「自信があると積極的になれるけど、自信がないと消極的になっちゃう部分がすごい浮き彫りに」なって、そのことを自覚させられた。

〖教員に、「空白」の意味を確認していない。自信をなくして気後れしたのだろう。結局、あれこれ詮索して自分自身を不幸にしている。インタビューでは、考えすぎる自分を見ている自分が感じ取れ、幾分余裕があるようだった。自分の対人関係の傾向を再確認したという意味で、自己理解が深まっているという印象だ。揺さぶられる程度が大きくても、ある程度冷静でいられてそれを自覚できれば、自分の傾向

を確認しただけであっても自己理解は深まったといえる。】

　抽出された場面の一つは、教員のコメント欄が空白であったことで生じた学生の葛藤であった。学生が一人、空白の意味をめぐって悶々とするさまが、インタビュー記録からも浮かんでくる。それにしても、教員の一挙手一投足が学生に与える影響について考えさせられるエピソードである。
　学生が実習のなかで遭遇する問題について、教員が問題を共有し、解決を図るサポートを惜しまないのは当然である。「体型のこと」で心ない言動に包囲され、若い女性として自尊心をひどく傷つけられた学生がいる。教員にこの問題を相談してサポートを受け、その結果充実した実習となったのは、他者の力を借りられた彼女自身の力によるところが大きい。―⑥― この学生はインタビューに答えて、気分高揚気味に「新しい自分を発見できた」と話した。

【⑥　患者の言動で傷つくが、教員等のサポートで立ち直る】
「体型のことは、どの病棟に行っても言われてしまうことだったので、自分でもこう何か消化しきれないまま、いつも嗚呼という感じで過ごしていたんですけど、今回はいつもと違って一人に言われるんじゃなくて、一人が言ったら連鎖で周りの人みんなにパーって言われてしまったということもあって……二日目だったので、これからまた2週間言われるのかなと思い、自分では解決できないなと思って先生にアドバイスいただいて、師長さんからもお言葉をいただいて」あとは、前向きに患者さんと関われた。

　実習生は、教員や実習指導者のみならず、グループメンバーのサポートも受ける。カンファレンスで拒否にあい、受け持ち患者に近づけなくなった学生に、グループメンバーは解決策を提案する。あるいは、メンバー個人としてもアドバイスし、患者との話し合いに同席する。学生は、これまでよりメンバーとの距離が近づいたと自覚する。しかし、自分を責め続けていて、自己評価が低下したままの場合もある〈③〉。

250 第Ⅲ部　デューイからショーンへ

　学生にとって、患者からの拒否は相当なインパクトのある体験である。自尊心を傷つけられ、事態が打破できないと腹立たしい思いに駆られる。自尊心は、「自分自身を基本的に価値あるものとする感覚」[5]である。看護学生の自尊心を支えている「ケアのための対人関係能力をもっている」という自負を、患者の拒否は打ち砕く。人は自尊心なしで生きられない。場合によっては、抑うつ状態となってしまう事態であり、深刻な問題となることもあろう。拒否にあった学生の反応は、自己評価が低下するだけにとどまる場合もあるが〈③④〉、自分のなかの差別、偏見を点検する契機となることもある。
—⑦⑧⑨—

【⑦　陽性症状のある患者との関わりを避ける】
　「受け持ち患者ではなかったんですけど、オセロやろうと言ってきて、その時は穏やか。オセロをやっている途中、震えだし独り言を言い出した。『てめぇ何だ』とかっていうふうに。それが怖くて、私が何か悪いことしたから怒っているのかなと思っていたら、オセロやめますとか言って帰ってしまった。それが気になって何か悪かったかなと。それから、その患者さんとはあまり目を合わせたくないなと感じて、避けていた。いやなことがあると自然にそういう態度をとっている自分に気づいていた。普段の対人関係でも、気づかないうちにそうやっているかなということが見えてきた。
　《「精神障害者に対して、すごく偏見の目を持っている」と感じたようだが、この学生の不安を、教員や実習指導者はどうサポートしたかが問われる。関わりが難しいと感じた別の場面では、相談に乗ってもらったという。しかし、インタビュー時点では、まだ自己評価は低いままであった。》

【⑧　否定的な感情を持った患者との関係を避けている自分】
　「今回の実習ってけっこういろんな人と関われたじゃないですか。その〜、なんかやだなって思っちゃった患者さんに対しては、向こうから近づいてきた場合にはそれなりに接するんだけど、なんかちょっと近寄るのやめようかなってふうに思っちゃって、こう離れ……関わらないように自分からしちゃ

う部分があって……。そういうところがなんか自分は誰とでも大丈夫だからって思ってたんですけど……平等にみることができてるつもりで、（自分は）平等に人と付き合える人だと思ってたけど、意外に人を差別してみてる感じがあるのかなって思いました。」

『自分の想定した対人関係の幅を超えた患者さんとの関わりを避けている自分を意識し、差別的な感情があるのではないかと自己点検している。』

【⑨　患者の絵の解釈で、視点の変換が効かないのに戸惑う】

「患者さんの絵を見て、なんか普通とは違う絵を描いてて、なんかそれは（絵を）勉強してるから絵について、これはひとつの芸術として捉えることもできるけど、なんか自分がやっぱ変な絵を描くな〜、とか思ってしまったら、なんかそういう見方しかできない……修正できない」「偏見があったり、自分の尺度で人を判断していたことに気がついた。」

『もっとポジティブに考えるべきなんだろうと思うけれども、そうはいかない自分がいた。この絵をどう捉えたらいいか分からない自分がいて、「偏見」という解釈で自分を納得させている。』

学生は、患者から拒否的な態度を示されることで、自分はやはり「一歩下がるのは変わらず、積極性はなかった。引っ込み思案で、行動が遅く、人付き合いが苦手だと改めて感じた」と、痛々しいほどに自己評価を下げる〈③〉。この学生の認知のゆがみは相当重いが、ゆがみともいえない程度の場合には、「すっごい得意」な対人関係も、状況によっては無力なこともあると自己評価の修正がなされる程度ですむ〈④〉。問題は、前者のように無力感に打ちのめされて、認知療法でいう自己批判的な自動思考から抜け出せないでいる学生の場合である。ここに生じているのは「一般化のし過ぎ（overgeneralization）」といわれる認知のゆがみである[6]。教員の役割は、学生が自己擁護的な「合理的な反応」を獲得できるのを援助することである。精神看護実習で一人の患者に拒否されたことから、自分は「人付き合いが苦手」と自己評価するのは、「一般化のしすぎ」であると学生が気づき、納得できるよう、

252 第Ⅲ部 デューイからショーンへ

認知のゆがみを繰り返し指摘する必要がある。うまくいけば、合理的な自己評価システムが学生の内面に確立されるだろう。

認知療法は、「あなたの感情はすべてあなたの『認知』（ものごとの受け止め方）あるいは考えにより作られる」という原理から出発する[7]。論理療法では、「人間には適切な感情（気になる、残念、不愉快）と不適切な感情（不安、落ち込み、怒り）とがある。どちらの感情を持つかを決めるのは、出来事や体験ではなく、それをどう捉えるかという認知である」と考える[8]。自己評価の低下した学生を支援するのに、これらの心理療法の原理から示唆されるものは多い。

学生は、自分が、精神障害者に対して差別意識を持っているのではないかということに敏感である。たまたま遭遇したとしか思えない怒気を含んだ独語を聞いて恐怖を感じ、その患者を回避するようになった学生は、患者を避けていることに自責的となった。そして日常の対人関係でも、「いやなことがあると自然にそういう態度をとっている」のかもしれないと、自己批判的に振り返る〈⑦〉。そして「精神障害者に偏見の目を持っている」と、自分を責める。患者であれば誰でも、同じスタンスで付き合わなければならないという対人関係のルールを持っている学生も、やはり関係を回避している患者の存在は重く、差別している自分を意識する。この場合には、学生が意識しているのは精神障害者一般への差別ではなく、患者の中にも不安なく付き合える者とそうでない者とがいるということなのだが、「差別」と感じているのである〈⑧〉。また、画家としての一定の訓練を受けたこともある患者の絵をみて、「変な絵」という思いから抜けられなくなった学生は、自分に偏見があるからなのかと自問する〈⑨〉。

精神看護実習に入る学生の不安の一つは、自分の言動が患者を怒らせたり、病状の悪化を招いたりするのではないかということである。そして、患者との関係が円滑に行かないと自分を責める。患者との関係を振り返るのに使われるプロセスレコード（再構成）も、自分を責める道具となりがちである。「全か無か思考」「一般化のし過ぎ」「すべき思考」といった認知のゆがみから、極端に自責の念を持ったり、自分の感情を差別・偏見と決め付けたりしない

ように働きかけるのは、教員や実習指導者の役割だろう。状況を検討して合理的な思考を示し、認知がどのようにゆがんでいるかを指摘することで、自己批判的な自動思考を再考するよう学生に促す必要がある。

3．自己と向き合う

「実習グループの中での自己意識のゆらぎ」「二者関係の中の葛藤とサポート」で取り上げた学生も、グループあるいは患者、教員との関係を通して「自己と向き合う」ことになるのは同じである。この項目で取り上げる「自己と向き合う」経験を語ってくれた学生は、前2者に比べ、自己肯定的である点に違いがある。

（1）ポジティブに自己を立て直す

精神的に健康な学生は、不安を抱えた実習の中で患者と出会い、自己意識のゆらぎを体験しても、自己を立て直すことができる。以下のような学生がその例である。

学生は、精神症状の悪化（おそらく突発してすぐ治まる短時間の幻覚妄想状態）に一旦不安になったが、冷静に経過を見ようとしている自分に気づいている。動じない自分を発見して自己評価を高める。―⑩―

【⑩　冷静でいられる】

「患者さんが急に調子が悪くなった時があったんですよ。それは私が結構おそれてたっていうか、危険な行動までにはいかなかったんですけど……。私としゃべってる時に、しかも（そう）なっちゃって……。すごい振戦がひどくなっちゃって、表情も悪くなって、どうしようって思ったんだけど、その時すぐ離れて様子をみてたり、そんな慌ててどうしよう、どうしようって思うんじゃなくて、どういう風になっていくのかなって冷静にみていた自分がいて、結構冷静になれるんだなって……」

『実習3日目で、予測できるような十分な情報があったわけではなかった。動揺するところもあるが、いざとなったら肝が据わる自分を感じたという。』

254　第Ⅲ部　デューイからショーンへ

　この学生はまた、患者から拒否されても自己否定的な認知のゆがみを持つことなく、「患者さんはそういう人」と、合理的と思える反応（自己擁護的）で対処した体験も語っている。―⑪― 彼女は、自分を「割り切れる人」と肯定的に自己評価している。感情労働という側面から考えると、「割り切る」という対処方法は、自分自身を分割してしまう「深層演技（deep acting）」による感情管理である[9]。表層演技（surface acting）が意識して装おうのに対して、深層演技は、他の感じ方をしようとすることによって、深いところで装うのを可能とするといわれている[10]。

【⑪　割り切れる自分】
「最初拒否されたんですよ、学生がつくことを。結構自由で、干渉されることが嫌いで、一緒に行動するのが嫌でって言われて……。女性の方で……。」「（自分自身は物事をはっきりさせたいタイプだが）その日1日気になったこととか、例えば今回の患者さんに拒否されて、それをずっと引きずるんじゃないかって思ってたけど、患者さんはそういう人なんだって割り切ってやれた。」「人間関係で悩んだ子が多かった。……そういう人たちに対して、自分は割り切れるんだって思いました。」
　『受け持ち患者に一度は拒否されたが、自己批判的になることなく気分の切り替えができたようだ。実習グループメンバーの悩んでいる姿が、「割り切れる」自分を余計に際立たせた。』

　このように内的な個人作業で自己を立て直す学生がいる一方、メンバーなどに気持ちを伝えることで、高まってきた精神的緊張を解消させる学生もいる。―⑫―

【⑫　グループメンバーに気持ちが伝えられた】
「精神のリーダーだったんですよ。それでちょっと先生が『リーダーさん、リーダーさん』っていう面がちょっとあったように思って、ちょっと自分的には負担がかかって」いたのだが、これまでと違うのは、周りの人に、「今こ

ういう気持ちだよというのを伝えました」。精神科の実習では、「自分を、精神を安定させるっていうのが大事じゃないですか？　だから言えたのかな？」

『自分の心に湧き出るもやもやした攻撃性。学生はこれまでは、それに上手く対処できていなかった自分を感じている。精神看護実習では、自分の感情を言語化して伝えることで、内向きにならずにすんだようだ。前向きに、肯定的に「深く考える」ために、「うじうじした部分は誰かに話して……乗り切ろうか」と思えるようになったという。』

「うじうじした部分は誰かに話して」気分を切り替えていくという感情調整型のコーピングは、「割り切れる」学生〈⑪〉に劣らず健康的である。感情の起伏があって落ち込むこともあるというが、精神看護実習では、楽観的でいられる自分を意外に感じたという学生がいる。—⑬—

【⑬　楽観的になっている自分に気づいて、自己概念が混乱】
コミュニケーションで深く落ち込んだことはなかった。笑顔がいいと患者さんに言ってもらったりして、患者さんに対して明るい自分がいることに気づいた。拒否されることもあったが、あまり考え込んでしまうことはなく、時間をおいて（話しに）行けばよいかなと楽観的な部分もあると思った。「けっこう他の学生も拒否されたりとかもしてたから、自分が多少そういうことされても、まあみんなもそうだし、まあ大丈夫かなっていう考えになってたことがあって……。」

『感情の起伏があって、落ち込むときには落ち込むという。実習を通して自分自身の相反する性格傾向を確認して、自己概念が混沌としてきたらしい。』

この学生は、「他の学生も拒否にあっているから」何も深刻になる必要はないと考えたようだが、あまりに楽観的過ぎる自分を発見してか、自己概念が混沌としてきたという。「笑顔がいい」と言ってくれる患者もいたようだから、好意的に受け入れてくれた患者に支えられて楽観的になれたのかもしれない。

256　第Ⅲ部　デューイからショーンへ

(2) 看護学生を演じている自分：仮面的自己呈示

「意識して普段の自分でない、その場に合わせた自分でいられる」という
学生がいる。─⑭─

【⑭　カンファレンス、昼休みセッションで開き直ってしゃべっている自分】
　カンファレンスとか昼休みセッションで一番発言が多く、「自己中」かな
とも思ったが、他人からどう見られても言いたいことは言おうと、精神の実
習がきっかけでそういう姿勢の自分を再確認した。以前は、初対面の人に慣
れるまで時間かかったし緊張したが、今は、「別の人になるまではいかなく
ても、腹はくくれる」ので、意識して普段の自分ではないその場に合わせた
自分でいられる。カンファレンスなんかでも、「自分を見ている」自分がい
る感じ。しゃべりすぎて「嫌われてもいいや」と思える図太さが出てきて、
この頃、「冷めてるんじゃない」と言われる。
　『生の自分というより、実習生の役を演じているという意識をもって実習に臨ん
でいる。実際は、「半分演技、半分自分が出る形でやっていて、うまくいけば落ち
着ける」という。「とても前向きで、物事をいい方向に考えるのが得意です」とい
う通り陽性のパーソナリティだが、その裏には困難な対人関係を乗り越えてきた達
観のようなものを感じる。』

　彼女は、「半分演技、半分自分が出る形でやっていて、上手くいけば落ち
着ける」とインタビューに答えている。これは、「意識的・無意識的に『適
切な』感情を自分の中にかきたてようとする」深層演技に他ならない[11]。こ
のような感情管理の方法を、7ヵ月の実習期間で身につけるのは困難だろう。
これまでの対人関係（おそらく、ある役割を演じるのに困難が伴うような）
から彼女が作り上げた対人関係の方法ではないか、と思われる。
　この深層演技に対し、表層演技を意識している学生もいる。自分の意に反
した明るい前向きな自分を演じている自分を意識した、というのがそれであ
る。死にたくなる患者の気持ちもよくわかるのだが、その「本当の感情を隠
して表向きの顔をとりつくろう感情作業」[12]をやらざるを得なかったのであ

第2章　実習における自己意識のゆらぎ　257

る。「患者さんのために自分をつくる」ことが、対人関係をスムーズに進展させるためには必要と、彼女は感じている。―⑮―

【⑮　必要以上に明るく振舞っている自分の発見】
　「いろんな患者さんとざっくばらんに話をしていて、自殺願望の人もなかにはいて、……『あなた明るくていいわね。』と言ってきたので、私が『そんなことないですよ〜。』っていうじゃないですか。そう言うと、向こうが『この先真っ暗で自殺とかもしたい』っていう話をしてきたので、『何でそんなこというんですか〜。私楽しくて仕方ないですよ。』って、明るく明るく全部を前向きに話したんです」。しかし、自分も自殺したいと思ったこともあったし、「言ってることがよくわかる気がする」というのが本音。「本当の自分の逆を、患者さんに対して言っていることに気づいた」。
　『学生はこれまでもそうであったというが、「患者さんのために自分を作っている感じ」であることを再確認させられたようだ。こうなると、演じ方を意識するようになる。演じていることを意識しだす。』

　このような自己呈示（self-presentation）の仕方は仮面的自己呈示と呼ばれ、自己呈示に本質的に付きまとう問題だとされている。人は、誰にでも同じ態度、行動を示すのではなく、社会関係に応じて、それらを変えるからである[13]。多様な対人関係を生きなければならない現代人は、仮面性を意識しないまま自分を表出しているために、自分の本当の姿を見失いがちだといわれる。演じている自分を意識した学生は、この自己呈示に必然的に付随する仮面性に気づいているのである。それだけ精妙な自己意識の持ち主なのであろう。

（3）自分の感情に気づく
　看護の実習で、対人関係を振り返るのによく使われるプロセスレコード（「再構成」）には、「感じたこと・考えたこと」を記載する欄がある。しかし、そこに生の感情が書かれることはまずない。学生は（あるいは臨床の看護師もそうかもしれないが）患者に陰性感情を持つ場合、罪責感が引き起こされ

258　第Ⅲ部　デューイからショーンへ

るため、その感情を意識しないようにする傾向がある[14]。一般的に看護職は、感情表現を抑制しがちであるといわれる。次の2つのエピソードは、精神看護実習で、学生が自分自身の感情に気づくことから自己意識に変化が現れたことを述べてくれたものである。ある学生は、受け持ち患者の巧妙な決まり文句での拒否、やる気のなさに腹を立てている自分に気づく。―⑯―

【⑯　受け持ち患者に腹立たしさを感じた】
　（受け持ち）患者さんなんですけど、「社会復帰しないから（ラジオ体操とか歩行訓練とかは）いかない」「精神科の患者は心を癒すんだから、そういうのはいい」、体は元気なのに「しない」とか理由をつけて腹立たしいというのではないんですけど、今まで体の悪い患者さんとか見てきて、一生懸命そういう患者さんが頑張っているのを見てきたので、何かそういうのは腹立たしくなっちゃって、もういいとか思ったことが一番印象に残っている。「怠けている人は許せない」という思いから、普段は自分の意見を言わないほうだが、この実習では腹立ちまぎれにある程度言いたいことが言えた。
　〖「生真面目」といわれるようだが、「患者に腹を立ててはいけない」という感情規則に縛られてはいない。そういう自分を自覚できたようだ。このことが契機となって、自分は「まじめすぎる」し、他者にそう寛容でもないようだと自覚する。他者に付和雷同している自分だと思っていたが、しっかりした価値観を持っていることを意識させられた、というのだ。〗

　もう一人の学生は、「アイス事件」をハイテンションで語った。短大の看護教育では、客観的に冷めた心で観察することを学んできたので、「嬉しいことも怒るようなことも」言葉にできなくなっていると彼女は感じたようだ。―⑰―

【⑰　患者の気遣いに感激し、自分の感情に目を向けることの重要さを感じる】
　「患者さんと私と、もう一人学生がいて、3人で単独外出に行ったとき、

患者さんが売店着いたらすぐにアイスを買って、話すタイミングもないくらい早く買って、散歩にいってベンチに座ると、学生さんどうぞどうぞ、いいからいいからと言ってくれて、でも私たちは食べてはいけないものだと思っていたので、困ってしまい先生のところに駆けつけ、どうしましょうということでいろいろアドバイスもらって、で最終的にはアイス食べましたね。やっぱり、患者さんが私たちと一緒に食べたいと思ってくれた気持ちはすごい分かったし、断るよりも食べたほうがいいかなと思ったんですけど、そこで自分たちが判断できずに先生のところに行ってから食べたということは、結局食べたんだけど患者さん傷つけてしまったし、……お金を返すときも私が見た感じでは、あのしぶしぶというか、分かってはいるんだけどね、でも食べてほしかったんだよみたいな、こういうところが感じ取れたので、お金も返さないといけないものなんだけども、何か返さないほうがよかったのかなとも思ってしまう自分もいます。……たかが100円なんですけど、その100円の重み、患者さんが少ないお小遣いのなかで私たちのために買ってくれたという、この100円の重みはすごいなぁと思って、この思いは臨床に出てもこの気持ちは忘れてはいけないと思って、すごい印象深かった。」

　『実習後の質問紙への回答で、「心で思っていることを上手く言葉で患者さんにフィードバックできない（嬉しいことも怒れるようなことも）」と書いているが、これはこの体験がもとになっていることを、インタビューで確認できた。「看護師として冷静に判断すること」の大切さだけが、「この３年間この短大で言われてきた」ので、感情を押し殺すことに慣れてしまって、思いや感情をうまく言葉に表現できなくなっているのではないか、と考えたようだ。』

　看護基礎教育の段階で、感情を抑制することが看護にふさわしい「感情規則」なのだとする刷り込みが、すでになされているということであろうか[15]。表出されなかった職場での感情は、身体化されたり、私生活に持ち込まれて多重人格的生き方となったりするといわれる[16]。実習でも、学生の感情をどのように取り上げるかの検討がなされる必要があるだろう。自己と向き合うことの第一歩は、自分自身の感情に気づくことである。前述の認知療法的振

260　第Ⅲ部　デューイからショーンへ

り返りも、感情の自覚を基点にしてなされる。看護教員は、学生の感情に敏感でなければならないと改めて思う。それにしても、100円のアイスをめぐるこの学生の葛藤、体験を吟味する姿勢は、看護教員の世間智をはるかに超えていて敬服に値する。

（4）触発された過去

　精神看護の実習によって、自分自身の問題が触発される学生がいる。しかし、語られることはまずないだろう。普通は、個人的なこととして心のうちにしまいこまれ、孤独に反芻されるだけのことでしかないのではないか。このインタビューでは、実習に触発されて過去の出来事を思い起こし、過去と現在を重ね合わせて語ってくれた学生がいた。「他者を受け入れない、信用しない」のは、過去の傷ついた経験がいまだに影響していると考えている学生は、その一人である。―⑱―　児童思春期精神病棟で実習した学生は、自分自身の不登校体験と患児とが重なって苦しかった、と述べてくれた。―⑲―　受け持った少女から、摂食障害気味の妹のことを思い出した学生もいる。この学生は、これまでの妹のカウンセラー役の体験が実習では通用しないと、自己評価を低下させている。―⑳―

【⑱　プロセスレコード（再構成）、カンファレンスでの討論から、自分の
　　対人関係を考え始める】
　「自分をあんまり外に出したくない」ほうで、対人関係は苦手だった。実習でも具体的なケアが多い患者さんのほうがやりやすかった。精神看護の実習を通して自分自身についての見方が変わった。プロセスレコード（再構成）を材料にしての話し合いで、「患者さんは、傷ついたり、怒ったりしやすい」などと先入観を持って関わらないようにといわれたり、カンファレンスで、自分が対人関係で壁を作っていることに気づいたことがきっかけとなった。「気づいたら自然と患者さんと普通に話ができていた」。「自分の昔の経験とか、そういうことが絡んでて人を簡単に受け入れないし、信用しない」自分に気づいた。

『実習グループのなかでも自分を出せるようになって、過剰に他者の視線を気にすることもなくなったという。自分の閉ざした対人関係に、「これじゃいけないと気づいた」ことから始まった変化である。』

まずカンファレンス、昼休みセッションでのグループ体験が契機となって、他者との間に壁を作って孤立してきたことに気づく。この気づきは、学生に、積極的な対人関係を展開させるきっかけとなったのだろう。以後、患者との関係がスムーズにいき、実習グループでも安心して自分を出せるようになっていったようだ。

【⑲　自分自身の体験を振り返る機会になった】
児童思春期病棟の実習だったので、自分自身の過去の不登校のことを考えさせられることになった。原因、背景など。「アセスメントを書いていても、いやでも自分自身のことを突きつけられている思いがして、苦しいときもあった。しかし、自分がそういう思いを心の奥に抱えているということに気づけてよかったと思う」。
『自己開示してもいいと思えたのは、精神看護実習で過去の自分と向き合うことになり、ある程度、こころの整理がついたということなのだろう。病棟のカンファレンスの様子から、看護師一人一人が感情面を含めて話し、思いを共有することの重要性を感じた、とインタビューに答えている。』

目に涙を浮かべてのインタビューであった。自己開示してもいいと考えたのは、過去の自分、自分自身で抱え込んできたこの間の感情を整理できたからなのだろうか。

【⑳　泣き出した患者にとまどい、対人関係に自信を失う】
「Ｙさんとお話をしてる時にＹさんが泣いちゃって、そういう時に……どうしていいか分かんなくて、今まで結構相談とかされてきたタイプなんですけど、……Ｙさんに対してどうすることもできなくて、やっぱ今まで人か

262　第Ⅲ部　デューイからショーンへ

ら相談受けて返してきたことは何だろうって、その人のことを考えてたつもりなんですけど、やっぱよく考えたら自己満足のほうが大きかったのかな〜って、うん、思いました。」

『これまで相談に乗っていた摂食障害気味の妹と、受け持ち患者Ｙさんとが二重写しに見えたのだという。「初対面の人とは気まずくなるのが嫌で、すごいしゃべっちゃう」など、対人関係の戦略を持っていて自信もあったのだが、Ｙさんとの関わりでそれが揺らいだのである。』

（5）その他

率直で、考えるより前に行動してしまうタイプの学生。「患者の気持ちが分かるか」と問いかけてきた患者の話が、胸に響いたのか、以後、丁寧な配慮をするようになる。学生は、思慮深かったり、慎重であったりする自分自身を発見し、自己評価を高めた。—㉑—

【㉑　慎重な対応ができる自分】

「調子のいい時に一緒に喫茶店に行ったんですよ。今まで５分か10分しか１日の時間の中で最高に話したことがなくて、30分一緒にいてお茶を飲んで、帰りに不意に『精神患者さんの気持ちが分かる？』って言われたんですよ。私は幻聴がどういう感じなのか、妄想がどのくらい苦しめているのか分からなくて、その時に『分からない』って言ったら、『どういうところが分からないんだ？』って聞かれた。その時、正直に『幻聴が聞こえているっておっしゃってるんですけど、幻聴にどれくらい苦しめられてるのか、幻聴で何が聞こえているのか分からないんです。』って答えたら、……何か幻聴が忙しくって（患者さんが）話された時に本当に辛いんだなっていう素直に受け止めて、今まですごい辛い思いをしてきたんだなって考えました」。このことから、「話しかける時も今は大丈夫かなとか、これは聞いてもいいのかなとか、結構考えるようになって、そこで慎重なところがあるんじゃないかと思ったんですが……。」

『学生は、考える前に行動してしまうタイプと自分自身のことを評価していたが、

そうでもない自分を発見したようだ。》

　関わることでしか分からないことがある。それに、関わることで得る喜び
もある。うっとうしがらずにまず関わること。そこからしか始まらないと考
えた学生もいる。―㉒―

【㉒　コミュニケーションに自信が持てるようになった】
　「最初とかは会話が分かんないとか、大変がってたんですけど、それなり
に慣れてコツがつかめると、ちょっと分かんなくても「う〜ん、そ〜、よか
ったね」みたいなとかいうと、だんだんその話が長くなっていくと、「あっ、
そんなことが言いたかったんだ」って分かる自分がすごいなって思ったし、
多分今までだったらそういうことはないかなってすごい思います。」
　《これまでの実習では、コミュニケーションが上手くいっていないと考えていて
不全感があったのだろう。「嫌だ、憂鬱だと思っても、関わってしまうと、関わる
ことで得た嬉しさ喜びを感じることができ、気づくと精一杯やっている自分がい
る」というほど、精神看護実習はフレッシュな体験だったという。》

　マイペースを貫き通し、自分を甘えさせていたのではないかと少し反省し
た学生は、やはり今後も、無理に自分を追い詰めないことを心がける、と話
した。―㉓―　何とも安定した自己評価、自己意識である。

【㉓　教員との関わりで、自分のマイペースさを再確認】
　「ストレスがたまってくると自分のことで精一杯で、患者さんのことを真
剣に考えてあげるという面で、調子いいときと差が出てくる。そういう自分
に気づいた。具体的な場面としては、患者さんのところへ行って話をしなさ
いと教員はいうけれども、部屋にこもって記録をみているということがあっ
た。患者さんのところへ行くよりそのほうが楽だから。そんな風に自分を甘
えさせていた。」

264　第Ⅲ部　デューイからショーンへ

実習はストレスが多いから、無理に自分を追い詰めず、「体を休めたりして
うまく調整していったほうがいいのかな」と思ったという。自分のこうい
う考え方を変える必要はないと、インタビュー時点では考えていた。この学
生は自己肯定的で、「他人としっかり向き合って話ができる」と、実習前の
質問紙調査に回答している。

臨地実習と学生の自己意識

看護過程を、問題解決過程としての看護過程と、その基礎となる対人関係
の発展過程として区分することがある。中西は以下のように、この2つの看
護過程は、患者が対象化され、学生自身が対象化されるプロセスである、と
述べている。「学生たちが克服し、再構築をはかるべきは、患者についての
問題や知識であると同時に、自分自身についての問題や知識でもある。その
結果、看護過程を学習した学生たちはその最終成果として、新たな患者像と
同時に新たな自己像ないし、より明瞭な自己像を抱いているはずなのである。
いうなれば自分についての新たな発見である」[17]。

われわれの行ったインタビューでも、学生が実習後に「新しい自己像ない
し、より明瞭な自己像」を意識することを確認できた。これは自己意識ない
し、自己概念が変化したということである。自己評価という観点からすると、
「新たな自己の発見」として意識される自己像には、プラスイメージとマイ
ナスイメージとがある。マイナスイメージの自己像では、「一貫性のない自
分」が意識されることに注目したい。これまでの安定していた自己概念、ア
イデンティティが揺らいでいるのである。この揺らぎを軸に学生の自己理解
は深まるが、揺らぎの立て直しが上手くいかないと、不全感を残して実習を
終えることもあるだろう。

実習前後で自己意識に変化はなかったと回答している学生も、自己概念が
揺らぎ、立て直す経験をしていることが多いのではないか。揺らぎからの立
て直しの過程で、「変化のなかった自分」を再確認することにより、実習前
と同じ自分であっても「より明瞭な自己像」を意識することになるからだ。

「新たな自己の発見」「変化のなかった自分」のどちらであれ、学生の「自己概念のゆらぎから立て直しの過程をサポートする」ことが、実習を担当する教員には求められている。菅野らは、self-esteem 尺度質問紙を使用し、学生の臨地実習前後の自尊感情を測定しており、実習前に自尊感情得点が平均ないし低い学生は、実習後に得点が上昇したと報告している[18]。われわれのインタビューでは、自尊感情が高まっている、あるいは不変といえるエピソードもあるが、自尊感情が低下していると思えるエピソードもある。方法、分析の仕方が異なるので、菅野らの研究と比較するには無理があるが、これらを考慮しても、われわれの調査からは、実習後に自尊感情が高まる傾向にあると想定することは困難である。

　石寺は、4 人の看護学生の看護実技演習前後における自己意識の変化を、演習自己評価記録と面接調査で明らかにしている[19]。この質的研究の結果は、演習を通じて自分が「変化した」と意識している学生と、「変化しなかった」とする学生とに分かれている。研究の対象となった学生の人数は少ないが、演習の前後で、学生の自己意識が「変化した」「変化しなかった」と分かれるのは、われわれの場合と同様である。

　学生は、臨地実習において、患者との関係を築くのに困難を覚えるときがある。その対人関係上の不安が、その後のケアを左右する。看護の実践は、患者−看護者関係を抜きには成立しない。したがって、実習生が出会う対人関係上の問題を切り抜ける方略が示されないと、その後の充実した実習の展開は保証されない。そのために活用されているのが、プロセスレコード等の対人関係を振り返る技法である。この振り返りの作業において、自己意識の変化に着目し、それを手がかりに実習体験の内容を吟味することは、援助的対人関係を育む有効な方法となろう。

　プロセスレコードは、対人関係の場面を切り取って、丹念な振り返り作業のために五感で体験したこと、自らの感情、思考などを活用する。この作業のために切り取ってくる場面は、「気になる場面」ということになる。宮本はこの「気になる場面」について、欲求不満の軽度な状態である「気がかり」が強くなると、行き詰まり感、異和感、不全感となる、と説明している。そ

266　第Ⅲ部　デューイからショーンへ

の欲求不満を生じさせる感覚は以下のようである[20]。このような体験は「ゆらぎ」ともいえるだろうし[21]、デューイの反省的思考（探究）が開始される「不確定状況」ともいえよう。

- ・行き詰まり感：自己批判的な人。先の見通しが立たない状態になったのは自分の責任。
- ・異和感：相手に不満。何か引っかかるものがある。
- ・不全感：完全癖の人。自他に厳しい。整理がついていない。

　デューイは、人が問題を解決していく思考のプロセスを、「探究」あるいは「反省的思考」として5つの局面に区別する。その思考の始まる始点も、「不確定な状況」という安定さを失った事態である[22]。「不確定状況」は、「問題状況」として意識化されることになるが、ここで自覚されるのが「困難感の自覚」である。「これまでどおり活動することへのためらい」として、この困難感は自覚される[23]。社会学では、習慣的パターンが通用しない事態、予期しない反応が返ってきたときなどに、リフレクション（反省的知性、感受性）が活性化されると説明する。そこには、驚きや好奇心を作り出す異化効果が働いているとされている[24]。

　このように、人は気になることが心を占めたとき、あるいは、おかれた状況に問題があると意識されたとき、また、これまでの思考や行動が通用しない事態に遭遇したときに、反省的思考が活性化され、振り返りの作業を行う。何らかの不安定さがあってはじめて、人は学ぶことを動機づけられるといえる。そして、そこには何らかの自己意識の変化がつきまとうだろう。

　自己を論じるとき、主体としての私（自我、エゴ、主我、Ｉ）と、客体としての私（自己、セルフ、客我、me）を区別することがある[25]。主体としての私は、客体としての私を認識する。「この世に一人しかいないこのわたしがエゴとセルフ、主体としてのわたしと客体としてのわたしに分けられるのは、反省の働きによると考えられる」[26]。反省（reflection）とは、物事を私と関連づけてみることである。「関心の方向が他者から自分へ、外から内へ転じること」によって、人は反省し始めるのである[27]。宮本の「気になる場面」、デューイの反省的思考を動機づける「不確定状況」、社会学の「リフ

レクション」、これらはすべて、反省によってエゴとセルフが分離し、私が私に持つイメージや気づきが揺れ、変化すること、すなわち「自己意識の変化」と関連している。

　看護学生は、精神看護実習において自己意識の変化を感じ取る。エゴ（I）からセルフ（me）へ眼差しが注がれることで、自己意識は揺れ変化するのである。援助的人間関係は、このような自己意識の揺れのなかで育ち、鍛えられていく。ただ、学生の自己意識の揺れ、変化は、ときに危機状況を呈する。あまりに揺れが大きすぎる場合はサポートが必要である。揺れからの立ち直りの作業には、立ち会う者がいるほうが心強い。仲間との相互作用があると、孤独な作業とならずにすむ。看護教員や実習指導は、自分自身と格闘する学生たちの「自己意識の揺れ」をモニタリングする役回り、ということになるだろう。

　芸術認知科学の齋藤亜矢は、サイエンスとアートのどちらの分野でも、核になるのは「身の回りのできごとや現象に目を向けて、『！』と感じる心だ」という。「！」の芽は、日々の生活の中にある「いいなあ」「どきどき」などの、ちょっとした心の動きである。そして、「！」を「？」に発展させて答えを追求していくのがサイエンス、「！」を音楽や絵画に表現したのがアートである、と齋藤は述べる。『！』は頭をゆるめ、からだを通して感じるようにすることで感じとれる。「頭でっかちに接していたりすると『！』は湧いてこない」。齋藤が「！」から「？」へと表現している「！」は、デューイの「不確定状況」、尾崎の「ゆらぎ」、外口の「気づき」、宮本の「異和感」にほかならない。

　学生の自己意識の揺らぎ（「！」）は、どのような「？」を導き出し、何に着目することを促したか。このインタビュー調査は、精神看護実習における「！」の一端は示すことができたが、そこから学生が「？」として、どのような問いを立て探究していったかは十分明らかにできたとはいえない。実習では、学生は次々と「！」⇒「？」を体験するはずである。その体験を整理し、深めることに、実習での学びの意義があるといえよう[28]。

268 第Ⅲ部 デューイからショーンへ

脚注（＊）

＊1） 良知雅美との共同研究。静岡県立大学短期大学部特別研究報告書　平成15、16年度に加筆。

文献

1） 梶田叡一『自己意識の心理学［第2版］』東京大学出版会、1988
2） 平野馨『対人関係の基礎知識　カウンセリングとグループダイナミクスの活用』日本看護協会出版会、pp. 102-103、1993
3） 日本精神科看護技術協会監修『精神科看護の専門性をめざして』精神看護出版、pp. 14-43、2002
4） 横田碧「精神科看護実習教育──精神科看護実習を通して学生たちは何を学んでいるか──」保健の科学（第39巻　第6号）、pp. 379-383、1997
5） 梶田叡一編「自己という意識」現代のエスプリ（307）、pp. 191-192、1993
6） デビット，D. バーンズ『いやな気分よさようなら』野村他訳、星和書店、pp. 15-26、1990
7） 同書、p. 6
8） 海保博之編『温かい認知の心理学』金子書房、p. 126、1997
9） 武井麻子『感情と看護』医学書院、pp. 52-53、pp. 58-60、2001
10） A. R. ホックシールド『管理される心　感情が商品になるとき』石川准・室伏亜希訳、世界思想社、pp. 37-63、2000
11） 武井麻子、前掲書、pp. 52-53、2001
12） 田村由美、池西悦子『看護の教育・実践にいかすリフレクション』南江堂、pp. 50-52、2014
13） 梶田叡一、前掲書、pp. 206-228
14） 宮本真巳『感性を磨く技法Ⅰ　看護場面の再構成』日本看護協会出版会、pp. 32-36、1995
15） 前掲書、12)、pp. 40-42
16） 同書、pp. 56-60
17） 中西睦子『臨床教育論　体験からことばへ』ゆみる出版、p. 110、1983
18） 菅野久美子、他「看護学生の自尊感情の変化──臨地実習生の実習前後のSE比較および満足感との関係──」（第28回日本看護学会収録）、看護教育、pp. 129-131、1997
19） 石寺恭子「看護学生の自己意識──看護技術演習を通してみた変化──」北海道医療大学看護福祉学部紀要（No. 8）、pp. 51-61、2001

第 2 章　実習における自己意識のゆらぎ　269

20)　平野馨、前掲書、pp. 28-30

21)　牧野耕次、他「精神看護実習における看護学生が体験する〈ゆらぎ〉に関する実態調査」滋賀県立大学看護短期大学部学術雑誌（第 7 号）、pp. 63-69、2002

22)　ジョン・デュウイー『思考の方法――いかに我々は思考するか――』植田清次訳、春秋社、pp. 109-110、1955

23)　杉浦美朗『デューイ教育学の展開』八千代出版、p. 85、1995

24)　野村一夫『リフレクション――社会学的な感受性へ』文化書房博文社、pp. 72-75、1994

25)　鶴見俊輔『先行者たち』（鶴見俊輔集 2）、筑摩書房、pp. 37-53、1991

26)　村本詔司「セルフは存在するか」現代のエスプリ（307）所収、梶田叡一編、p. 43、1993

27)　宮本真巳、前掲書、p. 47

28)　齋藤亜矢「サイエンスの視点、アートの視点」図書（2017年 7 月号）、pp. 38-41

第 3 章
探究の過程としての対人的援助関係

　看護過程は、「対人的援助関係の過程を基盤として、看護の目標を達成するための科学的問題解決法を応用した思考過程の道筋」と定義されている（日本看護科学学会, 2011）。この定義では、対人的関係は看護過程の基礎として位置づけられている。

　かつて、看護過程は患者－看護者関係の発展過程を指すのか、問題解決過程を指すのかの論争がなされたことがあった（第Ⅰ部第 3 章参照）。論争は、看護過程は科学的問題解決過程であり、患者－看護者関係はその基礎を整えるといったところに落ち着いたようだ。バイオ・サイコ・ソーシャルモデルによる区分に準じて考えると、患者－看護者関係は心理・社会的側面からの患者理解ということになる。一般的にこの領域は、身体的側面とは異なり、問題解決過程としての看護過程にはなじまないと考えられている。対人的援助関係は、一回性の出来事であり普遍化しにくいという面があるからである。

　対人関係のプロセスとしての看護過程と、科学的問題解決としての看護過程。この両者は、全く異質なものとして理解されるべきなのか。患者－看護者関係を、仮説－検証的な問題解決過程として捉えることはできないのか。対人関係上の問題も科学的な問題解決も同じ地平で取り扱える方法はないのか。こうした問題意識で、以下の議論は組み立てられている。結論から言えば、対人関係的な問題を、問題解決的思考に乗せることは可能なのではないかと考えている。ただ問題解決的な思考が、一般的に対象を客観化することを重視するのに対し、対人的関係においては、主観－客観をそのように単純

に考えることはできない。そもそも対人関係では、物を対象化するように、影響を与えないで一方的に観察し、働きかけることは不可能である。それゆえ、「関係性として考える視点」があってはじめて、臨床における対人関係的な問題に対処可能となるといえよう。デューイの探究の理論でいうと、傍観観察的なスタンスでは、対人的援助関係を過不足なく捉えることはできないのである。

　以下では、一般には問題解決法での対処が困難とされる対人関係を、仮説検証的な反省的思考（探究）で考えるとどうなるかを検討している。この試論は、サリヴァンの「関与しながらの観察」、および対人関係論を基礎としたペプロウの看護論を手がかりに、対人的援助関係を、仮説－検証的な問題解決過程として理解することを試みたものである。

探究としての「参与しながらの観察」

　精神医学者サリヴァン（1892-1949）の対人関係論は、精神医学を超えて看護、福祉、教育など対人援助職の方法論ともなりうるだろう。サリヴァンは、〈関与しながらの観察〉を方法として用い、対人的な相互作用の解明を目指した。科学的に観察可能であることを重視したサリヴァンは、速記や録音機を使って逐語録を作成し、対人的現象を研究するという研究手法を先駆的に試みたといわれている[1]。サリヴァンは、対人関係を研究する基本的な姿勢、精神医学の方法について、以下のように述べている[2]。

・精神医学の対象範囲は対人関係の世界である。
・科学的に観察可能なものは、ある場におけるその人間の営為、すなわち、何事を語り何事をなすか、である。確実性は劣るが、その人が自分の中で起こっていることを語ってくれるならば、これもまた科学的に観察することが可能である。
・「われわれが観察の対象とする人間とわれわれとがかかわり合ってつくる対人的な場において〈関与しながらの観察 participant observation〉」を行うことが、「精神医学の唯一の方法」である。

272　第Ⅲ部　デューイからショーンへ

・具体的には、「観察者が観察される者とかかわりあってつくる場において、観察者と観察される者との間に起きる現象」を、〈関与しながら観察する〉。

　面接は、典型的な〈関与しながらの観察〉の行われる場である。変化し続けるプロセスである面接は、その経過中に観察される「おおまかな印象」を基準点（原点）とすると、変化が把握しやすい、とサリヴァンは述べている。[3]*[1]「おおまかな印象」は仮説なので、繰り返し検証し、訂正される必要がある。仮説を検証する方法の一つが、面接者の「はっきり黒白をつけるような質問」である。サリヴァンは、印象を明確な言葉にするには、はっきりとした意図をもった質問が必要だ、と述べている[4]。二人の間で進行する、面接のような対人過程での対象者の理解について、サリヴァンは以下のように注意を促す[5]。

・面接者は、面接の対象者が何を語ろうとしているかを知っていると思い込んではならない。

・対象者に働きかけ（関与）、対話に参加して仮説を次々検証し、事実を確かめていく（観察）ことによって語ろうとしていることを見出すまで、面接者は何も知らないという立場に立つべきである。

・逆に、面接対象者に確認するまでは、面接者の話したことを対象者が理解していると想定すべきではない。

　サリヴァンはこのように、対象者の「印象」の確からしさは、対話のなかで確認される必要があることを指摘する。サリヴァンは、「おおまかな印象」に始まる精神療法的な面接の基本として、デューイの探究とほぼ同じ方法論による対象理解を勧めている、と言えそうだ。サリヴァンは「科学的に観察可能なこと」にこだわっているが、観察者と対象との関係を「傍観」という「視覚の比喩」ではなく、デューイのいう「手と操作による探究」と同様なイメージで捉えている。サリヴァンの参加観察（観察者と観察される者とが関わり合う場で起きる現象からの対象理解）は、デューイの探究（手と操作による探究）の精神医療バージョンといえよう。

サリヴァンとプラグマティスト

サリヴァンとデューイは同じ時代を生きている。両者に交流はなかったのだろうか。シカゴ学派の社会学者 W. I. トーマス*2)は、シカゴ大学でデューイが実験学校を設立し指導したとき、カリキュラム開発にあたったメンバーの一人として名前が挙げられている6)。このトーマスとサリヴァンは、シカゴで2回のコロキュウム（共同研究）を行っており、その論文集は、ただ一つの「シカゴ学派とサリヴァンとの間にアイディアが非公式に交換されていた記録で、今に残る重要なもの」だという7)。

サリヴァンの「関与しながらの観察者」（participant observer）という概念は、シカゴ学派から取り入れたものだとされている。そして、「デューイやミード、トーマスらは、人間の具体的な反応傾向である態度や行為を扱うことで、観察できる科学を目的としており、サリヴァンの対人関係論も、科学的観察による目に見える形での対人行為を扱っていることが強調されていた」8)。

人間のニードについての考え方は諸説あるが、サリヴァンのニード論は、生物学的側面と心理・社会的側面にバランスよく配慮したものとなっている。サリヴァンは、人間の営為の最終状態、つまり、何を求めて生きているかを、「満足（satisfaction）」の追求と「安全（security）」の維持だとする。前者は、食物摂取、睡眠、性欲等生理的ニーズが満たされない状態であれば、それを追求することを指す。その満足の追及には、「孤独」を脱し群れようとすることも含まれている9)。他の動物と同様、人間にも「身体的接触の欲求、つまり互いに触れ合って身体的に親密になろうとする欲求がある」。サリヴァンは、これは「性的現象の一種などではなく」「文化への同化過程（acculturation）の所産とみるのは素朴すぎる」と、人間が群れる＝群居性を生理的ニーズに分類している。安全の維持という文化的欲求がベースになって人が群れるのではなく、「孤独」という生理的欲求の充足を目指して群居するのが人間であるというのである。

デューイと公私ともに交流があり、プラグマティズムの立場から自我論を展開したことで知られるミードも、人間が他の動物と同様に群れをなす社会的動物であることを強調する。「複雑な身振りによるコミュニケーション」

を駆使することや、生理的早産として生まれることで長期間大人に依存することを除けば、動物としての人間は、群居性を含め他の種と大きく異なるわけではない、というのである[10]。

デューイは、経験についての新しい考え方が可能になった要因の一つは、「生物学を基礎とする心理学の発達」であったとする[11]。「認識は独立の自足的なものではなく、生命の維持及び発展の過程に含まれる」二次的なものである、とも述べている。「経験は生命過程の一部」という表現は、デューイ哲学の基本的なモチーフである「反省的生物学」的な人間理解を端的に表している。[12)13)]観察を重視し、また人間を生物として捉える視点から、対人的現象や思考を理解しようとする姿勢など、精神医学者サリヴァンと哲学者デューイ、ミードの人間理解には共通したものがみてとれる。

サリヴァンの同僚であったマッケンジーは、サリヴァンと一夜、「チャールズ・パースのプラグマティズムの延長上に立って精神医学の一般問題を考えればどうなるかを論じた」と回想している[14]。サリヴァンとシカゴ学派の社会学者、そしてデューイ、ミードらのプラグマティストは、同時代人として相互に影響しあっていたと思われる。しかし、これは方法論上の相似性としてだけでなく、1930年代のシカゴにおける哲学者、社会学者、精神医学者らの交流からも十分考えられることである。

ペプロウの看護過程論──「参加」と「観察」

サリヴァンの影響を受けて、対人関係論の立場から、患者−看護者関係の発展過程として看護過程を取り上げた看護理論家にペプロウがいる。彼女は「（サリヴァンに始まる）"対人関係理論"によって、相互作用、すなわち一つの状況における人間の相互的な関係の意味が明らかにされ、説明される」とする。そして対人関係理論は、看護状況を力動的（dynamic）に見る立場をとるとし、機械論（mechanistic）的立場と対比させている。ここでいう機械論は、対象を「ニヒリステック」に「距離を保って」「部分的・一方的」に観察し、データをとる科学的方法のことである。フィジカルアセスメント

第3章　探究の過程としての対人的援助関係　275

における観察がその典型ということになるだろう。科学的方法とされる、対象を観察するという機械論的立場と、ペプロウが「力動的」方法であるとする対人関係理論とは、相容れない異質なものとして措定されている[15]。

　対象を冷ややかに突き放して見る機械論的立場からの科学的問題解決。観察者も、人と人が触れ合うダイナミックな関係の渦中に身を置いて、互いに影響を与え合うなかで問題解決を探っていく対人関係論。このように、ペプロウは二つの方法を対立的に捉えているのだが、両者は水と油のごとく交じり合わないものであろうか。ペプロウのいう、機械論と対人関係論という二つの方法の違いは、問題解決に必用なデータを得るための、観察の方法の基本的な違いにある。機械論的立場の観察は、「傍観観察（spectator observation）」である。この観察類型は、後に述べるラスウェルの観察類型でいうと、「ある患者のケアをしながら、他の患者を観察し、その患者は観察されていることに気づいていない」ような傍観者的関係における観察も含まれるだろう。

　力動的とされる対人関係理論に特有な観察は、「参加観察（participant observation）」と呼ばれる。参加観察では、「すべてのデータは、観察者でもある看護婦及び患者を含む、その状況に関わりを持つすべての参加者から得られる」。つまり、次のようなデータに注目することになる。

　a：観察者の行動、b：観察される者の行動、c：aとbの相互作用

　社会学や文化人類学でいう参加観察は、「（調査者が）対象者と生活と行動を共にし、五感を通したみずからの体験を分析や記述の基礎におく調査法」である[16]。一方、冷ややかに対象を突き放してみる傍観観察では、観察者は対象に影響を与えないことに腐心する。客観的であろうとして気配を消し、その場にいないかのごとくふるまう。この違いは、観察者（調査者）の、対象に対してとるスタンスの問題として考えることができる。例えば、傍観観察を行う看護者は、問題を客観的に捉えることのできる「超越者の位置」にいると想定されている。参加観察では、看護者は患者との相互作用のなかで、そこに生成される看護上の問題に、一方の当事者として関わることになる。したがって、このような関わりの中にいる看護者の客観性は保証されない。

　ベナーは、援助者の専門的関係において通常いわれる「距離を保つ」「ま

き込まれないこと」という警句に批判的である。彼女の調査では、経験豊かなナースたちは患者との距離を縮め、まき込まれることによって、ケアのための情報や資源を引き出していたという。傾倒し、まき込まれないと患者の微妙な変化は捉えられない、とベナーは主張する[17]。これは、参加観察のダイナミズムにほかならない。たしかに、医療には自分の感情を離れ、客観的に対象を見なければならないことがある。しかし、同時に、医療は対人関係的な側面を抜きには語れないという面もある。医療においては、すべてを客体化して扱おうとすること自体に限界がある。臨床において、医療者とりわけ看護者は、宮本のいう「参与と観察に同等の比重」を心がけながら、ときに「参与」に振れ、ときに「観察」に振れているというのが現実であろう[18]。

　ペプロウの観察についての機械論と対人関係論との対比を、社会学領域における参加観察での調査者（フィールドワーカー）のとるスタンスで考えてみる。社会学者ゴールドの調査者役割の類型（1958）として知られる、参加観察における役割タイプの分類がある。[19][20]　ゴールドは、「参加」と「観察」における行為の相対的な比重と、調査対象者との接触のあり方から、表1のような調査者のタイプ分けを行っている。参加から観察までを連続したものと考えるところに、この分類の特徴がある。完全なる「参加者」「観察者」は、あくまでもその極限形態として考えられた理念型である。実際の調査者は、「客観的に傾く観察者と主観的に傾く参与者との間に必要な微妙なバランス」[20]をとって、その現場にいると考えられる。

　プラマーは、「完全なる参加者」は友人のような関わりだという[20]。これは、「観察」的な視点を持たない関与の仕方である。「観察」の姿勢が全くないということは、実践の場ではありえない。その場にいるだけで影響を与え、影響を受けざるを得ないから、どうしても「観察」することで、自分の参加の在り方を修正していかざるを得ないはずである。現実的には、観察的な関与が極端に少ない参加者として想定することになる。いうまでもなくこの類型は、「完全なる観察者」とともに、理念化された極限の状態を表現しているだけといえる。臨床状況のなかにいるということは、参加観察者であることを余儀なくされることである。臨床の看護者は、常に参与と観察の間を揺れ

表1 ゴールドの調査者役割の類型

調査者役割の類型[19]	関与の段階[20]	典型例[18]
(1) 完全なる参加者	友情としての役割	実践家
(2) 観察者としての参加者	見知らぬ他人としての役割	臨床家、改革的実践者
(3) 参加者としての観察者	知人としての役割	社会学者、文化人類学者
(4) 完全なる観察者	無関与の役割	自然科学者

＊宮本は (2) と (3) の間に「参与と観察に同等の比重をかける研究者（典型例：実践研究者）」
　を割り込ませ、5 つの類型としている[18]。

動き、不安定なスタンスでケアを行っているといえる。

　ペプロウの『人間関係の看護論』は1952年に発行されている。ゴールドの
調査者の役割類型に関する論文は、その 6 年後に発表されているので、ペプ
ロウはこの調査者役割についての知識はなかっただろう。ペプロウはラスウ
ェルの「観察の 4 類型」に依拠して、看護者の観察のスタンスを考察してい
る。ラスウェルの類型は、「傍観的観察者」「面接者」「収集者」「参加的観察
者」の 4 類型である。類型ごとの具体的な看護場面の観察状況は、以下のよ
うになる[21]。
　・〈傍観者〉的関係：ある患者のケアをしながら、他の患者を観察。その
　　患者は観察されていることに気づいていない。
　・〈面接者〉的関係：患者は、自分の応答が記録されること、研究の対象
　　であることに気づいている。
　・〈収集者〉的関係：直接的観察ではなく、看護記録、諸報告書等からデー
　　タを集めて患者を理解する。
　・〈参加者〉的関係：通常の看護活動を行いながら、同時に、ある患者と
　　自分との関係を観察する。
　ゴールドの調査者役割の類型は、社会学研究者の立ち位置の類型である。
一方、ペプロウの紹介するラスウェルの「観察の 4 類型」は、臨床の看護実
践者が観察し、データを収集する場面に着目した相互関係の類型である。こ

の２つの「参加」「観察」による類型は単純に対比できないが、ラスウェルの「収集者的関係」と、「無関与の役割」とされるゴールドの「完全なる観察者」とは、同一の概念である。プラマーによると、社会学の生活史研究でも、個人記録のみから対象者の生活を構成することがあるという。この「無関与の役割」と同様に、対象者へ面接も行わず、数値化されたデータやその他の諸記録のみから看護上の問題を確定しようとする場合には、看護者はラスウェルの「収集的関係」としてのスタンスで関わっていることになる。この場合は、対象者との間に直接的な相互作用は起きないので、「参加」的要素はない。ゴールドの観察－参加の連続モデルからすると、「傍観者的関係」→「面接的関係」→「参加的関係」と、関与の程度と範囲は拡大していく。

　対人関係論の力動的方法からの類型化であるペプロウのいう傍観観察と参加観察は、観察者の立ち位置の違いによる区別である。観察という概念を軸に考えれば、参与と観察の関係をどう配分しているかという、対象と向き合う看護者のスタンスの違いで「傍観観察」と「参加観察」とを区別している。ペプロウが述べている機械論的立場の観察は傍観観察であり、この観察類型の最も徹底した形態として、相互関係が影響しない「収集的関係」（ラスウェル）がある。フィジカルアセスメント等の身体的観察も一定の参加的要素があることは確かだが、傍観観察的要素が強い。身体的なデータ収集では、看護者は、対人関係が影響しないように配慮した観察を心がけるはずである（白衣高血圧とならないようリラックスしてもらうなど）。身体的観察では、ゴールドの「対人関係の影響しない完全な観察者」として、相互関係の外に位置することを理想としているといえそうだ。

　身体的問題では「観察」が主体になり、対人関係的な問題では、「参加」することのない「観察」には限界がある。このように観察の対象、看護場面によって、「参加」と「観察」のあり方は異なる。参加と観察を排中律的に捉えるのでなく、連続したものと考えれば、対人関係的な問題も身体的な問題も、無理なく扱えるようになるのではないか。ペプロウが紹介しているラスウェルの観察類型とゴールドの調査者役割の違いは、この連続性にある。ゴールドが「参加」と「観察」を、連続性を前提に類型化しているのに対し、

ラスウェルは、観察者と観察の対象者とのスタンスを軸に単純な類型化を行っているだけである。臨床の場における参加観察の様相は、ゴールドの調査者役割の連続モデルを援用することで、よりリアリティのある類型として示せるのではないかと考えている。

この章の冒頭の問題提起は、2つの観察類型である「機械論」的な観察と「力動論」的な観察とは、相いれないものなのかということであった。これまで述べてきた「参加」と「観察」の連続モデル（ゴールド）からすると、科学的観察（機械論）と力動的方法をとる対人関係論における観察は、参加観察という視点で統一的に捉えることができる。デューイは、生活世界において学ぶことは、環境との相互作用から学ぶことであるとする。対象に働きかけて変化をもたらすという、実験ともいえる経験を通して学ぶのである。生活世界での探究は、このような「手と操作による探究」とならざるを得ないとするデューイにとって、観察とは参加観察に他ならない。問題解決過程であろうと対人関係の発展過程であろうと、看護過程における観察は全て参加観察、すなわち「参加」と「観察」のスペクトラム的連続として捉えることができる。このような参加観察の概念は、2つの看護過程を統合的に捉える方法を示唆している。対象を「参加観察」し、仮説検証的に問題解決を図っていく。これが看護過程の骨格といえるだろう。次に、プロセスレコードを素材に、対人関係を仮説検証的に振り返る方法について検討してみよう。

「探究」の記録としてのプロセスレコード

ペプロウがその原型を示したプロセスレコードは、看護の対人的相互作用の過程を記録する様式として、1970年代に日本の看護教育に導入された。この日常的な看護場面を記録する様式は、オーランドや宮本によって、自己一致などの分析方法が示されることでブラッシュアップされていった。また、ウィーデンバックが看護場面の「再構成」として、経験した看護を自ら振り返るための留意点を示したことで、日本の看護教育にも広く受け入れられ、活用されてきた歴史がある。

280 第Ⅲ部 デューイからショーンへ

　プロセスレコードは、経験した看護場面を、①見たこと／聞いたこと、②感じたこと／考えたこと、③言ったこと／行ったことの、3つに分けて記載する（p. 292参照）。①では、体験した場面の詳細を記述する。②は、①の場面を通して自分の頭に浮かび、心に感じたこと、身体感覚などを思い起こして書く。③に記載されるのは、相手に問いかけ、働きかけたことである。このように3つに分けて対人交流の場面を記載するプロセスレコードは、デューイのいう相互作用、とりわけ対人環境における相互作用を検討する最適の記録様式といえる。

　プロセスレコードの①②③の各項目は、デューイの探究、サリヴァンの「関与しながらの観察」とどのように対応するかを整理してみる。

　①は観察されたことである。サリヴァンが面接においてまず把握すべきとした「おおまかな印象」は、①の観察されたことに触発されて看護者の側に生じた②の「感じたこと／考えたこと」にあたる。この「おおまかな印象」は、「仮説」である。したがって、検証されなければその確実性は明らかにならない。その検証は、③言ったこと、行ったことを通してなされる。

　科学的であることを追求するサリヴァンは、「おおまかな印象」を厳密に検証するよう求める。面接場面では、何が明確になっていないか、疑問に思うことは何かなどの仮説を意識した、明確な意図をもった質問を投げかけ、「おおまかな印象」を確認・検証する必要がある。サリヴァンが、その回答を得るまでは、相手が何を言おうとしているか分かったつもりにならないよう戒めているのは前述の通りである。同様に、面接者の問いかけを相手が理解しているかどうかも、確認してはじめてわかることである、とされている。

　対人関係の場面において、デューイの「探究（反省的思考）」の記録としてプロセスレコードを考えるとどうなるか。プロセスレコード②の心のつぶやき（感じたこと／考えたこと）は、①の観察に基づいたアセスメントであり、仮説である。このアセスメントは、どう相手に問いかけ、働きかけるかの観点から練りあげられてプランとなり、③の言ったこと／行ったこととして実施される。これは常に、思い込みである可能性がある②の検証・評価という意味がある。③への反応は、次の①に記載される。プランの実施

である③の言ったこと/行ったことは、対象者にどのように受け止められたか。それは、2順目の①を通して評価（仮説の検証）される。その評価は、②として記録される。その②からは、再度どのように問いかけ、働きかけるかを考えるためのプランが練られ、③として実行される。このように応答が繰り返されることで、対象理解はより確実性を増していく。

　デューイの探究を看護過程の言葉に置き換えつつ、プロセスレコードの各項目の意味するところを説明すると以上のようになる。このようにデューイの探究、サリヴァンの対人関係論をベースに考えると、対人関係における問題解決と、一般的な看護上の問題に対処する場合の問題解決は、同じ方法で対応できる。両者は少なくとも、仮説を検証しつつ、確実性を高めていくという方法を基本としている点において、共通している。

　教育学の佐藤は、デューイの学び＝経験概念を次のように説明する。「学びの経験は、環境と主体との相互作用（interaction）にとどまらず、対象と対話し他者と対話し自己と対話するコミュニケーションの重層的な相互作用（transaction）の経験」である[22]。

　デューイの経験概念である対象（環境）との相互交渉をコミュニケーションだと考えれば、経験は、対象と、他者と、そして自分とのコミュニケーションとして捉えることができる。「問題状況において遂行する活動と思考」としての経験を通して、人は学ぶ。学びのプロセスで使われるのは言語であり、シンボルである。これらを道具として使って、コミュニケーション（相互交流）が展開される。そして、この問題状況に始まるプロセスを振り返り評価する。この振り返りは、自己との対話としてなされる。佐藤によるデューイの学び＝経験概念の説明は、このように整理できよう。

　看護過程は、生活者である人間の、その存在全体を対象とした問題解決法である。プロセスレコードは、対人関係の場面における他者を対象とし、その場面を振り返る技法である。佐藤に倣えば、一見異なるかに見える二つの場面（対象）での学びの経験は、言語やシンボルを活用した「重層的な相互交流（transaction）」からの学びの一環であり、方法としては同じ地平にあるといえるだろう。問題解決における相互交流は、物理的、身体的なものだ

282　第Ⅲ部　デューイからショーンへ

けでなく、社会的なものをも含む広義の環境との交流という層、他者との交流という層、自分自身との交流という層、とに区分できる。各層で問題解決に必要とされる仮説−検証が繰り返され、統合されていくプロセスが経験であり、それが学びとなる。

　ペプロウの「発達モデル」、ロイの「システムモデル」など、多くの看護モデルが提唱されている。そのなかでもオーランドは、ウィーデンバックとともに「相互作用モデル」に分類されることがある。それは、プラグマティストのG. H. ミードの流れをくむ「シンボリック相互作用論（symbolic interaction theory）」*3）の影響を受けているからである[23]。

　ペプロウも、看護の理論的構成概念としての「自己」を検討するなかで、ミードの「一般化された他者」*4）を取り上げ、サリヴァンの対人関係論と一致した考え方であるとしている[24]。ペプロウの看護理論は、サリヴァンの対人関係論を基礎としている。サリヴァンは、ミード、デューイとほぼ同時代の精神医学者である。彼の「セルフシステム」「関与しながらの観察」などの考え方は、当時の諸学問、プラグマティストや文化人類学者などの観点を幅広く取り入れていると考えられている[25]。

　対人関係の過程として看護過程を取り上げたオーランドやペプロウは、G. H. ミードの影響を受けているといわれる。探究（反省的思考）のデューイとコミュニケーション論のG. H. ミードは、プラグマティズムの思想潮流に属する*5）。このように考えてくると、対人関係の過程としての看護過程と問題解決としての看護過程とは、その発想の源流にまで遡ることによって、プラグマティズムの反省的思考の内に統合、整理し直せるのではないかと思えてならない。

　次に、こうした二つの看護過程の捉え方を統合するパースペクティブについて考えてみたい。デューイの「経験」概念は、ダーウィンの進化論の影響を受けている。デューイによると、主体と環境の transaction が「経験」であり、それは環境への適応のプロセスである。欲求から生じた衝動が環境との間で摩擦を起こし、欲求の充足が妨げられた場合、そこから適応に至るには、人間の場合「反省的で目的をもった知性的活動」が洗練されていく過程

を経る。これが「経験」である。デューイは、この経験を推進する知的活動を、反省的思考あるいは探究と呼んでいる[26]。

　既に述べた通り、佐藤学は、「デューイの『経験』は『環境との相互交渉』として一般に理解されているが、この定義では不十分である」という。そして学び（反省的思考）の経験を、「対象と対話し他者と対話し自己と対話するコミュニケーションの重層的な相互作用（transaction）」であると、定義し直している。人間は動物と違い、反省的思考として言語やシンボルを使う。人間は言語やシンボルを使って対象についての思考を展開するが、それは同時に、自己との対話が呼び起こされる体験でもある。他者との対話も、言語やシンボルの介在なしには不可能である。

　佐藤は、相互交渉の行われる場を自然的環境に限定せず、対人的な要素を含む社会的環境にまで拡大している。そこで展開されるのは、言語やシンボルを活用した広い意味での「コミュニケーション」としての相互交渉である、と考えているのである。これは、知性は個人の頭の中にあるのではなく、社会的知性であり、社会の中で問題解決にあたる力であるとする、デューイの考えに沿ったものである[27]。

　物的なものを対象とする問題解決法も、対人関係を展開する思考も、言語やシンボルが活用されるという点においては同一の基盤に立っている。そして物的、対人的を問わず、対象に働きかけることをコミュニケーションと考える。反省的思考をこのようなパースペクティブのもとにおくと、2つの看護過程は違和なく融合しているように見える。問題解決過程としての看護過程と、対人関係の発展過程としての看護過程とを統一的に理解するヒントが、ここにありそうだ。

リフレクションとプロセスレコード

　サラ・バーンズ、クリス・バルマンらの著作『看護における反省的実践』が日本に紹介された2005年頃から、リフレクションという言葉がまたたく間に看護界に広がり定着した。田村はリフレクションを、「看護実践の中で感

じた不快な感情や違和感をきっかけに始まる経験の振り返り」と定義している[28]。この田村のリフレクションの定義に対し、「嫌な感じとか気がかりな感じがきっかけとなることが多いのは確か」だが、必ずしもそのような困惑する事態のみではなく、肯定的な出来事も包含した「重要な出来事」からリフレクティブな過程は始まると考えたほうがよい、との見解もある。ここでいう「重要な出来事」は、心揺さぶられる体験のことである[29]。いずれにしろリフレクションの対象となる出来事は、よくも悪くもやり過ごすのに躊躇を覚えるような、立ち止まらざるを得ない事態ということになる。

プロセスレコードの活用でも、「どんな看護場面を再構成しても、何かを学べる」が、「自分の知識や技術の限界があらわになっている」と思われる「気になる場面を選んで再構成する」ことで、その限界を超える手がかりを得ることが勧められている[30]。経験の振り返りの技法とされているプロセスレコードとリフレクションのどちらも、「きっかけ」となる出来事は、感情の揺らぐ体験であることを確認しておきたい。こうした感情の揺らぐ経験の後の展開は、この2つの技法ではどのような差異があるのかを見ていく。

リフレクションのよく知られた検討枠組みに、Gibbs のリフレクティブ・サイクルがある。このサイクルでは、以下のような段階を踏むことでリフレクションが深まるとされている[31]。

　1．出来事の描写：何が起こったか
　2．感情：何を考え、何を感じたか
　3．評価：経験の良かった点、悪かった点、上手くいかなかった点は
　4．分析：その状況をどのように理解するか
　5．結論：他に何かできることはなかったか
　6．行動計画：再度同じ出来事が起きた場合はどう行動するか

このリフレクティブ・サイクルの1は、プロセスレコードの「見たこと／聞いたこと」に相当し、「体験した場面の詳細を記述する」ことである。2は、「感じたこと／考えたこと」そのものである。3、4、5、6は、「感じたこと／考えたこと」の確認・検証である「言ったこと／行ったこと」に始まる対象理解の総括ということになる。プロセスレコードでは、①②③の経過

を概観して、その考察を書く4つ目の欄を設ける場合もある。宮本は、ウィーデンバックの再構成を参考にしたという、自己評価のためのガイドラインを提唱している。このガイドラインでは、自己評価の要点は6項目に整理されている[32]。

　この宮本の再構成の自己評価ガイドラインには、「(3) あなたと患者との間には、どのような対人関係が生じていたと考えられますか？」「(4) あなたは、患者との間に生じた対人関係を、看護にどのように生かしていますか？　今から思えばどのように生かせましたか？　これからどのように生かせそうですか」の項目がある。いうまでもなく、これは、リフレクティブ・サイクルの「5」「6」に相当する。プロセスレコード本体の3項目の記述、そしてこのガイドラインに沿った記述まで含めると、リフレクティブ・サイクルの要素はプロセスレコードにほとんど含まれているといえる。表の①から⑨の過程を丁寧にたどることができれば、リフレクティブ・サイクルよりも、プロセスレコードの方が充実した経験の振り返りになるのではないか。(表2参照) ウィーデンバックや宮本の提唱している方式でプロセスレコードの活用を充実させれば、リフレクティブ・サイクルの各ステップと同様に、臨床の思考を育むことができるだろう。

　ウィーデンバックは、再構成を「自分の行為を〈現実〉との関連で吟味できるような方法」だという。そしてそれは、「(学生に) 自分の行為 (言語的及び非言語的) を振り返ってみさせることによって、自分がおこなったことから得られた結果に関連のある因子を明確化させる」ために必要だとしている[33]。また、次のように再構成の概要を説明している。

・再構成は、看護場面の体験を思い起こして、時間を追って詳細に記述することで再現したもの。

・振り返る余裕のない看護状況を離れて、その出来事について反省してみるために再構成が必要。

・再構成は、看護者自身の「動機」や「動作」について洞察する機会になる。

・再構成の有効さは、看護者と関わり合った対象者の「行動」をみて気づいた「不一致」を、どれだけ詳細に記述できたかによる[34]。

286　第Ⅲ部　デューイからショーンへ

表2　宮本の評価項目とギブスのリフレクションのサイクル

	再構成（プロセスレコード）と評価項目④〜	ギブスのリフレクションのサイクル
①	見たこと／聞いたこと	①何が起こったか
②	考えたこと／感じたこと	②何を考え、何を感じたか
③	言ったこと・行ったこと	（何が起こったか）
④	なぜここの場面を選んだのか	
⑤	この場面の背景は何か	④その状況をどのように理解するか
⑥	患者との間にどのような対人関係が生じていたか	③その経験の良かった点、悪かった点
⑦	その時点では⑥をどのように生かしていたか、どのように生かせたか、これからどう生かせるか	⑤他に何かできることはなかったか ⑥再びその状況が起こったら、どうするか
⑧	再構成の検討を通じた気づき	
⑨	再構成とその自己評価を通じた気づき	

＊ギブスの③④のサイクルと再構成⑤⑥との対応は、やや不整合。⑤⑥、④③を合体すれば、より整合的になる。ギブスの③と④は、順序を入れ替えて対応させている。

　リフレクションを「やり過ごすのに躊躇を覚え、立ち止まらざるをえない、何らかの示唆を含んでいると感じられる看護上の出来事の振り返り」とすれば、ウィーデンバックの「自分の行為を〈現実〉との関連で吟味できるような方法」である再構成との差異はないに等しいのではないか。再構成（プロセスレコード）は、「経験の振り返り」であるリフレクションに他ならないといえる。

　ペプロウのプロセスレコードは、『人間関係の看護論』の日本語版の出版（1973年）に先立ち、1967年に『精神科看護の展開』（代表著者　外間邦江、医学書院）において紹介されている[6]。そして1970年代には看護基礎教育に取り入れられ、活用されていた。「看護過程」が一般化していくのが1980年代であるから、日本ではそれよりも約10年早く、プロセスレコードが看護基礎教育の実習などで使われ始めていたことになる。

近年、イギリスから日本の看護に持ち込まれたリフレクションと、40年以上の歴史があるプロセスレコードとの間に、形式面はともかく、看護における振り返りの技法として差異を見つけることは困難である。

プロセスレコードの①見たこと/聞いたこと、②感じたこと/考えたこと、③言ったこと/行ったことの3つに分けて記載する方式は、そのとき何を思い、考え、どういう感情の状態であったかを再現することをめざしている。この演劇のシナリオにも似て場面がリアルに浮かび上がる様式としてのプロセスレコード（再構成）は、学生が自分自身で、あるいは実習グループや教員とともに、ケアの場面を振り返るための技法として捨て難い[*2]。

自己リフレクション

教師が授業を振り返る方法と、看護者がプロセスレコード（再構成）を活用して看護場面を振り返る方法との類似性について検討してみよう。

教師の授業研究の方法の一つに「自己リフレクション」がある。澤本は次のように自己リフレクション（self-reflection）を説明している[35]。

「授業者＝教師は授業データを介して、鏡に映った自分の姿を見るように、授業実施中の自分＝教師の働きかけの意味を問い直し振り返る。このとき教師は、授業者である自分＝セルフ（self）と、それを研究者として検討する自分＝（ego）とに分けて事例検討する。エゴは反省－リフレクションする主体としての私であり、セルフは反省の対象となる客体としての私である。そして重要なのはエゴとセルフの不一致を自覚し、困難を覚悟の上で両者の統合の方向を目指し、具体的な課題解決の方法を生み出すことである」[*7]。

澤本がエゴと表現しているのが「知る者としての主我」である。そして「知られるものとしての客我」、すなわち自我の客体的側面はセルフとされている。自己リフレクションは、自分自身のなかで交わされる自己との対話として行われる。エゴとセルフの不一致というのは、教師が自分の授業を振り返った時、何らかの違和感が生じ、気がかりを残している状況における自我状態のことである。看護のプロセスレコードにおける「気になる場面」に相当する。

先に述べたとおり、ウィーデンバックは、看護場面を振り返り、再構成す

288　第Ⅲ部　デューイからショーンへ

ることによる学びを推奨している。再構成は、看護版自己リフレクションに他ならない。澤本の自己リフレクションは、まず「エゴとセルフの不一致」を自覚し、そして「両者の統合」をめざす。このプロセスから、教師自身の授業における課題解決の手がかりが得られる。ウィーデンバックも、学びとして効果的な再構成であるためには、「不一致」の詳細な記述が必要だという。この場合の「不一致」は、対象者の言動と、看護者の感情や思考との齟齬のことである。看護では、オーランドや宮本も、このような不一致から「自己一致」を目指すことで対象理解が深まる、としている。いずれもウィーデンバックと同様に、対象者の言動と、それによって自分の中に引き起こされた違和感＝「不一致」を自覚すること、そしてそれを対象者に伝え、その反応を見届けることの意義について論じている。

　教師（エゴ）は、「授業データ」を介して、自分の中の他者（セルフ）と対話する。エゴは、「授業データ」に映ったセルフを通して「不一致」を浮かび上がらせる。「こういう答えを期待して生徒に発問したはずだが、ビデオ映像を見る限り期待した反応は確認できない。なぜだろう」といったリフレクションとして、澤本は自己リフレクションを説明する[8]。

　プロセスレコードを使う看護者は、「感じたこと／考えたこと」が、「言ったこと／行ったこと」として対象者に投げかけられていないことを確認することで、「不一致」に気づく。澤本が検討素材としている「授業データ」が、授業を撮影したビデオ、あるいは生徒の感想文のように現実を写し取ったものであるのに対し、プロセスレコードは、当事者によってその場面が「再構成」されている。行為の瞬間の自己との対話は、「感じたこと／考えたこと」として記述されている。プロセスレコードを記述することそのものが、自己との対話である。そして、「再構成」されたプロセス全体を検討することは、自分自身を中心においた臨床状況全般を俯瞰したリフレクションとなる（表5の④〜⑨）。

　教師の授業リフレクションは、「自己リフレクション・対話リフレクション・集団リフレクション」を組み合わせて行うことで、教師個人の力量を高めることができる、とされている。いうまでもなくこの方法は、看護実習に

おいて個々の実習生が書いてきたプロセスレコードを、看護教員・実習指導者と検討する、ないし実習グループで検討することに相当する。

　授業データ、プロセスレコードと、媒介に何を用いるかは異なるが、教師の自己リフレクション（澤本）と看護職のプロセスレコードには共通する点が多い。教師の自己リフレクションにおける「エゴとセルフの不一致」と、看護のプロセスレコードにおける理解困難な他者と感じる「自他の不一致」とは、同じ現象を自我レベルで表現するか、対人関係として表現するかの違いでしかない。いずれにしても、「リフレクション」は自己との対話という側面を持っていることを確認しておきたい。

教員養成、社会学分野からのプロセスレコードへの注目

　看護領域で使われている方法が、他の領域に導入され活用されることは稀だと思われるが、教員養成、教師教育において、自己リフレクションの方法としてプロセスレコードを導入した報告がある[36]。これは、『教える－学ぶ』という関係の成立が、『教え』と『学び』との間の相互作用の連続によって基礎づけられるとすれば、「教師の専門的力量＝専門性を構成する要素として、両者の相互作用の進展、とりわけ教師自身の応答や作用過程に対するモニタリング（自己リフレクション）とそれに伴う高度な判断力が求められる」という問題意識から、看護で用いられるプロセスレコードを、自己リフレクションの方法として応用した試みである[37]。

　教育関係の成立、あるいは看護関係の成立のキーワードとして、「相互作用の連続」と「自己リフレクション」とがあげられるだろう。ここには教育や看護は、「ケアする者とケアされる者との〈あいだ〉に生成する相互作用＝相互行為（inter-action）の連続にほかならない」との認識がある[38]。対人専門職が、その場を構成する一要素としての自分自身にも観察の目を向けながら、コミュニケーション状況を振り返る技法として優れているのが、教育分野でも評価されているプロセスレコードである。

　さらに社会学の分野でも、プロセスレコードに注目している研究者がいる。渾然一体となって進行する日常のコミュニケーションを整理するのに効果的

であり、コミュニケーション研究に興味深い材料を提供している、というのである。

「言ったこと／行ったこと」と「感じたこと／考えたこと」とを区別することによって、「連続したコミュニケーションに冷静な観察という楔を打ち込む」。そのとき何を考えていたのかを書くことは、「自分の考えを今一度確認する」ことであり、「自分の中に冷静に観察する目（コメンテーター）を新たに設定する」ことである。プロセスレコードを書く看護者は、このように順次「ポーズ（一時停止）」して経験を振り返る。この振り返りは、「通常見過ごされる可能性の高いコミュニケーション上の様々な要素を再発見することにつながる」[39]。このように社会学者は、何を考えていたかを確認、記述するという経験の再構成に、プロセスレコードの独自性を見ている。通常、行為の中で感じ考えたことは、意識され、言語化されることがほとんどないからである。プロセスレコードは、「相手に対する気づき、自分に対する気づき」「コミュニケーション自体に関する気づき」を発見する手続きだというのが、社会学の立場からの評価である。

このようにプロセスレコードは、看護と異なる教育や社会学といった立場からも、コミュニケーションを振り返る技法として注目されている。看護実践の振り返りでは、「リフレクション」「リフレクティブ・サイクル」などの新たな技法の導入よりも、プロセスレコードの活用をより充実させ、洗練していくことが求められよう。

プロセスレコード検討の実際

私自身が、どのようにプロセスレコードを活用しているかについて紹介する。

プロセスレコードは、学生のケアの内容、受け持ち患者との関係、ケアへの不全感など、何をテーマにしてもよい。その検討は、さまざまな観点から行える。私の場合、まず学生たちに、項目間の関係を検討してみることから始めるよう勧めることが多い。（①私が見たこと聞いたこと、②私が感じたこと考えたこと、③私が言ったこと行ったこと）

①について：患者は実習生に何を期待しているか。何を伝えようとしているか。

①と②の関係：学生は、患者の期待、言いたかったことを受けとめているか。

②と③の関係：学生が感じたり、考えたりしたことは、患者に伝えられているか。

まず、この３つの観点から検討を始めることで、振り返りの焦点が明確になっていくことを期待する。このシンプルな問題設定は、検討課題を浮かび上がらせるのに有効であり、プロセスレコード検討の導入部として有意義であると考えている。

表３は、精神看護実習での再構成（プロセスレコード）である。実習２日目、朝の挨拶のため、学生が受け持ち患者のベッドサイドへ行った場面。あまり考えているとはいえないやりとりになってしまったが、これでよかったのか。学生は、今一つしっくりこない思いが心に残って、この場面を再構成している。この事例を、前述のプロセスレコード検討の視点で考えてみる。

①について：私は学生に、「患者さんは、あなたに何を期待していると思う？」と問いかけたが、これはペプロウの患者－看護者の発展段階を念頭においている。受け持ち患者は、睡眠薬のことを一緒に考えてほしいとの思いを伝えている、と思われる。学生は実習２日目にして、「相談者役割」を期待されていたのではないか。そういう仮説を立てたうえで、学生に問いかけたのである。

①と②の関係：学生は、「きちんとしておかないと気が済まない几帳面な性格」という患者理解で済ませていて、患者が学生に伝えたかったことや役割期待を受けとめ損ねている可能性がある。睡眠薬のことで話を聞いて欲しいという患者の期待に気づいていれば、次のようなコミュニケーションの展開もあり得たのではないか。

「（学生）睡眠薬の変更がうまくいっていないのですね。たしか、何日か前から睡眠薬が変更になったのですよね。（朝、起きられないのだとしたら持ち越し効果？　寝るのが遅かったことも考えられるかも……）。いつもの時

292 第Ⅲ部 デューイからショーンへ

表3 30代女性・うつ病（精神看護実習2日目）

① 私が見たこと/聞いたこと	② 私が感じたこと/考えたこと	③ 私が言ったこと/行ったこと
（1）睡眠薬を変えてから一日目はちゃんと起きれたけどだんだん起きれなくなって……。夜ぐっすり眠れるのはいいけど、朝、起きれないのが困る。退院後のことを考えると……朝、娘の弁当作らないといけないし……	（2）まじめで几帳面な性格だから気になるんだろうな。主婦としてきちんとしておきたいんだ。	（3）「大丈夫ですよ。たまにはいいんじゃないですか。入院しているんだし……」

間に寝たけれども朝起きられなかったのですね？」

「（患者）寝た時間はこれまでと同じ。昨日までは、いくらかボーっとする日もあったけど、目覚めは悪くなかったのよ……」

「（学生）（入院中に、睡眠薬が朝まで効いていることがないように調整しておく必要がありそうだ）。もしかしたら、朝まで薬の効果が残っているのかもしれませんね。主治医に相談してみるというのはどうでしょうか。私のほうでも、受け持ち看護師か実習指導者に話しておきます」

　②と③の関係：学生は、うつ病の病前性格（真面目、几帳面、完全癖等）の知識があり、それが学生の頭に浮かんだ。学生は、その考えたことを患者に伝え、性格を話題にできていれば（「自己一致」）、患者自身の自己理解がどのようなものであるかを確認できるチャンスだったのではないか。そのように展開した場合に想定される、架空のやりとりである。

「（学生）入院していても、退院後のことを考えて気が休まらないんですね」

「（患者）いろいろ気に病む気性なのよ」

「（学生）これまで家事をきちんとこなしてきたんでしょうから、今は気分を切り替えてきっちり休養をとることも必要だと思いますよ」

　なお、この再構成での③の「大丈夫ですよ」という応答は、「相互行為秩

第3章　探究の過程としての対人的援助関係　293

序」という観点から考えると、不安を訴える者に対して、人は「思いやりを
もって対処する」ことが求められているとの「儀礼」にかなったものとなっ
ている*9)。その意味では、一般的なコミュニケーションといえる。しかし、
儀礼的応答のみでは、専門職としての患者理解は深まらない。こういう否定
的なコメントも、配慮しつつ学生に伝えることにしているが、これは、私自
身の自己一致でもある。私が考えるプロセスレコード検討の着眼点を整理し
ておく。

1．場面のコミュニケーションモードは何か（メタメッセージへの着目）*10)
2．患者は学生に何を期待しているか（患者−看護者関係の発展における
　　役割期待）
3．学生の考えたこと、感じたことは表現され、患者に伝えられているか
　　（自己一致）
4．このコミュニケーションの儀礼的側面（相互行為秩序やマナー）

脚注（＊）

*1)　ペプロウは、観察の力をつけるにはまず、臨床で起こっている出来事全体
　　を「広い視野」で捉え、細部にこだわらない姿勢で臨んだほうがよいとして
　　いる。「どんな場面でも観察者は印象から入り、分析にすすみ、最初の全体的
　　印象に綿密な仕上げをほどこし、そして関連する細部の差異を明らかにする」
　　と述べている。ペプロウの「全体的印象」は、サリヴァンのいう「おおまか
　　な印象」と考えてよさそうだ。（ペプロウ『人間関係の看護論』小林富美栄訳、
　　医学書院、p. 278、1973）

*2)　シカゴ学派：1882年に創設されたシカゴ大学社会学科は、アメリカ独自の
　　社会学を発展させ、シカゴ学派と呼ばれる。この学派は、参加観察や日記、
　　手紙などを利用した生活史法などの質的研究手法をとった点に特徴がある。
　　機能主義社会学や活発になった量的研究に押されて、顧みられなくなった時
　　期もあるが、1960年代にシンボリック相互作用論（H. ブルーマー）として復
　　活した。初期シカゴ学派は、当時シカゴ大学で哲学、論理学、社会心理学の
　　講義を担当していたミードをはじめ、プラグマティズムの影響を受けている。
　　シカゴ学派に共通する志向性として、次の点があげられる。
　　　・人間と社会の関係を基軸に理論的・経験的に究明しようとした

294 第Ⅲ部 デューイからショーンへ

・個人と社会の間にあるズレや対立の解決に取り組んだ

・問題の解決は、社会的に形成された人間の内的世界・主観・知性を通じて行われる

・社会は固定的、静態的ではなく、動的、過程的なものである

（船津衛『アメリカ社会学』恒星社厚生閣、pp. 66-85、1999）

＊3） シンボリック相互作用論（Symbolic Interactionism）は、G. H. ミードの影響を受けて、社会学者ハーバート・ブルーマーによって確立された社会学の方法論である。人間は、他者の行為の意味を解釈し合うことで相互作用を成立させる。人間の相互行為は、「シンボルの使用、解釈、または他者の行為の意味の推定によって」媒介されているという考え方を基本的前提とする。（H. ブルーマー『シンボリック相互作用論 パースペクティブと方法』後藤将之訳、勁草書房、pp. 101-102、1991）

＊4） 一般化された他者：ミードは、人間の自我は社会から生まれると考えた。自我は、身近にいる親や兄弟、友人、それに学校の教師などの期待を取り入れて（役割取得）形成される。自我形成は、複数の他者の多様な期待が組織化された「一般化された他者（generalized other）」の期待を取り入れて形成される。「一般化」には、個別具体的な他者を超えて、コミュニティのみならず、国、国際社会にまで拡大していく普遍的な期待という意味がある。（船津衛、前掲書、pp. 105-115）

＊5） ミードとデューイは、終生親交があった。ミードはデューイに影響を与えたが、ミードの著作のなかにデューイの影響を見いだすことは困難だとも言われている。（鶴見俊輔『アメリカ哲学』pp. 124-126）

＊6） ペプロウのプロセスレコードの区分に従って「患者の言動」「看護者の言動」「評価・考察」に分けて記述する方式で、オーランド、ウィーデンバックの方式とは異なる。

＊7） 主我（I）－客我（Me）の対比は、長年、デューイの同僚であったG. H. ミードの自我論として知られている。船津によると、ミードは自我を、他者の期待をそのまま取り入れた客我と、それへの反応としての主我として区別している。主我は、人間の「創発的内省性（emergent reflectivity）」を表し、主体性の源泉といえる。「他の人間の目を通じて客観的に自分の内側を振り返ることによって、そこに何か新しいものが生み出される」のが創発的内省性である。それは、行為あるいはコミュニケーションが円滑にいかず、自己との「内的コミュニケーション」が活性化されることで「問題的状況」を乗り越える力のことを指している（船津衛『アメリカ社会学』恒星社厚生閣、pp.

第3章　探究の過程としての対人的援助関係　295

101-115、1999）。澤本のエゴ、セルフは、ミードのIとMeの関係を踏襲して
いるように思える。「エゴとセルフの不一致」において活性化されるのが、
「創発的内省性」である。

＊8）　一般的な授業リフレクションでは、検討の素材は「授業データ」と呼ばれ
るビデオ映像、教師の指導記録、子どものノート、感想文などである。授業
参観者がいれば、その人たちから聴取した意見も含まれる。（澤本和子「授業
リフレクション研究のすすめ」、浅田匡、生田孝至、藤岡完治編著『成長する
教師——教師学への誘い』所収、金子書房、pp. 215-216、1998）

＊9）　社会学者ゴッフマンは、「複数の人が対面していることによって生じる」さ
まざまなできごとである対面的相互行為（face-to-face interaction）を研究対
象とした。日常生活における相互行為は、儀礼的なささいな行為で成り立っ
ているが、そこには暗黙の秩序（相互行為秩序）がある。面目を保つ、敬意
を表す、儀礼的ルールを守る、などである。（アーヴィング・ゴッフマン『儀礼
としての相互行為　新訳版』浅野敏夫訳、pp. 5 -96、法政大学出版会、2002）

＊10）　場の空気を読むことであるが、それはアナログな記号として、相手の語調
や表情等に表現されたメタメッセージを読み取ることである。ベイトソンの
コミュニケーション論の、メッセージ、メタメッセージをベースにしている。
（野村直樹『やさしいベイトソン——コミュニケーション理論を学ぼう！』金
剛出版、pp. 38-59、2008）

文献

1 ）　加藤澄「サリヴァンの面接言語論とその背景をなすもの」月刊言語（2000年
3 月号）、pp. 54-57

2 ）　ハリー・スタック・サリヴァン『現代精神医学の概念』中井久夫、山口隆共訳、
みすず書房、pp. 20-21、1976

3 ）　ハリー・スタック・サリヴァン『精神医学的面接』中井久夫、秋山剛、野口
昌也他訳、みすず書房、p. 154、1986

4 ）　同書、pp. 161-162

5 ）　A. H. チャップマン『サリヴァン治療技法入門』作田勉監訳、星和書店、pp.
2 - 3 、1979

6 ）　ジョン・マーフィー、リチャード・ローティ『プラグマティズム入門』高頭
直樹訳、勁草書房、pp. 112-113、2014

7 ）　H. S. ペリー『サリヴァンの生涯 2 』中井久夫、今川正樹訳、みすず書房、pp.
41-55、1988

296　第Ⅲ部　デューイからショーンへ

8）　藤澤三佳「医療と臨床社会学のパースペクティブ」、大村英昭編『臨床社会学を学ぶ人のために』所収、世界思想社、pp. 56-60、2000

9）　ハリー・スタック・サリヴァン、前掲書、2）、pp. 22-23、pp. 272-274

10）　T. W. ゴフ『マルクスとミード』河村望訳、御茶ノ水書房、p. 120、1982

11）　ジョン・デューウィ『哲学の改造』清水幾太郎、清水禮子訳、岩波文庫、pp. 77、1968

12）　同書、pp. 79-80

13）　鶴見俊輔『先行者たち』（鶴見俊輔集2）筑摩書房、p. 147、1991

14）　D. マッケンジー・ライオック「回想ハリー・スタック・サリヴァン」、松井律子、中井久夫訳、中井久夫著『サリヴァン、アメリカの精神科医』所収、みすず書房、p. 83、2012

15）　ペプロウ「ペプロウの概念枠組み"対人関係：看護実践における適応のための理論的枠組"」看護研究（Vol. 24, No. 3）、pp. 11-24、1991

16）　佐藤郁哉『フィールドワーク　書を持って街へ出よう』新曜社、pp. 129-135、1992

17）　パトリシア・ベナー『看護論——達人ナースの卓越性とパワー——』井部俊子、他訳、pp. 116-117、1992

18）　宮本真巳「臨床社会学の体験と方法——精神看護の実践・研究・教育を通して——」、『臨床社会学の実践』所収、有斐閣、pp. 31-34、2001

19）　Gold, R. L.（1958）. Roles in sociological field observations. Social Forces, 36（3）, 217-223.

20）　ケン・プラマー：『生活記録の社会学　方法としての生活史研究案内』原田勝弘・他訳、光生館、pp. 202-207、1991

21）　ペプロウ『人間関係の看護論』小林富美栄訳、医学書院、pp. 288-289、1973

22）　佐藤学『学びの快楽』世織書房、pp. 14-23、1999

23）　ノーマ・チャスカ『看護の新しい潮流——専門職化への視点』波多野梗子監訳、メヂカルフレンド社、pp. 345-346、1980

24）　アニタ, W. オトゥール、シェイラ, R. ウェルト編『ペプロウ看護論　看護実践における対人関係論』池田明子他訳、医学書院、p. 257、1996

25）　相場均、萩野恒一監修『現代精神病理学のエッセンス』ペリカン社、pp. 240-265、1979

26）　齋藤直子「〈内なる光〉と民主主義の道徳的風景　デューイの中のエマソンの声」現代思想（第25巻2号）、p. 296、1997

27）　佐藤学、前掲書、pp. 42-47

第 3 章　探究の過程としての対人的援助関係　297

28)　田村由美、池西悦子『看護の教育・実践にいかすリフレクション』南江堂、
　　p. 27、2014

29)　メラニー・ジャスパー『ナースのための反省的実践』中田康夫、光成研一郎、
　　山崎麻由美監訳、ゆみる出版、p. 27、2014

30)　宮本真巳『感性を磨く技法 1　看護場面の再構成』日本看護協会出版会、
　　p. 28、1995

31)　前掲書、29)、pp. 103-112

32)　宮本真巳、前掲書、p. 39、

33)　アーネスティン・ウィーデンバック『臨床実習指導の本質』都留伸子訳、現
　　代社、pp. 158-159、1972

34)　アーネスティン・ウィーデンバック『臨床看護の本質』外口玉子、池田明子訳、
　　現代社、pp. 108-110、1984

35)　澤本和子「授業リフレクション研究のすすめ」、浅田匡、生田孝至、藤岡完治
　　編著『成長する教師——教師学への誘い』所収、金子書房、pp. 215-216、1998

36)　『臨床教育人間学 2　リフレクション』臨床教育人間学会編、東信堂、2007

37)　同書、pp. 6 - 7

38)　同書、p. 9

39)　樋口昌彦「コミュニケーション技術への視線——プロセスレコードの社会学
　　的研究に向けて——」、『臨床文化の社会学』所収、昭和堂、pp. 247-268、2005

第4章
ショーンの専門家像と大学改革

ショーンの「技術的合理性モデル」批判と看護過程

　ドナルド・ショーンは、1990年の講演（米国教育研究会）を基にした論文[1]で、「私はデューイの〈反省的思考（reflective thought）〉の代わりに〈反省的実践（reflective practice）〉を自分のキーワードとして、デューイの探究の理論（Dewey's theory of inquiry）の私バージョンを作り上げようとしてきた、といえるだろう」*[1]と述べている。この論文は、次のようなデューイへのオマージュで結ばれている。「私は、もしジョン・デューイが今日生きていたら、ここで提案している自分の教育研究の概要に賛同してくれると信じている。むろん、デューイがずいぶん前に、我々の心の底に植えつけてくれた彼の思考の意味について、我々が何度も考え、新しく蘇らせたいと思う限り、デューイは我々のために生き続けていると言える」。

　デューイの教育哲学の継承者を自認し、「反省的思考＝探究」を基盤として専門家の実践的認識論を展開しているのが、ショーンである。

　ショーンは、上記の論文「探究の論理：デューイの教育への遺産」の前半を、「デューイの探究の理論」の解説にあてている。ショーンの「反省的実践」等の諸概念を考えるとき、デューイ哲学、なかでもその中核をなす「反省的思考＝探究」の概念に立ち戻ることにより、その理解はさらに深まるものと考えている。ショーンが解説しているデューイ哲学の概要は、以下の通りである。

第4章　ショーンの専門家像と大学改革　299

［最も偉大な米国の教育哲学者であるジョン・デューイは、二元論（思考と行動、研究と実践、科学と常識、学界と日常世界）を克服することを意図した研究にその生涯を捧げた］

［二元論は、教育界だけでなく、近代の世界全体に多大な影響を与えていたが、デューイは『探究の理論』において、真っ向からこのような二元論への反論を展開している］

［デューイにとって〈探究〉とは、日常の世界における、精神の働きとされる推論（mental reasoning）と行動とを組み合わせたものである。彼の探究の理論は、心理主義者たちが主張してきた「思考の自律性（autonomy of thought）」と、古代ギリシアの哲学者によって提唱された、〈抽象的な概念〉を実践的な技能や知恵よりも高度なものと位置づける知のはしご（ladder of knowledge）の双方を、はっきりと否認するものである］

［〈知のはしご〉は、学ぶことについての高次・低次という不公平な区別づけをしたヴェブレン（Thorsten Veblen）の概念にも大きな影響を与えたように、近代の西洋哲学に非常に強い影響を与えてきた理論であるが、デューイは、プラトンの時代の古代ギリシア社会によって創られた社会的な階級の遺物であると、信じていた］

［デューイが、二元論に対する明確な反論を展開したのが、1938年に出版された『論理学（副題：探究の理論）』である。この本の中で彼は、思考、まさに〈その存在〉についてさえも探究しようとした。デューイは、論理学の概念は、論理学そのものを探究することによってのみ発見できると信じ、探究の探究が必要だと考えていた］

［探究とは、デューイの言葉によると、さまざまな相互交渉（transaction）を通して行われる＊2）もので、制限なく幅広い解釈が可能で、本質的に社会的な

ものである。デューイ以前にパースが言及したのだが、デューイも、疑問を抱くことから探究が始まると考えた。『我々は疑問を持つ。というのは、状況とは、本質的に疑わしいものであるからである』とデューイは述べている]*3) 2)

[デューイは、探究は不確かな状況（混乱していて、曖昧で、不調和な状況）の中で始まるもので、探究することを通し、その状況が確かなものに変わっていくと考えていた。探究者は、問題状況の外にいる傍観者ではなく、その内側にいて、問題解決のために活動する者だと、デューイは信じていた]

[疑問と解決の関係は、探究者と状況の関係、つまり継続的で、本質的に制限がない幅広い状況との関係であり、相互交渉的（transactional）な特性をもつ。探究とは、状況を、以前の適応性のある融和的な状態に戻すことで、疑問を排除するわけではない。探究が新しい状況（環境）を作り出すのだが、それが新しい問題を誘引することもある。つまり、結果的に、完全な解決はありえないといえる]*4)

[デューイはまた、科学的探究とは常識から生じるもので、最終的には常識へ戻っていくものであると信じた。そして探究のパターン自体は、科学であっても常識であっても変わらないと考えた。デューイが言うように、探究の対象が科学であっても常識であっても、その探究パターンは似通っているのであれば、探究とは本質的に社会的なものである。デューイは個々の探究者を、ある種の共同責任によって縛られている探究共同体の一員とみている]*5)

「技術的合理性モデル」による理論と実践の分断

専門職の実践は、問題を解決し目的を実現するために、科学的研究が導き出した知識や理論の適用を通してなされるとするのが、「技術的合理性モデル」である。ショーンはこのモデルを、理論と実践を分断するものだと批判する。すなわち、大学で理論を開発し、現場で実践に適用するという分断への批判である3)。いわゆる看護過程といわれる問題解決法では、理論の開発

と実践への適用の関係はどう整理できるのか。ショーンの技術的合理性モデル批判、あるいはショーンの省察的実践論と看護過程との関係をどのように考えればいいのだろうか。論議の焦点は、看護過程の活用が「技術的合理性モデル」による看護実践なのか否か、ということになるだろう。

　先の見通せない不確実な状況における問題解決には、技術的合理性モデルに頼るだけでは限界がある。この限界を超える実践の在り方として、ショーンは「行為の中の省察」を軸とした省察的実践という考え方を提唱する。デューイの反省的思考（探究）を省察的実践として組み換えたのである。看護過程は、仮説としての看護計画、その実施による検証を基軸とする問題解決法であり、デューイの反省的思考を踏襲している。ショーンの「省察的（反省的）実践」は、デューイの反省的思考の専門職バージョンである。この概念は、状況に巻き込まれ、状況に変化をもたらす「行為の中の省察」を中心にすえている。そして、ときには即興性を要求されることもある、仮説−検証を経て「適応」に至るプロセスを指す概念として使われる。「行為の中の省察」は、仮説−検証という問題解決法の根幹を看護過程と共有している、と考えることができる。

　看護実践の中には、標準看護計画のようなマニュアル化された技術の適用で何ら問題のない場合もある。ふだんは、それで事足りているから「標準」と呼ばれるともいえる。これは既に開発された理論、技術の適用であるから、「技術的合理性」モデルでなされた実践である。このようないつも通りの、ルーチン化した看護実践では対処できない場合を想定しているのが、本来の看護過程である。そうでなければ、「問題解決過程としての看護過程」とはいえないだろう。情報が集められ、問題は何かが検討され、問題解決のアイディアを実行可能な計画として練りあげる。ここまでは、仮説の設定に関わる過程である。練り上げられた仮説である看護計画は、実施されることで、見通し通りの結果となったかどうかを検討する。この過程は看護計画の評価であり、仮説−検証過程である。

　しかし、実行可能であるとみなされて選ばれた看護計画が、根拠があるとされる「標準」的なものであったとしても、実施という検証で完璧な結果が

保障されているわけではない。「標準」が統計的な確からしさに基づいている以上、例外はある。したがって、見通し通りの結果でなければ、うまくいかなかった原因を見出すための観察、情報収集へと再帰的に循環していくことになる。このように、実施という仮説の検証にかけられるのは、標準看護計画のような既知の知識、技術であっても例外ではない。それらが「ゆらぎ」「気づき」といった不確定状況を経験することなく、問題が解決されたとみなされれば、有効な知識、技術として信頼が増し、ルーチン化される。この場合、既に知られている知識、技術だけでの問題解決だとすれば、「技術的合理性」モデルによる問題解決といえる。問題解決を示唆する、浮かび上がってきた仮説から実行可能なプランを絞り込んでいくという、意図された仮説－検証過程を経ていないので、ここでは問題解決法としての看護過程は活用されていないことになる。

　しかし、既存の知識・技術の適用という「技術的合理性」モデルによる看護実践であっても、マニュアルの想定している通りとはならず、そのままの実施に危惧を覚えるとすれば、そこから先は「行為の中の省察」の出番となる。クリニカルパスによる看護実践で、バリアンスが発生した場合などがその典型といえるだろう。「行為の中の省察」においては、デューイの反省的思考（探究）と同様に、行為へのためらいや中断があり、観察して仮説を組み立て直すといった仮説－検証過程による問題解決が図られる。したがってこうした場合は、即興的な対応を要する場面における看護過程の活用といえよう。

　このようにみてくると、看護過程は基本的に、ショーンの批判する「技術的合理性」モデルとはいえないと考えるべきだろう。ただ看護過程においても、EBP（Evidence Based Practice）による既存の知識、技術の活用が、重要なファクターであることに変わりはない。デューイのいうように、「探究のパターンの追及は、暗闇のなかで、目あてもなしに始められるのではない」[4] のであり、どのような探究が有効かを知り、合理的な結果が出るようにコントロールされるのである。看護過程も同様に、有効であると思われるエビデンス、標準ケアを活用するのであるが、そこに看護過程の本質がある

わけではない＊6）。

標準ケアへの依存が招く深刻な事態——見失われる個別性への配慮

「エビデンスに基づくヘルスケアが提唱され、多くのガイドラインや政策が生み出されたが、臨床の場での個々の看護ケアには生かされていない。臨床の介入に関する新しい科学的知見が、たやすく迅速に看護師たちに受け入れられ、日々の臨床実践に統合されるということは非現実的なことであろう」として、Ivo らは、「マイクロ－エビデンス」「マイクロ－トライアリング」を提唱している[5]。エビデンスに基づいたガイドラインが作成され、公表されても活用されない大きな理由は、臨床家が「ガイドラインに従うことが、よりよい患者アウトカムを導くと考えていない」ことだという。患者の個別性を考えれば当然だが、臨床では、EBP として推奨されているケアが、必ずしもよい結果を生むとは考えられていないのである。

　Ivo らは、ガイドラインのような文献や講義などを通して得られる知識を、マクロ－エビデンスとよぶ。そして、看護師の個人的な臨床実践（ときには、看護師仲間、病棟単位の看護師の実践）であるマイクロ－トライアリングを通して得られる知識を、マイクロ－エビデンスと呼んでいる。ルーチンではない、新しい実践の効果を実感する体験が、臨床の変革、新たな実践の導入には必要だと、Ivo らは考えている。紹介されている取組み事例からすると、Ivo らがマイクロ－エビデンスを提唱する意図のひとつは、臨床での工夫として、病棟単位ないしは個人が取り組んでいるマイクロ－トライアリング的な実践を、体系的に評価することを促すことにある。そうすれば、臨床の保守的な傾向や、安全への疑念などからくる抵抗を和らげて、ガイドライン等で推奨されている新しい看護介入の導入がしやすくなると考えているようだ。

　このマイクロ－トライアリング、マイクロ－エビデンスの提唱は、ショーンの「省察的実践」の議論に通じるものがある。マクロ－エビデンスをもとにしたガイドラインの活用は、ショーンが批判している「技術的合理性」モ

デルによる看護実践である。不確実性のなかでケアに取り組む臨床現場は、個別の研究やメタ・アナリシスから導き出されたマクロ－エビデンスを適用するだけでは問題を解決できない。対象者の個別性を考えると、看護実践は本質的に、「ふだんと違う」作業の連続ともいえる（第Ⅱ部、第1章参照）。臨床の看護者にガイドラインを受け入れてもらうのが難しい一因は、そこにあるのではないか。ガイドラインを適用する実践、すなわち「技術的合理性」モデルの限界である

　Ivo らは、臨床家がガイドラインに従うことをよしとしない理由として、満足のいくアウトカムが期待できないことをあげている。一方、ベナーらは熟達化論の観点から、ガイドラインがなぜ不評なのかを論じている。何らかの「明示された説明書」であるガイドライン、ケアマニュアル等は、いわゆる「公式モデル」であり、初心者には「不足している知識と経験の代用として機能」する意義がある。また、ケアについてのコンセンサスが必要な場合、その基盤を提供する役割を果たす。一方、ベナーらは熟達した看護者の「やる気をそぐ」ことも考えられるとしている。彼らの自立した判断を制限することになるからである。もう一つの問題は、複雑な臨床状況に対応しようとして綿密な手順書にすると、それに圧倒されるだけとなってしまうことがあげられる。また、過度な均一性を求めることになり、看護者の臨床状況に合わせた裁量の余地をなくしてしまうことも考えられる[6]。このように熟達者にとって「公式モデル」は、自在なケア活動の枷になるだけで、その意義は初心者に限られることを、ベナーらは強調している。

　また、「ケアについてのコンセンサスの基盤を提供する」意義があるとされるガイドラインであるが、一方では実践能力の成長を妨げているとも言われている。臨床において看護者が疑問を持ち、熟慮を重ねてケアを行い、その結果を見届けることで学んでいくことを阻害している、という指摘である。「臨床ナースのウデが落ちている」という井部は、その原因の一つが、「患者一人ひとりにきちんと向き合っていない。定型化されたものや医師の診断に引っ張られていて、『ホントはどうなのか』という疑問を持たずに日々のルーティン業務を行っている」ことだという[7]。ここで言われている「定型化さ

れたもの」とは、標準看護計画、看護診断、ガイドライン等の標準ケアのことであろう。

　井部と同じように山田も、標準看護計画等の「公式モデル」の導入が、看護者の考える力の発達を妨げ、知的退廃を招いているのではないかと批判している[8]。初心者が、「公式モデル」に依拠した看護からいつまでも抜け出せないため、成長しない、考える力が身につかないという状況がある、というのである。山田は看護教員である自身の入院経験から、急性期病院における〈自分で考えたり、判断したりしない〉看護の現実について、次のように指摘している。

　　・看護師がマニュアル通りに行いたいことは、患者が困ろうとも遂行しようとする
　　・患者がトラブルを訴えても原因を追究しようとしない
　　・患者の困りごとに対して、医師に確認してからしか回答しない
　　・マニュアルに書いてある事項でも実施しないことがある

　これらの指摘は、次のような自ら体験した看護状況が根拠となっている。手術後のベッド上安静時、両下肢の運動制限はなかったが、弾性ストッキングの着用、間歇的空気圧迫法が、マニュアル通りとして施行された。その結果、苦痛が増加し不眠となった。しかし、そのことを訴えても、個別性を考えたケアが提供されることはなかった。一方、肺塞栓のリスクへの対応として、安静解除後の初回歩行には看護師が付き添うことがマニュアルに規定されているが、それは実行されなかった。

　「標準化された看護計画のなかで個別対応を『考える』こと」は、「多様な患者情報を統合する力すなわち考える力」となり、「患者理解を促し、標準的看護実践を超えることにつながる」はずだと、個別性に配慮しない手術後のケアを批判する[8]。

　井部や山田が批判するような看護実践の現状は、主要には、電子カルテに代表される医療情報の電子化によってもたらされた面が大きいと思われる。また、安易な身体拘束にみられる、短絡的で過剰な医療安全への傾斜もあげられよう。電子カルテに組み込まれた標準看護計画は、疾患名、治療方法か

ら看護問題を整理し、それに対応した看護計画を提示する。この標準化された看護計画や看護診断に過剰に依存した急性期病院の看護者は、患者の個別性に配慮することがない。「最低限見のがしてはならない患者の状態の把握に努める」だけで、関心があるのは、バリアンスの発生、すなわち「治癒過程が正常か否か」のみのように思える、と山田は言う。

私自身、看護診断、パートナーシップ看護方式がネックとなって、新人看護師が育たないという看護管理者の話を聞いたことがある。もはやこの事態を放置できないと考えているようで、どう対処するか考慮中だということだった。この看護管理者は、次のように語ってくれた。電子カルテの導入に合わせて看護診断が導入されたが、それが考えない看護師を生み、新人看護師が育たない主要な原因となっている。また、ペアで看護するパートナーシップ看護（PN）方式をとっているが、この看護方式では、新人看護師が先輩看護師に依存して、ケアのあり方を自分で考え、決定していく力が身につかないという負の側面が目立ってきている。

「定型化されたものや医師の診断に引っ張られる」ために、臨床状況に沿って自分自身で考え、実践する看護がなされないのは、もはや一部の臨床現場にとどまらないのではないか。阿部の次の指摘は、事態の深刻さを物語っている[9]。

「臨床看護師は、受け持ち患者の患者像をしっかりと描き、今後の経過を予測して看護計画をたてることが必要なのですが、この思考過程を踏まずに看護行為のみを行う看護師がかなり多いことが問題です。日々、勤務時間内にこなさなければならない業務（思考過程を経ずに行う看護行為）に追われて、患者を自分の目と頭で捉え、批判的な思考を使ってアセスメントすることをスキップしてしまう看護師が非常に多いのです」

各種のケアマニュアルやガイドラインは、知識、経験の少ない初心者にはそれらを補う意味があり、有用かもしれない。しかし、それらを活用するにとどまって、実践に伴う違和感に気づき、ケアのプロセスをその都度振り返る姿勢を持たなければ、看護者としての成長は望めない。ショーンが「技術的合理性」モデルの限界について指摘しているように、「根拠」とされる理

論を適用すれば臨床上の問題が全て解決できるわけではない。不確実な医療現場におけるマニュアルの適用には、自ずと限界がある。そのことに自覚的な省察的実践者となることで、看護者は、臨床経験から学び成長できるのである。

　看護学生は実習で、「患者さんの所へ行くときには、根拠を持っていこう」と、実習指導者や教員から声をかけられることがあるようだ。「根拠のある看護実践」が強調されるのだから、当然だともいえる。「根拠」とは、教科書的知識やマニュアル、ガイドラインを意味している。学生は初心者であるのだから、「根拠」に基づく標準的なケアを体験してもらうことには意味がある。

　しかしながら、ベッドサイドに持っていくのは「根拠」なのか、とも思う。「見通しをもっていこう」という表現が適切なのではないか。何も考えずにベッドサイドに行くことはありえない。意識していないこともあるかもしれないが、臨床の看護者は、必ず何らかの見通しを持って患者と向き合う。ここでいう「見通し」とは、仮説である。その見通しに基づいて患者に声をかけ、観察する。そして、その結果が見通し通りであったかどうかを評価する。考える看護者は、そのような仮説‐検証的な姿勢を必ず持っているはずである。

　看護学生や新人看護者の場合には、教科書的知識に基づく観察プランという「見通し」でもよいのだが、強調されねばならないのは、その「見通し」があくまで仮説であるということだ。見通しを持って関わることを繰り返すなかで、仮説は検証され、その患者にとって最適なケアとなるケアの「根拠」が見えてくる、と考えたほうがよさそうだ。

　臨床指導者や看護教員には、デューイの探究（反省的思考）をベースにした看護学生との関わりが必要だと思う。さらには、新人看護者の省察的実践者としての看護者への成長のためにも、同様な姿勢での学びが求められる。こうした教育や自己教育の姿勢から実践能力は育まれ、現実のものとなってゆくといえよう。

差別的な知識観、学問観の歴史的背景──「知のはしご」と「ヴェブレンの取引」

　この章の冒頭、「ショーンの『技術的合理性モデル』批判と看護過程」で述べたように、ショーンは、デューイの「探究」は「思考の自律性（autonomy of thought）」と「知のはしご（ladder of knowledge）」の両方を否定するものだ、と捉えている。考えることは行為の一環であるとするデューイは、思考をそれ自体で自律しているとはみなさない。それが「思考の自律性」の否定である。それでは、デューイが否定するもう一方の「知のはしご」とは何か。これは、古代ギリシア時代から連綿と続く「経験的な知識や実践」と「合理的な知識や純粋な活動」との差別、優劣の序列をつけることを指している。

　この差別の起源は、プラトン等の哲学者が活躍した古代ギリシアの社会や文化にあると、デューイはみなしている。古代ギリシアで評価の高い知識や活動は、万学の女王とも呼ばれた哲学であった（近世になり哲学から自然科学、経済学、社会学、心理学等が独立する）[10]。それは「実践の拘束を受けないゆえに」純粋であり、合理的な知識とみなされていたのである。一方、経験的な知識、実践、実学は、「必要と欲望をみたすこと」に関係した「卑しくくだらないもの」として蔑視されていた。このように「実践と理論」「経験と理性」を対立的にとらえる知識の二元論は、古代ギリシアの奴隷制度を抱えた階級社会という政治的、社会的な制度を背景としていた。[11) 12]

　古代ギリシアの都市国家においては、政治と防衛の任にあたるのは自由市民であった。彼らは、リベラルアーツ（自由学芸 liberal arts：文法学、修辞学、論理学、算術、幾何学、天文学、音楽理論）を学び、合理的な対象に理性を働かせる「純粋な活動」を行った。一方、経験的な知識を必要とするのは職人や商人であったが、彼らは社会的地位の低い非市民、あるいは奴隷であった。そして、彼らが持っていた実際的知識も尊重されることはなかった。「誰が、靴屋の技術を国家統治の技術と同列におくであろう。肉体を癒す医者の技術はやや高級であるとはいえ、誰が、これを魂を癒す司祭の技術

と同列に置くであろう」というプラトンの言葉を、デューイは紹介している。職人は、狭い技術的な問題については専門家であっても、価値や道徳的な問題になると判断に窮する。靴を履くのは是か非か、健康は善いことか否か等の価値、道徳的問題については、「高級な知識によってコントロールされる必要がある」とプラトンは考えていたのだ。いうまでもなく高級な知識を持っているのは、自由市民である。これがデューイの批判する「知のはしご」、すなわち「高級な」観念的知と「低級な」経験的知に優劣をつけ、現場的・職人的知に対する差別を積極的に是認する知識観である[13]。

　このようにデューイは、理論、理性を上位に置き、実践、経験を一段低いものと見る学問観・知識観を「知のはしご」として否定する。「探究は、あらゆる学問の活力であり、どんな技術、技能、職業においても常に行われている」[14] からである。どのような場合も、考え始める起点は仮説であり、探究を通して「保証つきの言明」が生まれる。理論的、学問的な知であろうと実践的な知であろうと、このプロセスは同じである。

　一方、デューイと同時代の経済学者であるソースティン・ヴェブレン（Thorstein Veblen, 1857-1929）は、高等教育についての論文で、古代ギリシア以来の西洋の伝統的な学問観である「知のはしご」の厳守を主張した。その中で彼は、ユニバーシティとカレッジや専門学校（professional and technical schools）とを明確に区別した議論を展開している（『アメリカの高等学術』1918）。「無垢の好奇心を充足させる」のが大学であり、大学が科学的知識の探究を目的とするのに対し、カレッジや専門学校は「世俗的な知恵の獲得」を目指すべきであるというのが、ヴェブレンの主張である。プラトン等の古代ギリシアから続く学問の秩序を、時代錯誤的に守ろうとしたヴェブレンは、アカデミズムにこだわり、営利原則を重視した大学運営に異議を唱えた。そして、大学がビジネスに役に立つこと、専門職養成を引き受けることにも反対した[15]。純粋な学問世界を守るため、大学の世俗化に抵抗したのである。

　しかし、専門的職業分野を大学が受け入れる風潮は止めようがなく、1960年代には、ほとんどの専門的職業が大学のなかに位置づけられるようになった。ただ、ヴェブレンの主張する「大学を基盤とする科学者と研究者は基礎

理論を生み出す任務をもち、専門職業と技術者はその基礎理論を実践に適用する」という分業は、大学に受け入れられた[16]。そして、一流でありたい専門家たちは、ヴェブレンのいう「高度な学習のための学校（schools of higher learning）」において体系的な専門知識の獲得をめざし、「低等な学校（lower school）」である専門学校からは、実践的課題や解決すべき問題の提供を受けた。ショーンはこのことを、「ヴェブレンの取引（Veblenian bargain）」と呼んでいる[17]。大学で専門職養成が承認されるために、専門職は「ヴェブレンの取引」として、次のことを受け入れるという「高価な代償」を支払わされた、とショーンは批判する。

・当時の大学で、学問の方法として主流であった「実証主義」を受け入れる。
・大学の任務は基礎理論を開発することであり、専門職はその基礎理論を
　実践に適用するという分業を受け入れる。

　このようにして、現在では何の疑問も持たれていない研究と実践の分離がなされていった。ショーンによれば、「ヴェブレンの取引」から生み出されたのが、「医学教育」モデルのカリキュラム編成なのだという（その後、他の専門職も模倣した）。この規範的な専門カリキュラムは、「教室で行われる関連した基礎と応用の科学の授業から始まり、原則として、教室で得た知識を現実の実践的な問題に応用する実習科目に終わる」[17]。まず、基礎科目を学び、その理論を応用する科目の学修へ進む。そして、実践の場で理論を適用した実習を行い、専門職としての初歩的経験を積む。現在では、ほとんどの専門職教育で取り入れていると思われるこのようなカリキュラム編成は、医学教育がその範を示したのである。

　ショーンは、このようなカリキュラム編成が、学術的な世界と日常世界とを徹底的に分離したと批判する。大学が専門職に門戸を開く代わりに、研究と実践の分業体制をとる端緒となったこのカリキュラム編成が、専門職の「技術的合理性」モデルの確立に道を拓いたというのだ。ヴェブレンの取引によって、大学の学術的な世界と実践の場とを階層的に位置づけ、研究成果を実践に適用するシステムが確立することで、「技術的合理性」モデルが定着することとなったのである[18]。

看護の「学問」志向

　ここで現在の日本の看護教育に目を転じてみると、デューイ、ショーンによって批判された「知のはしご」や「ヴェブレンの取引」が命脈を保っている様が見て取れる。

　「専門学校教育と短期大学教育は職業教育（occupational education）としての特性をもつ。ここでは、看護ケアが着実に実践できる人材を育成する。すなわち、その時その場で必要とされるケアを着実に行うことのできる実践家の育成である。一方、大学教育は、専門職業教育（professional education）としての特性を持つ。ここでは看護学の学問を追及し、かつ学問的に裏打ちされた看護実践を行うことのできる人材を育成する」

　この「日本看護系大学協議会　21世紀に向けての看護職の教育に関する声明（1999年1月30日）」[19] は、看護専門学校の教育と看護系大学の教育を差別化し、看護の大学教育における学問志向を明確に打ち出している（この考え方は、同協議会の2006年の「看護学教育に関する見解」、2007年の「21世紀の看護系大学・大学院教育の方向性（声明）」においても見直されていない）。ヴェブレンのいう「無垢の好奇心を充足させる」のが大学であるとの見解の是非はともかく、ここにあげた声明は、ユニバーシティとカレッジや専門学校とは差別化されるべきとする、ヴェブレンの議論に沿ったものとなっている。「確実な看護実践」ができる看護職の養成を目指す看護学校。「看護学」を追求し、学問的根拠のある看護実践を目指す看護大学。デューイの「知のはしご」批判を引き継いだショーンの「技術的合理性」モデル批判は、上述の日本看護系大学協議会声明にみられる専門職教育の分断、差別化に向けられてしかるべきであろう。

　日本看護系大学協議会を基盤とする日本看護科学学会の英語表記は japan academy of nursing science である。この学会名も、日本看護系大学協議会の強いアカデミズム志向を反映していると思われる。専門職の学会名の英語表記は、association や society としているところが多いのではないかと思う。このような同業者集団というニュアンスを避け、学問的であることを重視して academy という表記が選ばれたのであろう。

312　第Ⅲ部　デューイからショーンへ

　1970年代、専門学校は「看護師養成教育」を行い、短大・大学は「看護学教育」を行うとして、差別化するべきとの議論が起こったことがあるという[20]。しかし、看護師学校養成所指定規則の変遷をみると、昭和42年11月公布の指定規則の科目名は「看護学総論」「成人看護学」など「○○看護学」である。それまでの指定規則（昭和26年8月公布）は、「看護原理」「内科学および看護法」等であったから、昭和42年指定規則改正の時点で「○○看護法」が「○○看護学」に変更されていたことになる[21]。看護師の国家試験受験資格を得るには、専門学校であれ、短大・大学であれ「○○看護学」を学ばなければならない時代の到来であった。

　杉森らは、このような指定規則改定の経緯から、制度上は専門学校でも「看護学の教育」を行っていることを認める。そして専門学校も、看護師養成の専門教育である短大・大学と共通した目的を持つとしている。しかし、矛盾はあるとしつつ、「看護学教育」は他の専門職分野同様、学部教育、大学院研究科における教育として制度化することを提唱する[22]。杉森らの主張には、日本看護系大学協議会ほどには差別意識を感じないが、やはり看護「学」へのこだわりは強い。それほど、そうした「ヴェブレンの取引」に応じなければ、看護を大学のなかに位置づけるのは困難であったということなのであろう。

　看護系大学が260校を超え、看護師養成も大学教育にシフトしつつある。変遷していく看護基礎教育を背景に、臨床現場と看護教育の乖離が言われるようになって久しい。看護教育の大学化により看護学の確立が声高にいわれるようになり、看護の学問ないし科学志向が年々高まっている。一方、現場・実践志向を立ち位置として、そこから発言している看護者もいる。両者の対立が露わになってもおかしくない状況とも思えるが、学問志向と実践志向の意味するところをめぐって、本格的な論議が展開されることはないようだ。このような対立は、看護職に特有なわけではない。職業専門職（occupational profession）、あるいはマイナーな専門職といわれることもある福祉職、医療関連職、教員等の職種も、同様の状況を抱えていると思われる。

　ショーンは「The Reflective Practitioner『専門家の知恵』」[23]において、

専門職の実践、知的作業がどのようになされるかについて、建築デザイン、精神療法、工業デザイン、都市計画、組織マネジメントなどに携わる実践家のケーススタディを通して明らかにしている。専門職の実践は、問題を解決し、目的を実現するために、科学的研究が導き出した知識や理論を適用することによってなされる、とするのが技術的合理性モデルである。ショーンは、「大学という制度がかかわるのは、ある〈特殊な〉認識論や知識観であり、それは実践的（実務的）な能力やプロフェッショナルの〈わざ artistry〉をあえて無視することを促す知識観になっている」[24]との大学批判を、この著書の冒頭に記している。そして、大学における「科学や学問といった〈ハード〉な知」への偏重を批判し、実践者の「〈わざ〉や表に出ない意見などの〈ソフト〉な知」との関係を再考する必要がある、と問題提起する。

　近代の専門職にとって、実践とは、「技術的合理性」に基礎をおいた問題解決のための知識の適用のことと考えられてきた。しかし、このモデルによる専門職の活動は、1960年代ごろからその限界が指摘されるようになってきた。専門職は、「複雑性、不確実性、不安感、独自性、価値観の衝突」等の現実を抱え込んだ中で、その問題解決を図るからである[25]。専門職の知識を厳格に実践に適用しようとすると、その知識が守備範囲とする領域に限定した問題解決が図られることになり、本来の課題が無視されることもあり得る。「医師は標準的な技術を、医学書にない症例に適用することはできない」[26]のであるから、「技術的合理性」のみでは問題は解決できない。一方、問題解決に有効な実践的知識や対処法があっても、それは「技術的合理性」モデルを信奉する大学の実証主義者にとって、科学的・専門的知識ではないとされることがある、とショーンは述べている。

　「実証主義者」は自然の法則を、「観察された現象を説明するために創り出された構成物」と考える。実証主義者である科学者は、「見ることのできない世界の抽象的モデル」をつくり、実験によってこのモデルの妥当性を検証する。どの説明理論が妥当性を持つかは、実験の結果によって判断される。このような実証主義者の抽象的説明モデルでは、実践を十分に取り扱うことはできない。実証主義者にとって実践的知識は、科学的知識とは別の、単に

314　第Ⅲ部　デューイからショーンへ

目的を達成する手段についての知識でしかない。複雑な現実問題に対処するための、臨床の知恵のような実践的知識は、専門的知識に基礎をおいたものではない、と実証主義者はみなすのである[27]。

　このような「技術的合理性」モデル優位の知的風土の中で、看護が「看護学」を追求していくとどうなるか。工学部が「物理学部や数学部」に、医学部が「生物学部」になっていくことで、専門的な実践能力を身につけた専門職の育成という責任を放棄したと批判される状況が、かつて存在したようである（現在も、その状況は変わっていないかもしれない）[28]。看護にも同様な批判が向けられる可能性はないとは言えない。看護の大学教育化によって促される「ヴェブレンの取引」、そのことに導かれる教育の将来像、その最終局面を思わせる「nursologie」の提唱に、危惧を覚えるのは私ひとりではあるまい[29]。この「nursologie」は、医師やその他の医療専門職にならって、「看護学」教育を大学院レベルで行うべきだというものである。そして実践の法則は、学問的探究や学問としての体系化によってしか明らかにされないことを強調している。より強力な「技術的合理性」モデルとしての看護学の構想が、「nursologie」であろう。このような看護の学問的追求の姿勢は、今後さらに強まっていくものと思われる。こうした学的体系化の追究が、はたして適切な臨床実践を保証するであろうか。

　1982年、来日したヴァージニア・ヘンダーソンは、当時千葉大学教授であった薄井坦子と対談している。そのなかで、教育方法をめぐる抽象的な原理志向の薄井の発言に対し、実践性のある看護師を養成していないとの批判を掲載した、当時のアメリカの新聞記事などを引用して、彼女を批判している。看護教育が理論の詰め込みになっていて実践性を失っている、というのである。「ある学生が出血多量で死にそうな婦人に何もしてあげないで、そのそばにイスを引き寄せて座り、死ぬほど出血していてどんな気分か、とたずねた」との、看護専門誌に載っていたというジョークも紹介している。かつて、日本でもその類のジョークはよく耳にすることがあった。「nursologie」の学問志向は、専門職としての実践能力をもつ看護師をどのように養成しようとしているのか、その展望を知りたいと思う[30]。

第4章　ショーンの専門家像と大学改革　315

　ショーンは、研究と実践は「厳密性か適切性か（rigor or relevance）」の
ジレンマにおかれているという。研究では、合理的な説明が可能かとの学問
的厳密性が問われる。実践では、問題に適切に対処できているかどうかが問
われる。大学を基盤とする研究者が創り上げた理論を活用すれば、実践にお
いて「適切性」が実現できるというわけではない。例えば、臨床現場では、
対象者の心身の状態は刻々と変化する。看護者は、変化に合わせて対応を変
えるが、常に適切に対処できるわけではない。観察することで、対象者の
ニーズと看護者の対応にずれが生じていることがわかれば、修正することに
なる。このように、変化し続ける不確実で不安定な状況にあって、葛藤しな
がら「適切性」を追求するのが臨床実践であり、実践家である。看護者は傍
観観察者ではなく、状況に巻き込まれた参加観察者とならざるを得ないので
ある。

　医学、農学、工学、経営学のような専門職の学問的基盤である応用科学に
も、実践者は簡単には依拠できないというのが、ショーンの主張である。「看
護学」と臨床の看護職との関係も同様だろう。研究者による理論の提示があ
り、それに依拠して実践がなされるという従来の構図を脱するには、「研究
とは実践者の活動にほかならない」というスタンスをとるしかない*7)。実
践者自身が「省察的研究者」となって、研究と実践の関係を再構築するので
ある。「省察的研究（reflective research）」は、実践と同時進行でなされる。
しかし、それだけではなく「『行為の中の省察』の能力を豊かにするために、
実践現場の外で直接遂行する研究もある」と、ショーンはその類型を示して
いる*8)。必ずしも、実践の場でしか研究できないということにはならない
のである。そして、新たな研究者と実践者の関係を提言する。それは、両者
がパートナーシップで結ばれ、協働する関係である。この新たな関係では、
研究者と実践者の役割は固定的ではなく、相互に役割を交換できる。そのた
めには、実践機関も大学機関も省察的研究をめぐる再編成が必要になるだろ
う。このように、ショーンは省察的研究についての構想を提示している31)。

　研究と実践の関係についての、別の観点からの議論もみておきたい。

　広井による社会についての2つのタイプの議論を借りると、研究者と実践

316 第Ⅲ部 デューイからショーンへ

家が目指すところは、次のように分けることができる[32]。

(1) 研究者は、「普遍的なルールないし原理・原則」を追求する。

(2) 実践家は、「個々の場面での関係や調整」を行うことで、問題の解決を図る。

ショーンのいう「技術的合理性」による問題解決の限界は、(1) の限界である。医療に引き寄せて考えると (1) は、「サイエンスとしての医療」、(2) は「ケアとしての医療」に相当する[*9]。19世紀に成立した、感染症やビタミン欠乏のような病因が特定でき、病気の原因を除去することで治療が可能となるとする特定病因論は、「サイエンスとしての医療」をめざした。しかし、慢性疾患、高齢者医療、メンタルヘルスを含む精神医療への対処が重要な課題となる時代にあっては、医療問題を解決する考え方として、特定病因論は有効性を失っている。医療モデルから生活モデルへの転換は、そのことの現れである。生活モデルがめざす生活の質の向上は、身体のみでなく、心理社会的要因を含む無数の要因が複雑に絡んだ医療・福祉問題の解決なくしては、不可能である。この生活モデルに対応した医療を、広井は (2) の「個々の場面での関係や調整」に軸足を置いた「ケアとしての医療」と呼んでいる。医療は、厳密性を追求する (1) の「サイエンスとしての医療」にもまして、「生活の質 (QOL)」の適切性の実現をめざす (2) の「ケアとしての医療」を必要とする時代になってきているといえよう。実践家による「ケアとしての医療」の知の集積および活用が正当に評価され、研究者の「サイエンスとしての医療」と同等の関係で連携が図られねばならない時代なのである[33]。

「現場の知」の正当な評価にむけて

平成28年5月、中央教育審議会は「個人の能力と可能性を開花させ、全員参加による課題解決社会を実現するための教育の多様化と質保証の在り方について (答申)」を公表した[*10]。審議会では、「実践的な職業教育を行う新たな高等教育機関の制度化」を中心的な課題として検討している。この答申は、「我が国では、社会全体を通じ職業教育に対する認識が不足しており、ともすれば、普通教育より職業教育が、学問の教育より職業技能の教育が一

第4章　ショーンの専門家像と大学改革　317

段低く見られ、大学（特に、選抜制の高い大学）に進学すること自体を評価する社会的風潮があるといわれる」と指摘する。

　現在の日本にも根強くある「知のはしご」的な社会の認識を変え、「実践的な職業教育」の社会的評価を高めていく必要がある——答申は、このような認識で新たな高等教育機関（専門職業大学、専門職大学等）の制度化、その詳細な制度設計を提示している。新たな高等教育機関は、「実践的な専門職業人養成のための『教育』に重点を置く」ことになるが、大学である以上研究にも取り組む。ただし、「職業・社会における『実践の理論』を重視した研究を志向するものであり、学術上の探究そのものに自己目的化した研究をめざすことが主目的ではない」と、研究も現場志向の実践的なものでなければならないとしている。はたして、日本の社会はこの新たな高等教育機関を受け入れ、「知のはしご」の風潮がいくらかでも和らぐのか。論議のある「働き方改革」「教育改革」という政治的背景もあるだけに、不透明感は否めない。

　ここで前述の、古代ギリシア社会に由来する「知のはしご」的学問観が、その後どういった変遷をたどったかをみていく。職人的な知が低く見られ、卑しいものとされていた古代ギリシア以来の流れを止め、異議を申し立てたのは、フランス革命を準備したといわれる『百科全書』（派）（1751年〜1772年、1776年〜1780年）であった。この書物は「学問と技術との合理的〔体系的〕辞典」として構想されている。それまで、職人の技術が体系的に活字化されることはなかったので、「百科全書」の企画は画期的であったといえる。しかし、学問については参照できる多くの書物があったのに対し、技術について書かれたものは全くないという状況での執筆であった。書物を書ける学問のある職人はほとんどいなかった。『百科全書』の執筆者たちは、職人の仕事場に入り、口述筆記して、その職業の業界用語を整理し、理解するところから始めるしかなかった。彼らは、「ソクラテスが誇りとした役割、すなわち、精神にお産をさせるという骨がおれ慎重を要する役割、精神の産婆」役を担わなければならなかった[34]。

　百科全書序説は、「精神の才能が一般に身体の才能に優越する」とした認

識が、職人を社会の最下層に位置づけてきた、と批判する[35]。時計が、多くの工夫を重ねながら時間をかけて次第に完成度を増していったのと、学問が同様に発展していったことに、何ら異なる点はない。それにもかかわらず、「私たちのために時計の円錐滑車・がんぎ・鳴鐘装置を発明してくれた人々が、なぜ代数を完成すべく次々に努力してきた人々と同様に尊敬されないのか」と、職人への評価の再考を求めている。[36] [*11]

　「質の高い専門職業人養成のための新たな高等教育機関」構想の議論は、リベラルアーツの「職人の技術」への優越を是正する『百科全書』の議論を蒸し返しているように思えてならない。明治時代における西洋の学問の日本への導入では、技術は、科学という学問と不離一体の科学技術として入ってきている。そのため日本では、工学部をはじめとする大学の技術教育は初めから、それなりの位置を占めていた[37]。西洋諸国のように、リベラルアーツ系の学問分野と技術系の学部との摩擦は、日本においては少なかったのかもしれない。しかし、前述の中教審答申が指摘するように、リベラルアーツ的な「学問」と比べて、職業教育の基盤となる「学問」が低く見られがちな現実は存在している[*12]。

　ショーンは「技術的合理性」モデルを批判し、「行為の中の省察」を中核とする専門職の「省察的実践」および、そのための教育の再構築を提言している。それは、「現場の知」を低く見る「知のはしご」への批判でもある。「技術的合理性モデル」に依拠した「硬い高地」としての大学、「ぬかるんだ低地」で悪戦苦闘を強いられている実践の場。こうした「技術的合理性」モデル優位という学問（研究）と実践（現場）のヒエラルヒーを支えてきたのが、いわゆる「理論と実践の二元的思考」である。そうした思考の限界をのり越え、新たな地平を拓く手がかりが、デューイからショーンへと受け継がれた「思考と行為の連続性（シネキズム）」にあることを、本書は、看護過程を主要な論点として取り上げるなかで繰り返し展開してきた。

　今後、こうした観点から、ショーンの主張する《現場の知の正当な評価》、さらには大学教育改革をめぐって本格的な論議が展開されることを期待したい。

第4章　ショーンの専門家像と大学改革　319

脚注（＊）

＊1）　デューイの反省的思考、探究についての初期の著作は『How We Think』（初
　　版1909年、改訂版1933年）であり、ショーンの著書『The Reflective Practi-
　　tioner（1983年）』のサブタイトルは「How Professionals Think in Action」
　　である。デューイの「人間はどのように考えるのか」に対し、ショーンは「専
　　門家は行為の只中でどのように考えるのか」と、専門家の「思考」について
　　論じている。ショーンは、デューイの「探究（反省的思考）」を、専門家の実
　　践の場にすえて論じているのである。ショーンの「行為の中の省察」は、専
　　門家は実践の只中でどのように「探究」し、問題の解決に至るのかを明らか
　　にしようとするのである。

＊2）　transaction には「取引」という訳語がある。cash transaction（現金取引）
　　の用例からすると、何かを渡す、その見返りに何かを受け取る、そういう意
　　味合いがあるだろう。一応、「相互交流」の訳語を当てている。デューイは環
　　境と主体の間の、活発で能動的なやり取りを想定して、この用語を使っている。

＊3）　デューイは、「人間は理性を持つ存在であるゆえに疑いを持つ存在なのであ
　　るから、疑いのない人生というのは、生きるに値しない人生である」とのソ
　　クラテスの言葉を引用して、疑い、探究する人間について述べている。疑う
　　人間にとって変動してやまない状況は、「本質的に疑わしい」と映ることを言
　　っているのであろう。（ジョン・デューウィー『哲学の改造』清水幾太郎、清
　　水禮子訳、岩波文庫、p. 22、1968）

＊4）　「探究が、有機体と環境のかき乱された関係（これが疑念を規定する）を安
　　定させるとき、たんに以前の適合した統一に復帰させることによって疑念を
　　とりのぞくのではない。探究は新しい環境条件をつくり、それがまた新しい
　　問題をひきおこす。この過程で有機体の習得したものから新しい能力が生まれ、
　　そこからまた環境に対する新しい要求が生まれる。要するに、特定の問題が
　　解決されると、新しい問題があらわれでようとする。あらゆる解決が、何ほ
　　どかの新しい未解決の状態をもたらすから、最終的な解決などというものは
　　ない。」（デューイ『論理学──探究の理論』魚津郁夫訳、〈上山春平責任編集：
　　世界の名著59　パース、ジェイムズ、デューイ〉所収、中公バックス、p. 424、
　　1980）。

＊5）　船曳らは、論文や研究発表は何かについての「議論」であり、「同等の他者」
　　との間の議論だという。審判を下す者がいるのではなく、互いに反論の保証
　　された同等の他者がいて、論議を深めていく。そのために、議論の技術と作
　　法が必要とされると、船曳らは論文の書き方、発表の仕方の基本について述

320　第Ⅲ部　デューイからショーンへ

べている。デューイの「探究共同体」というのは、このような「共同責任」を負う学会が原イメージであろう。(小林康夫/船曳建夫編『知の技法』東京大学出版会、p. 210、1994)

＊6）　「形式知に裏付けされた『技術』のみでは不確定要素に満ちた『状況の中で』の看護実践は困難であり、実践の只中に生成する知をも動員して『創造的に』なされる」し、「『技術的合理的』知識、客観的な形式知のみではなく、技能的知、暗黙知なども加わって看護実践はなされる」。(吉浜文洋「看護技術論の新たな展開に向けて」佛教大学保健医療技術学部論集［第10号］、pp. 73-84、2016)

＊7）　中西が「体系立ったアセスメント・プロセスはそれ自体、十分科学論文たりうる」と言っているような研究をイメージすればいいのであろう。(中西睦子『方法としての看護過程』ゆみる出版、pp. 147-148)

＊8）　①フレーム分析：自分の枠組みを分析する
　　　　②レパートリー構築の研究：事例のレパートリーに基づく探究プロセスを蓄積する
　　　　③探究と架橋理論の基礎的方法に関する研究：①②の双方につながる
　　　　④「行為の中の省察」プロセスに関する研究を行う

＊9）　サイエンスは、普遍性、客観性、再現性等を追求する。ケアは、個別性、主観性、偶然性等を重視する。このように対比できるだろう。このような対比は、医療のさまざまな領域で議論されている。例えば、ケアリング倫理と原則の倫理などの対立がある。ケアリング倫理は、原則で考える男性の「正義の倫理」だけでは、臨床の倫理問題はうまく取り扱えないという主張から生まれている。普遍的な原理原則の倫理としての「正義の倫理」に対し、個別性を重視し、気持ちを汲むところに倫理的な対応をみていこうとするのが、ケアの倫理である。

＊10）　この答申を基に教育基本法の改正がなされ、2019年4月施行予定である。

＊11）　実践的な医療の担い手が差別されていたのは、医療でも同様であった。西洋社会では、医療は世襲ないし徒弟制度で教育されていたが、12世紀以後に創設された大学には医学部が設置され、医師養成がなされた。しかし、そこでの教育は文献講読であり、実践性のあるものではなかった。大学教育を受けた医師は、「手の仕事」を蔑視していたため、調剤は薬種商に、手術は徒弟制度で学んだ外科医や理髪師に任せていた。ちなみに外科（surgery）は、ギリシア語の手仕事が語源だという。このような医療状況は16世紀まで続いたようだ。(山本義隆『16世紀文化革命1』みすず書房、pp. 109-180、2007)

＊12）　看護の学問志向も、このことと関連しているのだろう。看護「学」であることを強調しなければ、大学というアカデミズム社会からはじき出される可能性がある。その危惧感から過剰適応に陥っているという面があるのではないか。

文献

1 ）　Donald A. Schon The Theory of Inquiry: Dewey's Legacy to Education Curriculum Inquiry 22-2, p. 119-139, 1992（ドナルド, A. ショーン「探究の論理：デューイの教育への遺産」）この論文は、1990年4月に行われた米国教育研究会の会合における講義がもとになっている。

2 ）　デューイ『論理学──探究の理論』魚津郁夫訳、（上山春平責任編集：世界の名著59　パース　ジェイムズ　デューイ）所収、中央公論社、1980

3 ）　ドナルド・ショーン『省察的実践とは何か』柳沢昌一、三輪健二訳、鳳書房、pp. 21-49、2007

4 ）　前掲書、2 ）p. 491

5 ）　Ivo Abraham、Karen MacDonald「エビデンスに基づく患者マネジメント、マイクロ−エビデンスとマイクロ−トライアリング」坂下玲子訳、看護研究（Vol. 45, No. 7 ）pp. 673-678、2012

6 ）　Deborah R. Gordon「研究への適用：看護実践における公式モデルの活用と誤用を識別する」、パトリシア・ベナー『ベナー看護論新訳版──初心者から達人へ』所収、井部俊子監訳、医学書院、pp. 194-210、2005

7 ）　井部俊子「看護のアジェンダ　本当の看護を求めて」（週刊医学界新聞、第3225号）、2017

8 ）　山田雅子「看護師の〈考える力〉が、看護の知をつくる」看護研究（Vol. 50, No. 4 ）、pp. 315-319、2017）

9 ）　阿部幸恵「インタビュー　看護行為につながる思考過程を強化する」看護管理（Vol. 27, No. 4 ）、pp. 276-291、2017）

10）　岩崎武雄『哲学のすすめ』講談社新書、pp. 28-33、1966

11）　野家啓一『科学哲学への招待』ちくま学芸文庫、pp. 93-109、2015

12）　前掲書、2 ）、pp. 462-463

13）　ジョン・デューウィ『哲学の改造』清水幾太郎、清水禮子訳、岩波文庫、pp. 14-30、1968

14）　前掲書、2 ）、p. 394

15）　稲上毅「ヴェブレンとその時代　いかに生き、いかに思索したか」新曜社、

pp. 511-530、2013

16) 前掲書、3)、pp. 36-37

17) 前掲書、1)、p. 119

18) 前掲書、3)、pp. 40-41

19) 「21世紀に向けての看護職の教育に関する声明」（1999年）、日本看護系大学協議会　広報・出版委員会編〈看護学教育　学生・教員・体制〉所収、日本看護協会出版会、pp. 179-187、2003

20) 杉森みど里、舟島なをみ『看護教育学　第6版』医学書院、pp. 8 - 9 、2016

21) 同書、pp. 426-431

22) 同書、pp. 9-10

23) 前掲書、3)

24) 前掲書、3)、はじめに

25) 前掲書、3)、p. 42

26) 前掲書、3)、p. 41

27) 前掲書、3)、pp. 38-49

28) 前掲書、3)、p. 47

29) Jacqueline Fawcett「先史時代から現代までの看護学の変遷と不確かさ不穏、激変の時代への対応」看護研究（Vol. 50, No. 7)、pp. 652-659、2017

30) 小玉香津子編『ヴァージニア・ヘンダーソン語る、語る〈論考集・来日の記録〉』日本看護協会出版会、pp. 112-132、2017

31) 前掲書、3)、pp. 325-327

32) 広井良典『コミュニティを問い直す』ちくま新書、pp. 242-245、2009

33) 同書、pp. 204-215

34) ディドロ、ダランベール編『百科全書──序論および代表項目──』桑原武夫編訳、岩波文庫、pp. 156-157、1971

35) 同書、pp. 58-60

36) 同書、p. 61

37) 野家啓一、前掲書、pp. 93-104、pp. 220-224

あとがき

　修士論文のダイジェストが、当時勤めていた静岡県立大学短期大学部の研究報告としてインターネット上で公開され、それに目をとめた田辺さん（ゆみる出版）から、この修士論文をもとにした本を作りたい旨の申し出があったのが2006年でした。原稿締切の設定は特になく「待つ」という言葉に甘えて10年余が経過してしまいました。

　出版の申し出があったのが富山大学医学部看護学科在職時でした。そこから神奈川県立保健福祉大学、そして現在の佛教大学保健医療技術学部と職場を替わり、集中的に執筆にあたったのは現大学でのこの3年ほどです。京都から東京への出張の度に田辺さんにお会いして意見を伺い原稿執筆にあたるということを繰り返してきました。

　修士論文提出からすると相当な年月が経過していますが、看護過程の源流、デューイの反省的思考など、修士論文の骨格を生かしつつ、この3年ほどの近年の「看護の思考」に関連した議論にも触れています。本書の全体的な構想は、このような時間の流れの中で熟慮を重ね、形を成してきました。執筆は、長期的な休止の後もなかなかはかどらず、脱稿までに多くの時間を要しましたが、内容は古くないと自負しています。

　むしろ、プラグマティズムの立場からの、看護における経験や学びについての議論は、これから活性化することが予感されます。すでに本書と同様、〈デューイ〉〈ショーン〉の流れを汲むイギリスの看護理論家ゲーリー・ロルフの論文集「看護実践のアポリア」が刊行されています（ゆみる出版、2017年）。それに、乱発気味なほど日常的に使われるようになったリフレクションという言葉の流行があります。この言葉のルーツを追っていくと、必ずデューイやショーンに行き着くはずです。これらを契機に、今後、看護の世界でプラグマティズムへの関心が高まってくることが期待されます。

この本が依拠しているのはプラグマティズム、とりわけデューイです。私のプラグマティズムとの出会いについて述べておきます。

　私は、1969年、琉球政府立琉球大学保健学部保健学科に１期生として入学しました。人間の健康現象について人類生態学（ヒューマンエコロジー）を基礎理論として健康増進から予防、治療、リハビリテーションまで幅広く学ぶということをポリシーとして掲げているのが保健学部でした。健康現象の様々な側面について学ぶなかで関心を持ったのが公害問題です。当時の高度成長期の日本は生産活動によって人間の健康が害されるという問題が各地で起きていました。公害問題を考えるために武谷三男の技術論や出版されたばかりの石牟礼道子の「苦界浄土」を読む中で、「投稿によって支えられる雑誌：思想の科学」に出あいます。そして、その雑誌の実質的主宰者である鶴見俊輔を知り、その著作を読み、その後のものの考え方に大きな影響を受けたと感じています。

　「思想の科学」から受け取ったメッセージとは、「どのような現場であれ考えなければならないことはあるし、その材料はいたるところにある。自分の持てる力を駆使して、自分自身が身をおいている場で考えることができれば、自ずと現場の知、実践的な知が生成してくる。アカデミズムだけが学問ではないし、大学だけが学ぶ場ではない」ということでした。こういう現場の知を重視する鶴見の思想の原点はプラグマティズムのようだということがわかり、それはどういう哲学なのか興味を覚えました。そして、当時、鶴見の手になる唯一のプラグマティズムの解説書だった『アメリカの哲学』に目を通しました。しかし、その本の中に彼の発想の核をつかむことはできませんでした。精読するでもなく、本棚に収まったまま時が過ぎていきました。

　『アメリカ哲学』と出会い直したのは、大学院入学後です。文系の大学院でしたから、修士論文は必ずしも調査研究である必要はない。むしろ文献研究が歓迎されているということを感じとったので、まず、文献研究に取り組むことに決めました。テーマを考えあぐねていて行き当たったのが「看護過程」です。私の大学、看護学校在籍時代には、現在でいう看護過程は一般的にはなっていませんでしたから、短大で講義するにしても看護過程を学ぶ必

あとがき　325

要がありました。手にした基礎看護のテキストの脚注に見つけたのが、看護
過程の考え方のベースにはプラグマティズムがあるようだという一文でした。
　50代を迎え、もう若くないという自覚が出てきた頃になって、思春期・青
年期にやり残した宿題の提出を求められている気分で、『アメリカ哲学』を
再び読み始めたのを覚えています。今度は、明確な目的意識があり、動機づ
けがあるわけですから、興味をもって読み進められたのはいうまでもありま
せん。もう一つ、パースを理解しようと読み始めた文献に米盛裕二の名前を
見つけたことも、大学時代の思いを蘇らせることになりました。大学初年次
必修の英語ゼミの担任が、若かりし頃の米盛先生でした。先生が、著名な
パース研究家であることは、本書を執筆する過程で初めて知ることになりま
した。これもプラグマティズムとの縁かと感じています。

　プラグマティズムは、自然科学系の学問主体の学部で学び、生態学や生物
学に関心のあった私にとってなじみやすい哲学です。特にデューイは、ダー
ウィンの進化論的な発想で、人間の問題解決を「適応」として考えるわけで
すからなおさらです。問題は、こうありたいということと現実の落差です。
空腹という問題を解決するには食物を手に入れなければならない。動物なら
本能の範囲で試行錯誤を繰り返します。人間は記号を使って、頭の中で思考
実験という試行錯誤を繰り返したのち、試みるに値するこれが最善といえる
方法を見つけて行動に移します。その結果、問題の解決した状態が「適応」
です。この適応に至る一連の過程が「経験」ですし、「学び」です。哲学を
体系的に学んでいない私は、このようなイメージを思い浮かべてデューイを
読み、プラグマティズムを学んできました。
　私の哲学書の読み方は、哲学を専攻した者からすると疑義があるかもしれ
ません。しかし、さまざまな分野の専門職が、自らの抱えている問題に取り
組むための哲学との向き合い方、哲学の学び方があってもいいはずです。鶴
見もデューイもそのような哲学との付き合い方を勧めていると思います。哲
学カフェという人々の集いが話題になって随分時間が経ちます。このような
「哲学」と銘うった議論の場も社会に定着した感があります。そうした雰囲

気をも追い風にして、ようやく本書を書き上げることができました。

　看護教育関係者、そして日々の現場で悪戦苦闘している実践家の方々が抱える悩みや課題の解決に、本書が少しでもお役に立てれば望外の喜びです。

　最後になりましたが、本書の執筆に当たりお世話になった方々に感謝申し上げます。

　ショーンの「探究の理論：デューイの教育への遺産」、作業療法士のテキストの翻訳では、私の故郷、沖縄県渡嘉敷村在住の翻訳家新垣陽子さんにお世話になりました。慶応大学看護医療学部の西池絵衣子さんには文献の収集をお手伝いいただきました。大学で哲学を専攻し、現在は沼津中央病院に勤めている看護師杉本雅之さんには、原稿を読んでいただき、貴重なご意見をいただくことができました。

　また、静岡県立大学短期大学部在職中、共に精神看護実習を担い、本書に収録した報告の共同研究者でもありました良知雅美さんに感謝申し上げます。そして、修士論文のご指導をいただきました鈴木三平教授にもお礼を申し上げなければなりません。

　何といっても辛抱強く原稿の完成を待っていただいた、ゆみる出版の田辺肇さんに感謝します。ありがとうございました。

　　2018年10月

　　　　　　　　　　　　　　　　　　　　　　　　　　吉浜文洋

著者略歴

吉浜　文洋（よしはま・ふみひろ）

現職：佛教大学保健医療技術学部　看護学科　教授（精神看護学）
1973年　琉球大学・保健学部保健学科卒業
1979年　東京都立　松沢看護専門学校卒業
2003年　常葉大学大学院　国際教育専攻終了
1973〜2000年　病院に勤務
2000年　静岡県立大学短期大学部看護学科助教授
2006年　富山大学医学部看護学科准教授
2008年　神奈川県立保健福祉大学保健福祉学部看護学科教授
2013年　現職
2014年　日本精神科看護協会　業務執行理事

主な著書
・解決志向の看護管理（共著）医学書院　1999
・チームで変える！　第2世代抗精神病薬による統合失調症治療
　（編著）中山書店　2006
・実践　精神科看護テキスト　1、3、4、10（編著）精神看護
　出版　2007
・精神科ナースが行う　服薬支援（編著）中山書店　2010
・精神看護学（共著）放送大学教育振興会　2015
・精神科ナースのアセスメント＆プランニング books　精神科身
　体ケア（共著）中央法規出版　2017

看護的思考の探究
「医療の不確実性」とプラグマティズム

2018年11月20日　初版第1刷発行

Ⓒ 著　者　　吉浜文洋

発行者　　田辺　肇

発行所　　ゆみる出版

東京都新宿区新宿 1-7-10-504
電話（03）3352-2313（代）
振替00120-6-37316
印刷・文昇堂 /製本・難波製本
装幀・橘川幹子

ISBN978-4-946509-53-7